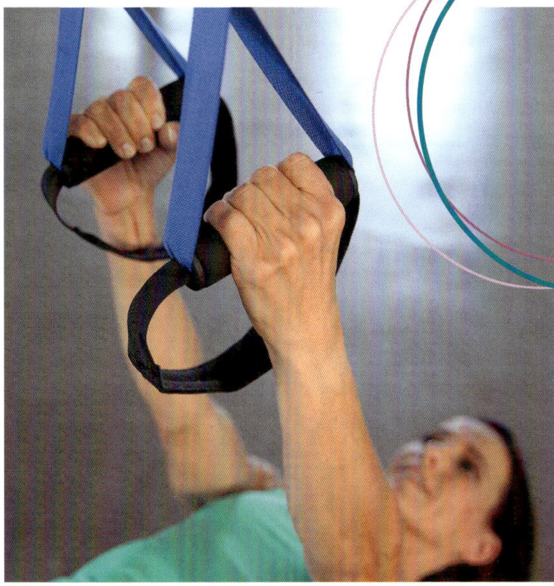

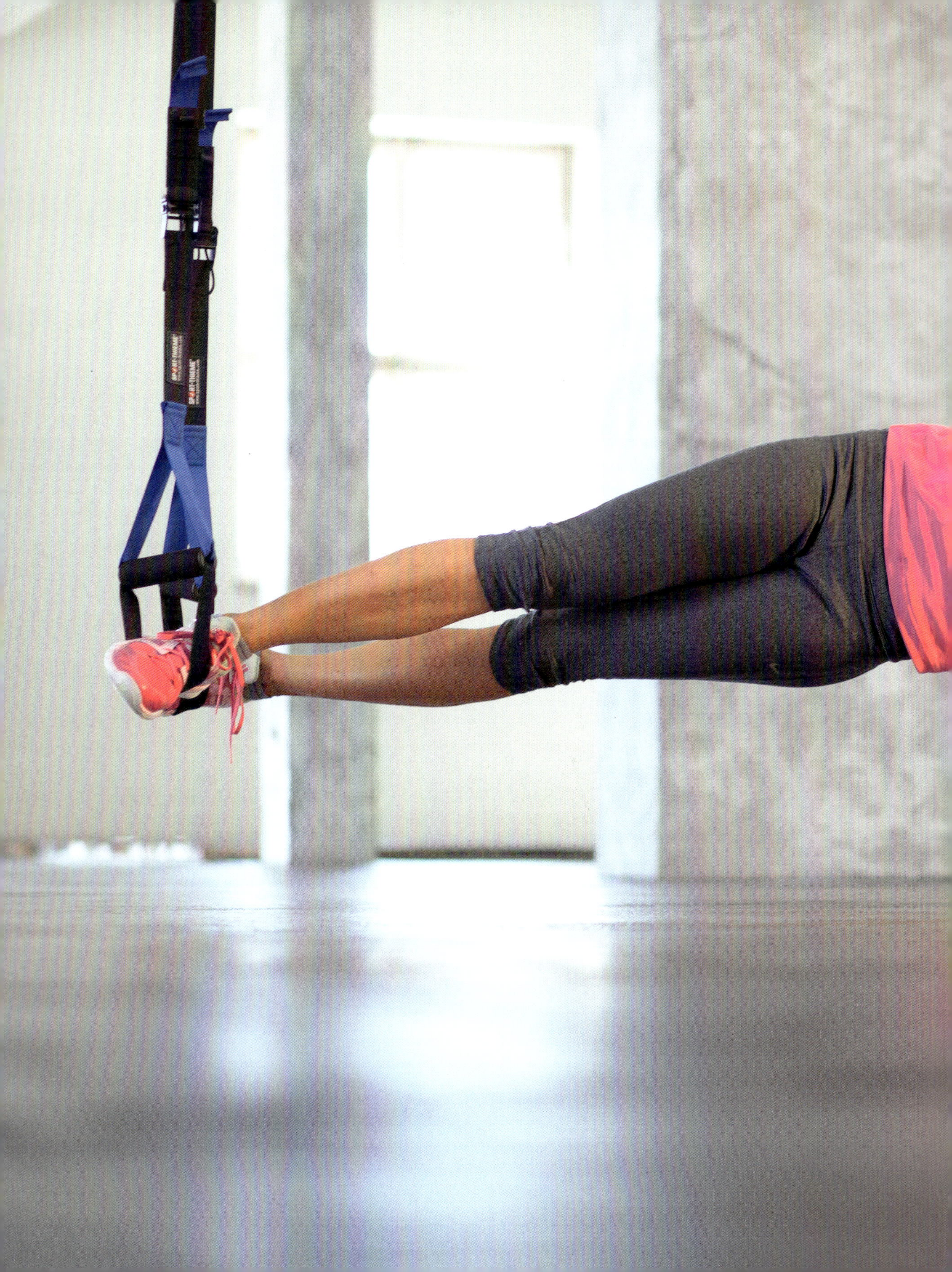

EILEEN GALLASCH

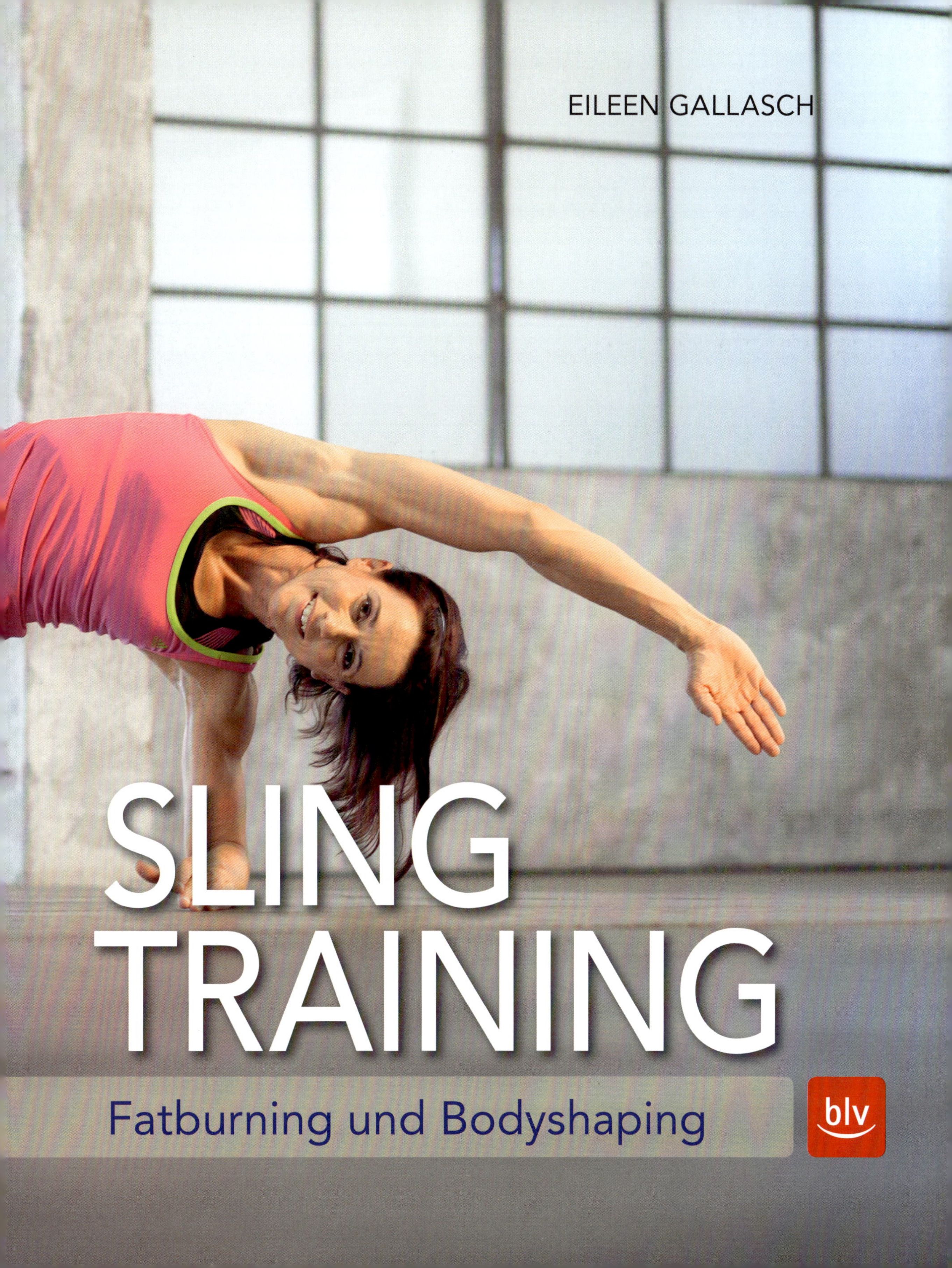

SLING TRAINING

Fatburning und Bodyshaping

blv

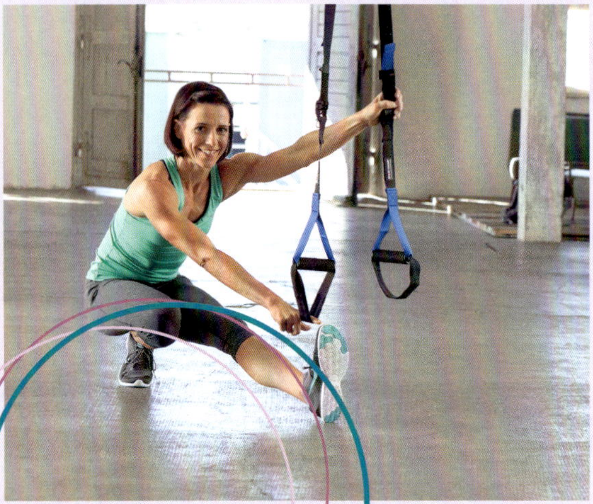

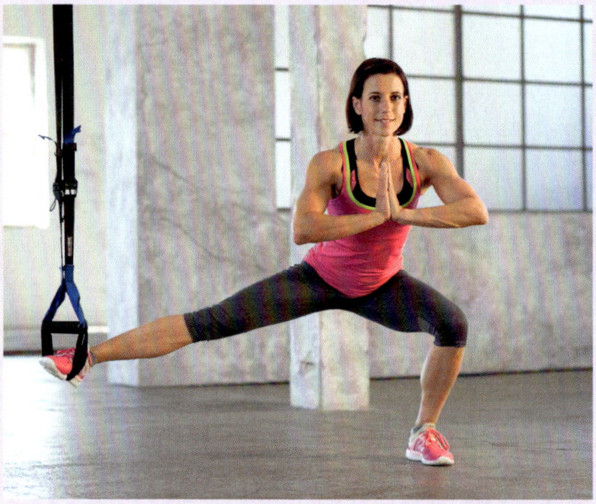

INHALT

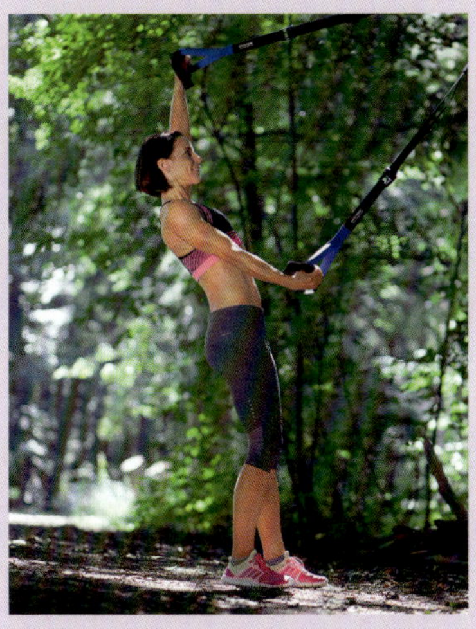
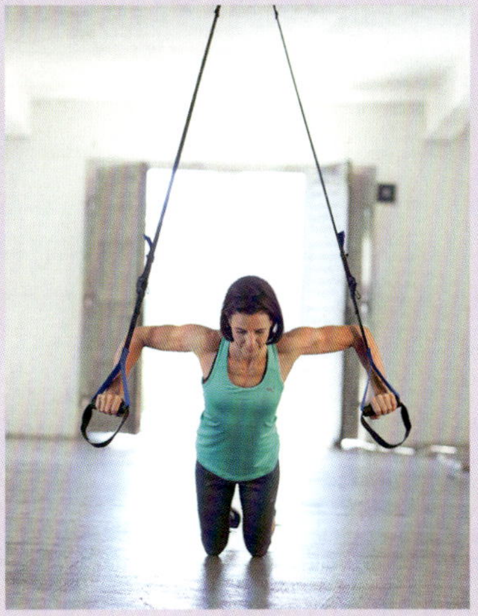
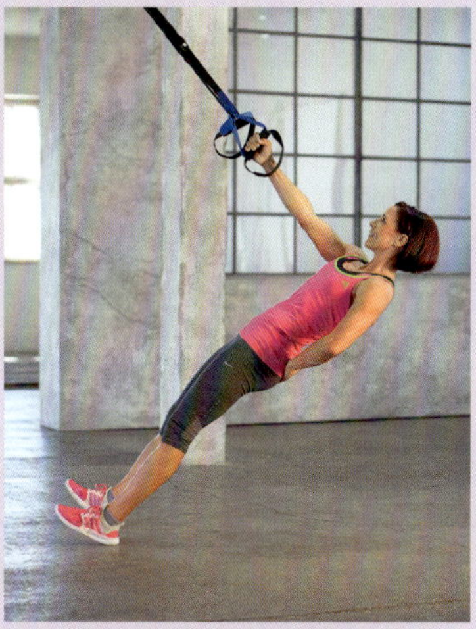

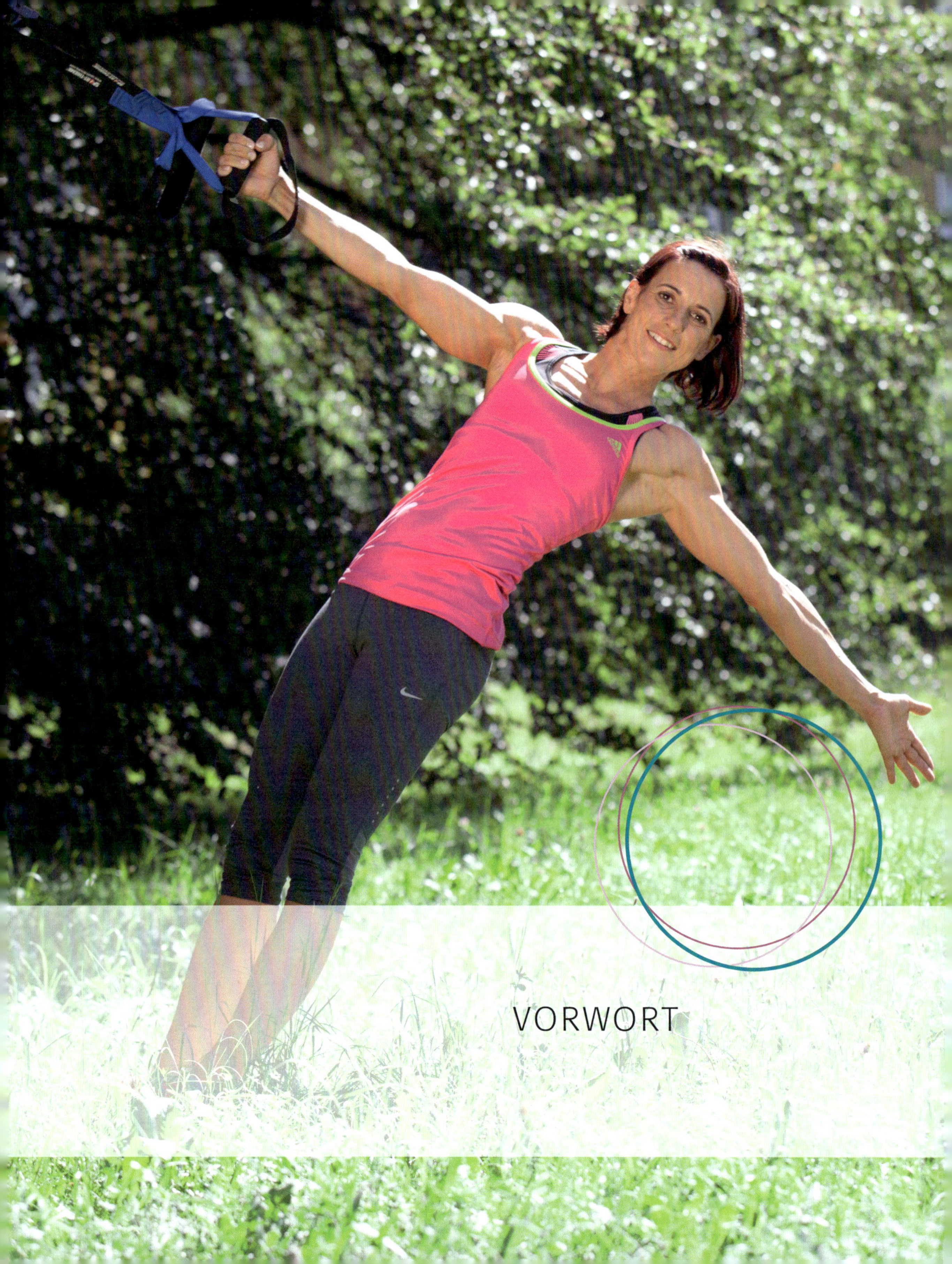

VORWORT

LIEBE LESERIN, LIEBER LESER,

es freut mich sehr, dass Sie sich für dieses Trainingsbuch entschieden haben. Warum eigentlich? Sind Sie auf der Suche nach einem Training, das abwechslungsreich ist, Spaß bringt und wenig Zeit kostet? Möchten Sie ein paar überschüssige Pfunde verlieren? Schmerzt Ihr Rücken vom vielen Sitzen? Oder möchten Sie dem Stress des Alltags einfach mal für eine halbe Stunde entfliehen?

Als ich mich vor 25 Jahren auf den Weg machte, um etwas für meine Fitness zu tun, konnte ich nur zwischen zwei Alternativen wählen: der Vereinsgymnastik meiner Mutter, die mich bereits nach der zweiten Stunde mit über 50 Wiederholungen pro Übung ziemlich langweilte, oder dem Besuch eines sogenannten Fitnessstudios. Das »Fitnessstudio« wurde allen Klischees einer Muckibude gerecht: Der Raum stank durchdringend nach Schweiß und Männer stöhnten unter der Last riesiger Gewichte.

Den ersten positiven Kontakt zur Fitnessszene hatte ich im Sommer 1996 in London, als ich dort meine erste Body Shape Class besuchte. Es gab Musik und Trainer, die mit abwechslungsreichen Übungsfolgen begeisterten und jeden Teilnehmer zu persönlichen Bestleistungen motivierten. Am Ende der Stunde fühlte ich mich ausgepowert und sehr glücklich.

Genau dieses Glücksgefühl möchte ich Ihnen mit den Workouts in diesem Buch ebenfalls vermitteln. Der Slingtrainer zählt seit vielen Jahren zu meinen persönlichen Lieblingstools beim Functional Training und ermöglicht genau das, was meiner Meinung nach erfolgsentscheidend ist: ein abwechslungsreiches Training, das den Körper gesund, schlank und leistungsfähig hält und obendrein noch einen hohen Spaßfaktor bietet.

Mit Slingtraining erreichen Sie Ihre Ziele sicher und schnell. Bereits bei 2-mal 20 Minuten Training pro Woche werden Sie positive Effekte spüren. Auch wenn Sie bereits sportlich aktiv sind und zum Beispiel mit Begeisterung joggen, schwimmen oder Golf spielen, profitieren Sie von ergänzenden Trainingseinheiten mit dem Slingtrainer.

Sie können für die im Buch vorgestellten Übungen jeden Slingtrainer nutzen. Genießen Sie abwechslungsreiche Workouts jederzeit und überall. Ob in Ihrem eigenen Garten, im Park mit Freunden, auf der Dienstreise im Hotelzimmer, nach einem langen Arbeitstag in Ihrem Wohnzimmer oder im Urlaub am Strand – die passenden Videos zu den Workouts im Buch unterstützen Sie dabei.

Viel Spaß beim Ausprobieren und Trainieren!
Ihre Eileen Gallasch

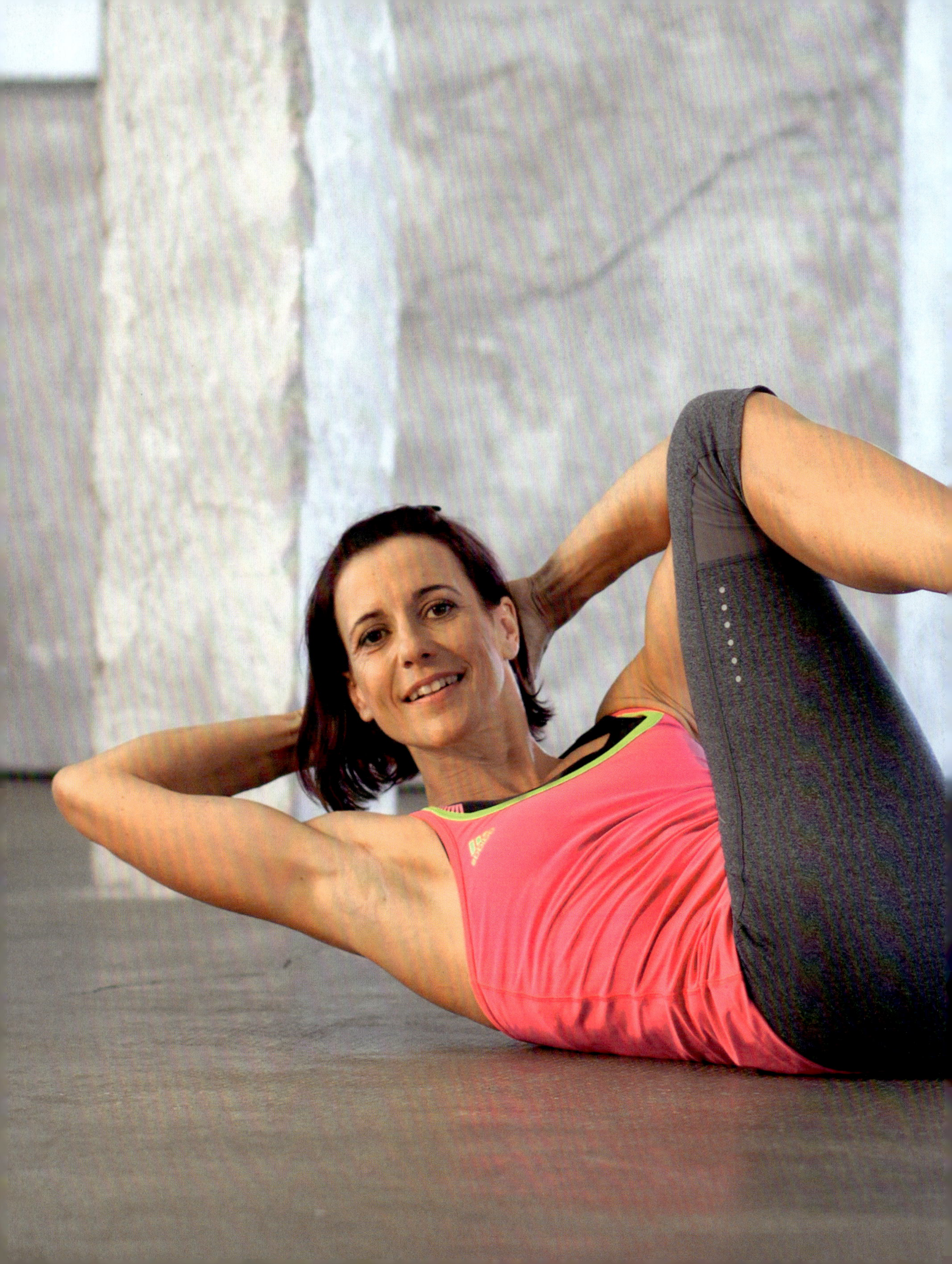

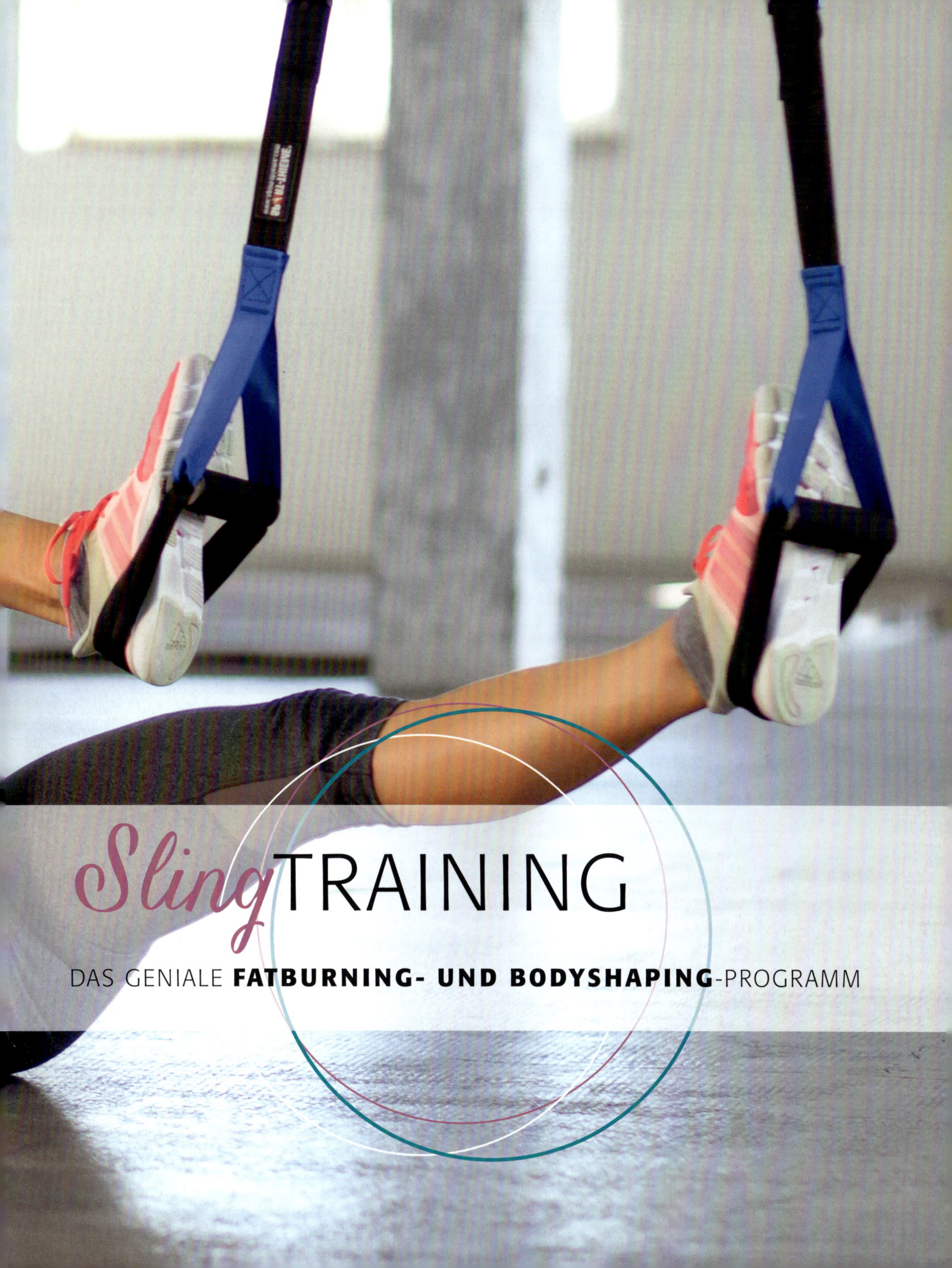

Sling TRAINING

DAS GENIALE **FATBURNING- UND BODYSHAPING**-PROGRAMM

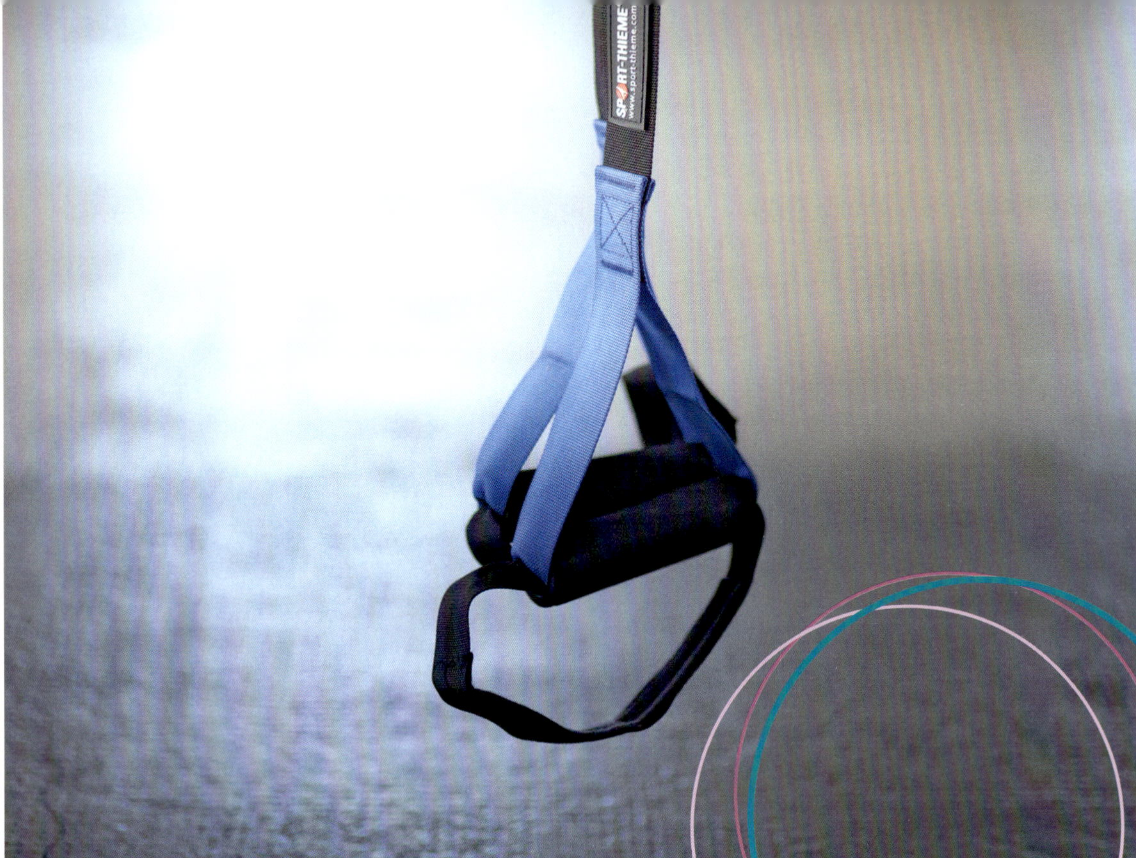

*Sling*TRAINING –
DAS IST ES UND DAS **BRINGT** ES

Die Ursprünge des Slingtrainings finden sich schon bei unseren Urahnen, die sich gewandt von Liane zu Liane schwangen. Die Geschichte lässt es vermuten und die moderne Faszienforschung beweist es: Zugübungen sind sehr wichtig für unser Wohlbefinden.

Während die alten Römer Turnringe nutzten, um ihre Kampfkraft zu stärken, begannen Ärzte und Physiotherapeuten zu Beginn des 20. Jahrhunderts, die Beweglichkeit besonders schwacher Patienten mithilfe von Schlingen, die der Schwerkraft entgegenwirken, zu verbessern.

Das moderne Slingtraining, oft auch als Suspension Training oder Schlingentraining bezeichnet, hat seine Popularität vor allem dem TRX-Erfinder Rendy Hatrick, einem ehemaligen Navy Seal, zu verdanken, der mit seiner Firma »Fitness Anywhere« 2005 den ersten TRX Suspension Trainer auf den Markt brachte. Mittlerweile gibt es die verschiedensten Slingtrainer-Modelle, die sich in ihrer Funktionsweise jedoch nicht wesentlich unterscheiden.

Trainiert wird immer an einem von oben herabhängenden Gurt- oder Seilsystem mit dem eigenen Körpergewicht gegen die Schwerkraft.

Das Training mit den Slings bietet eine so große Bandbreite an Vorteilen wie kaum ein anderes Trainingsgerät:

1. Sie sind ortsunabhängig und benötigen nicht viel Platz: Trainieren Sie heute im Büro, morgen im Park oder im Fitnessclub. Das Gerät ist leicht und klein, sodass Sie es überallhin mitnehmen können.

2. Sie trainieren ganzheitlich und zeitsparend: Trainiert werden nicht isolierte Muskelgruppen, sondern ganze Muskelketten. Neben Kraft und Ausdauer werden in kurzen effektiven Programmen auch Beweglichkeit, Schnelligkeit und Koordination gefördert. Das Training ist somit in höchstem Maße alltagsrelevant.

3. Ihre Rumpfkraft steht immer im Fokus: Da Sie Ihren Körper immer gegen die Schwerkraft an den Slings stabilisieren müssen, ist die Rumpfmuskulatur bei jeder Übung gefordert – eine der wirksamsten Trainingsmethoden gegen Rückenleiden.

4. Sie können in jedem Leistungslevel trainieren: Die Einsatzgebiete des Slingtrainers reichen von der Rehabilitation bis zum Leistungssport.

5. Preisgünstig und wartungsarm: Günstige Modelle werden schon unter 100 Euro angeboten. Bei sachgemäßer Behandlung hält Ihr Slingtrainer jahrzehntelang.

6. Übungsvielfalt und Spaßfaktor: Dieses Buch ist nur ein Einstieg in die umfassende Übungsvielfalt des Slingtrainings. Die Möglichkeiten zur Übungs- und Programmgestaltung sind nahezu unbegrenzt. Mit nur wenigen optionalen Zusatztools ersetzen Sie ein komplettes Fitnessstudio (Bild rechts).

6. Fördert das Körperbewusstsein und verbessert die Haltung: Beim Singtraining messen Sie Ihr Trainingslevel nicht in festen Maßeinheiten wie kg oder km/h – Ihr persönliches Körpergefühl ist entscheidend, um die richtige Belastungsintensität zu finden. Eine gerade Ausrichtung Ihres Körpers gegen die Schwerkraft ist Ausgangsposition vieler Übungen und schult somit auch Ihre Sensibilität für eine gute Körperhaltung im Alltag.

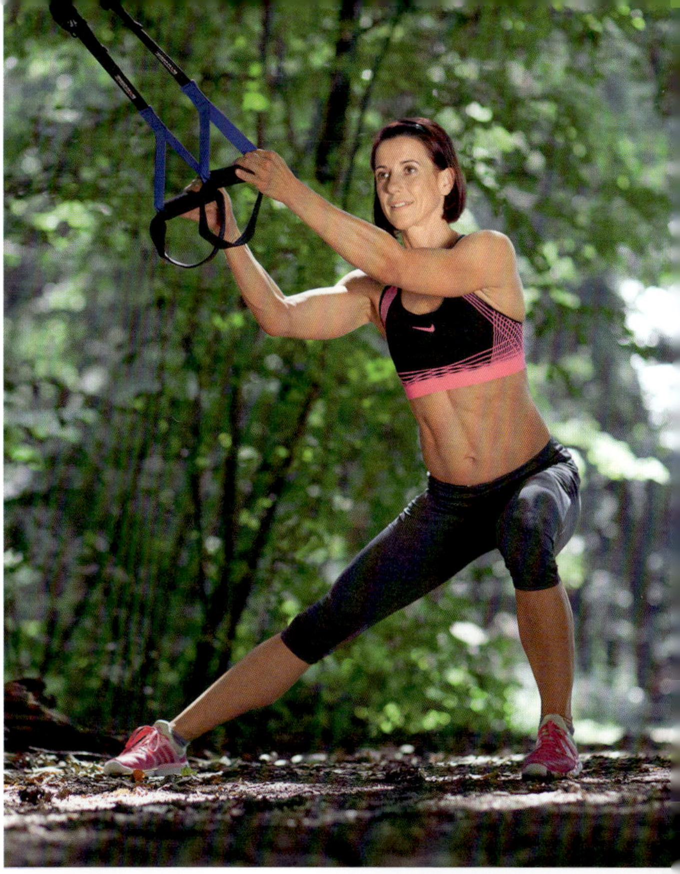

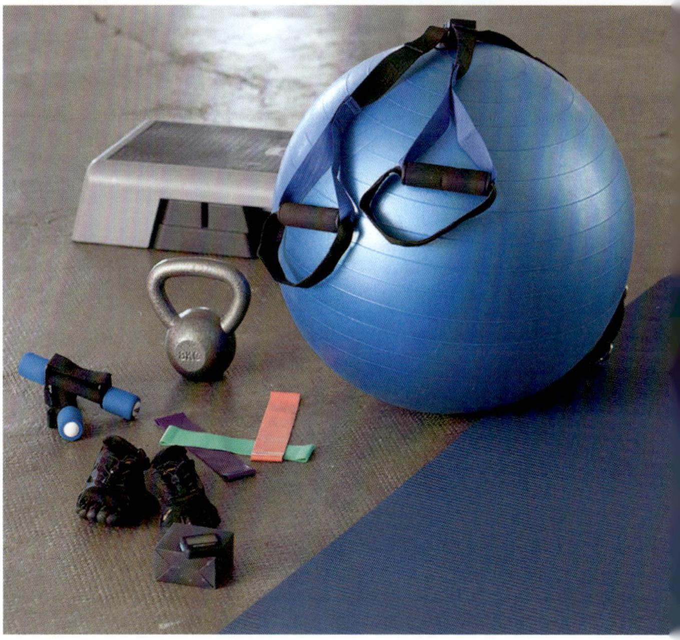

OBEN – Open-Air-Training genießen – ideale Ergänzung zum Joggen

UNTEN – Ihr Functional-Trainingsgym für jedes Leistungslevel

*Sling*TRAINING

DER **SELBSTTEST- FRAGEBOGEN**

Mit welchem Trainingsprogramm sollten Sie starten? Grundsätzlich ist das Slingtraining für jede Altersgruppe und für jedes Fitnesslevel geeignet. Diese Bandbreite spiegelt sich auch in den 12 nachfolgenden Trainings-Programmen. Um herauszufinden, welches Trainingslevel das richtige für Sie ist, hilft Ihnen die Beantwortung der folgenden 9 Fragen. Sie benötigen für den Test eine Stoppuhr und eine Matte oder weiche Unterlage.

1. Welcher Altersgruppe gehören Sie an?

- ◯ **A** unter 30
- ◯ **B** 31 bis 55
- ◯ **C** über 55

2. Welchen Stellenwert haben Bewegung und Sport in Ihrem Leben?

- ◯ **A** Sport und Bewegung sind ein fester Bestandteil in meinem Leben. Ich gehe ca. 10.000 Schritte am Tag und treibe 2-mal pro Woche Sport.
- ◯ **B** Ich bin ein aktiver Mensch und täglich mind. 30 Minuten zu Fuß oder mit dem Rad unterwegs. Sport betreibe ich nur gelegentlich.
- ◯ **C** Meinen Alltag verbringe ich überwiegend sitzend und zum Sport fehlen mir meist Motivation und Zeit.

3. Wieviel Zeit möchten und können Sie künftig in Ihre Fitness investieren?

- ◯ **A** 3-mal pro Woche 30 bis 50 Minuten
- ◯ **B** 2-mal pro Woche 30 Minuten
- ◯ **C** 2-mal pro Woche 15 Minuten

4. Wie effektiv ist Ihre Atmung (BOLT –Test)? – Setzen Sie sich dazu ganz entspannt hin, schließen Sie Ihren Mund und atmen Sie einmal leicht durch die Nase ein und durch die Nase aus. Halten Sie dann Ihre Nase zu und stoppen Sie die Zeit, die vergeht, bis Sie das Bedürfnis verspüren, wieder Luft zu holen.

- ◯ **A** 40 Sekunden und länger
- ◯ **B** zwischen 20 und 40 Sekunden
- ◯ **C** weniger als 20 Sekunden

5. Wie steht es mit Ihrer Beinkraft? – Setzen Sie sich auf einen normalen Stuhl, heben Sie ein Bein an und versuchen Sie nun innerhalb von 30 Sekunden, so oft wie möglich über das andere Bein aufzustehen.

- ◯ **A** mehr als 11-mal
- ◯ **B** 6–10-mal
- ◯ **C** 0–5-mal

6. Wie gut ist Ihre Rumpfstabilität? – Begeben Sie sich in den Unterarmstütz (Plank), siehe Seite 22. Achten Sie darauf, dass Ihr Rücken nicht im Hohlkreuz ist, und brechen Sie den Test ab, falls Sie Schmerzen im Rücken spüren. Wie lange können Sie die Plank halten?

- ◯ **A** mehr als 60 Sekunden
- ◯ **B** 30 bis 60 Sekunden
- ◯ **C** weniger als 30 Sekunden

7. Wie gut ist Ihre aktive Beweglichkeit? – Legen Sie sich dazu auf den Rücken und heben Sie ein Bein gestreckt so weit wie möglich nach oben. Wie weit entfernt sich Ihr Bein vom Boden? – Testen Sie unbe-

dingt beide Beine. Sollte Ihr Rücken bei diesem Test schmerzen, suchen Sie unbedingt einen Arzt auf.

- ◯ **A** 90 Grad und mehr
- ◯ **B** zwischen 45 und 90 Grad
- ◯ **C** unter 45 Grad

8. Wie gut ist die Beweglichkeit Ihrer Wirbelsäule? - Stellen Sie sich hüftbreit auf, halten Sie die Beine gestreckt und beugen Sie sich mit nach vorne hängenden Armen so tief wie möglich zum Boden. Wie groß ist der Abstand zwischen Fingerspitzen und Boden?

- ◯ **A** Die Finger berühren problemlos den Boden.
- ◯ **B** Der Abstand zwischen Fingerspitzen und Boden beträgt weniger als 10 cm.
- ◯ **C** Der Abstand zwischen Fingerspitzen und Boden beträgt mehr als 10 cm.

9. Wie gut ist Ihre Balance? – Stellen Sie sich auf ein Bein und stoppen Sie die Zeit! Wie ist Ihr Ergebnis:

- ◯ **A** über 45 Sekunden mit geschlossenen Augen
- ◯ **B** mindestens 30 Sekunde mit geschlossenen Augen
- ◯ **C** unter 30 Sekunden mit offenen Augen

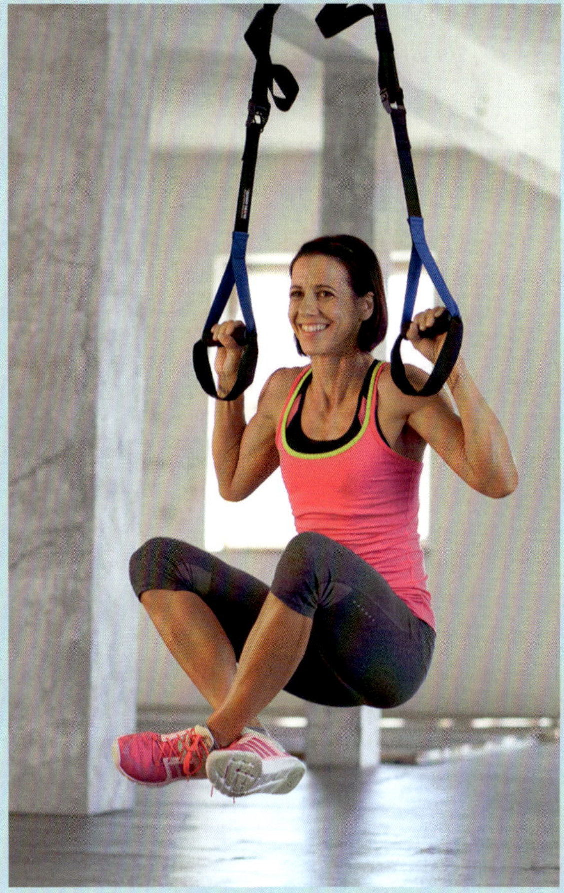

Auswertung

Überwiegend A:

Um Bewegungsabläufe mit dem Slingtrainer fehlerfrei ausführen zu können, wählen Sie ein Einsteiger-Programm, das Ihrer Zielsetzung entspricht. Bereits nach 2 bis 3 Wochen (6 Übungseinheiten) können Sie zum entsprechenden Programm für Fortgeschrittene wechseln oder zumindest einzelne Übungen aus dem Fortgeschrittenen-Programm in Ihr Training integrieren.

Überwiegend B:

Wenn Sie es schaffen, das Sling-Training regelmäßig 2- bis 3-mal pro Woche in Ihren Alltag zu integrieren, werden Sie sehr schnell Verbesserungen in Ihrem Fitnesslevel bemerken. Starten Sie je nach Zielsetzung mit dem Kraft- oder Fatburning-Programm für Einsteiger. Eine Kombination beider Programme ist auch möglich. Trainieren Sie mindestens 4 bis 6 Wochen mit den Einsteiger-Programmen, bevor Sie zu den Fortgeschrittenen-Programmen wechseln.

Überwiegend C:

Gehen Sie das Training sanft an. Starten Sie 2-mal pro Woche mit 20 bis 30 Minuten Trainingszeit inklusive Warm-Up. Das Wichtigste für Sie ist die Kontinuität. Auch wenn Sie Körperfett reduzieren möchten, empfehle ich Ihnen, erst einmal mit dem Kraft- und dem Stretch- & Relax-Programm zu starten, um Ihren Körper auf das regelmäßige Training einzustimmen. Nach 6 Wochen können Sie auch zu anderen Programmen wechseln.

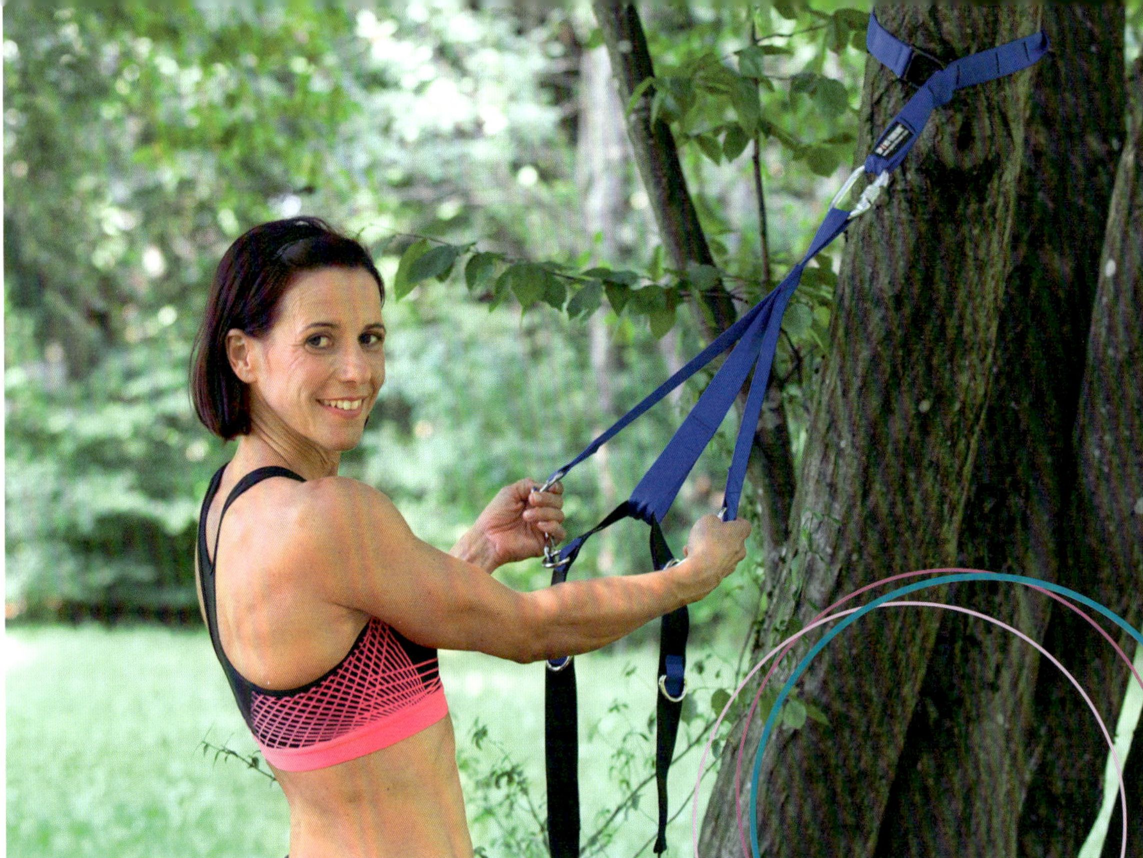

GRUNDLAGEN DES *Sling*TRAININGS

VON DER **THEORIE** ZUR **PRAXIS**

Die Vielfalt der Slingtrainermodelle steigt mit ihrer Beliebtheit. Wie im Folgenden kurz vorgestellt, sind diese auch technisch etwas unterschiedlich aufgebaut. Um Ihnen als Nutzer dieses Buches jedoch die Arbeit mit jedem Slingtrainer zu ermöglichen, möchte ich vorab ein paar Begriffe definieren, welche die Arbeit mit den Übungsbeschreibungen in diesem Buch vereinfachen:

Ankerpunkt und Befestigung der Slings

Als Ankerpunkt wird der Punkt bezeichnet, an dem der Slingtrainer befestigt ist. Grundsätzlich gibt es drei Möglichkeiten, die Slings zu befestigen:

1. An der Decke mit einem stabilen Haken.

2. Mit dem Basisgurt des Slingtrainers um eine quer verlaufende Stange (z.B. auf dem Kinderspielplatz) oder um einen stabilen Ast **1**.

3. Um einen mittelstarken Baumstamm (Bild oben) oder an der Tür mit dem Tür-Anker **2**, falls im Lieferumfang enthalten.

Baumstamm und Tür-Anker haben den Nachteil, dass Sie nicht – wie in manchen Übungen gefordert – mit Ihrem Körper direkt unter dem Ankerpunkt der Slings arbeiten können. Speziell für diesen Fall eignen sich die »On the Road«-Programme ab Seite 108. Übungen außerhalb der »On the Road«-Programme, die sich auch mit dem Tür-Anker durchführen lassen, sind mit einem kleinen Anker-Symbol gekennzeichnet.

Einstellung der Slings

Als Slings werden in diesem Buch die beiden Seile oder Gurte bezeichnet, die vom Ankerpunkt ausgehend bis zu den Handgriffen und Fußschlaufen verlaufen. Die Länge der Slings ist komplett variabel einstellbar. Wichtig ist, dass Sie bei der Deckenaufhängung darauf achten, dass Ihre Slings bei maximaler Länge mit der Unterkante der Fußschlaufen bis knapp über den Boden (ca. 30–40 cm bzw. eine Fußlänge) reichen.

Tipp: Sollte Ihre Zimmerdecke zu hoch sein, können Sie die fehlende Länge mit einer Gliederkette aus dem Baumarkt überbrücken.

Die Slings in der Länge verstellen

Wie Sie die Länge Ihres Slingtrainers einstellen, ist von Modell zu Modell sehr unterschiedlich. Genaue Anweisungen finden Sie in der Bedienungsanleitung. Die Vor- und Nachteile der geläufigsten 3 Modelle lassen sich folgendermaßen zusammenfassen:

1. Klickschnallen: Diese lassen sich besonders schnell und einfach mit einem Daumendruck auf die Schnalle und gleichzeitigem Zug am freien Band des Slingtrainers hin zum Ankerpunkt kürzen bzw. mit Zug in Richtung Griffe verlängern. Achten Sie beim Kauf auf hochwertiges Schnallenmaterial 3a.

2. Gurtschnallen: Eine sehr kostengünstige Version, präzises Einstellen ist jedoch etwas zeitaufwendig 3b.

3. Knoten: Gleitende Knoten 3c, wie sie bei selbst gebauten Modellen (siehe Seite 142) und bei fast allen Slingtrainern mit Umlenkrolle zum Einsatz kommen, machen den Slingtrainer beim Transport leichter, erfordern jedoch etwas Übung und Fingerspitzengefühl bei der Längeneinstellung.

Manche Slingtrainer verfügen über eine Umlenkrolle 4 direkt unterhalb des Ankerpunktes. Diese ermöglicht eine erweiterte Übungspalette und sorgt durch höhere Instabilität für zusätzliche Trainingsreize. Für die Übungen im Buch ist keine Umlenkrolle notwendig.

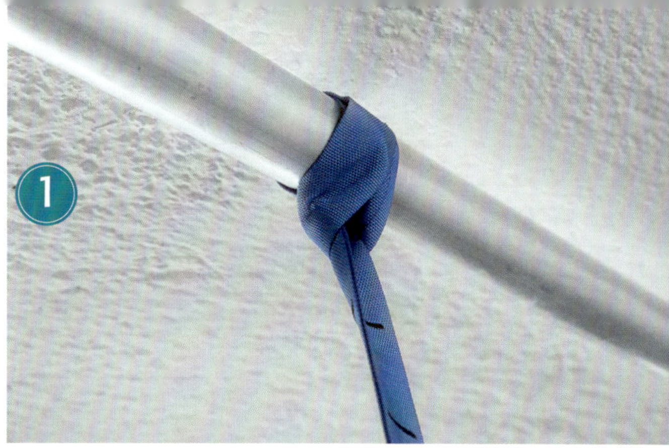

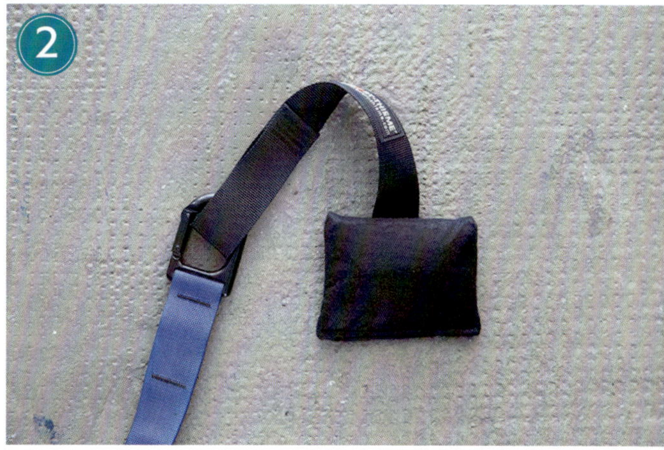

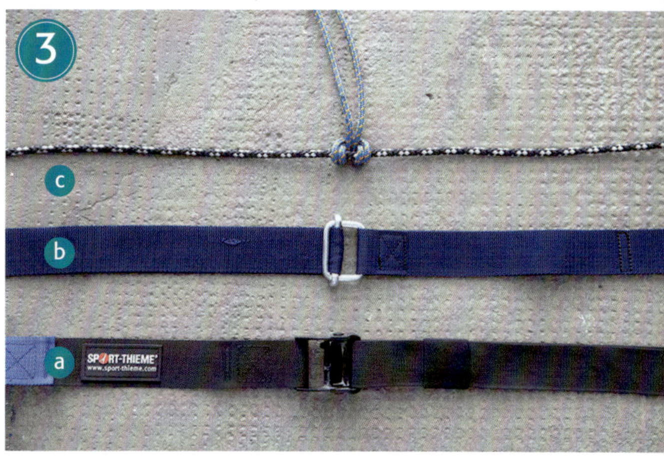

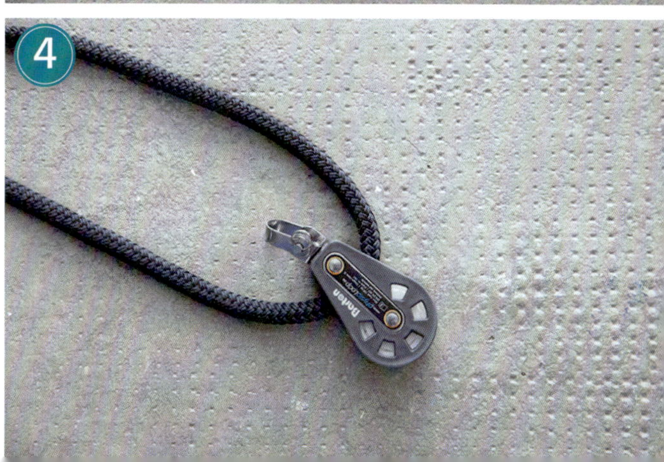

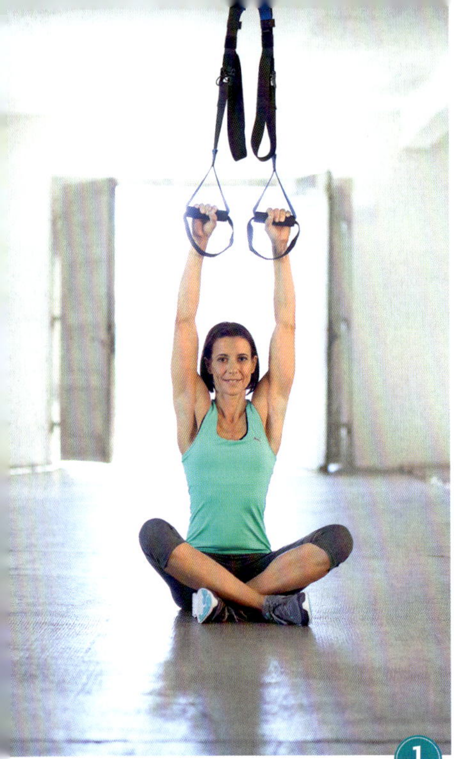

1

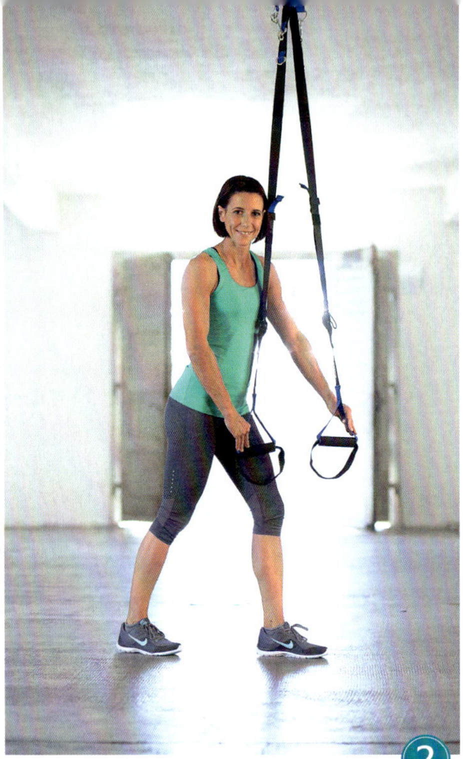

2

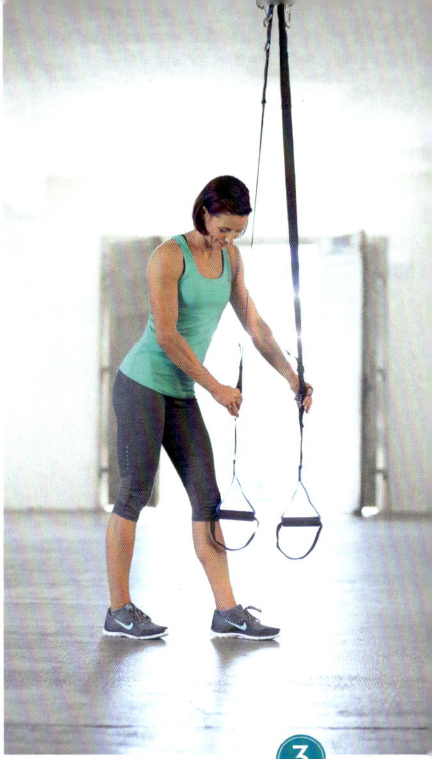

3

Die richtige Länge finden

Für die praktische Arbeit mit den Slings finden Sie direkt bei den Übungsbeschreibungen immer wieder Hinweise zur Länge der Slings:

1. Sehr kurze Slings: Bringen Sie im Stand die Griffe der Slings auf Brusthöhe, sodass Sie diese gerade noch greifen können, wenn Sie unter dem Ankerpunkt sitzen 1. Diese Einstellung kommt zum Beispiel beim Seated Pull-Up (Bild siehe S. 103) zum Einsatz.

2. Kurze Slings: Die Griffe der Slings befinden sich auf Höhe Ihres Bauchnabels. Diese Länge ist ideal zum Einstieg in alle Zugbewegungen, bei denen Sie sich mit Ihrem Oberkörper direkt unter dem Ankerpunkt befinden, wie z. B. Inverted Row (siehe S. 86).

3. Halblange Slings: Die Griffe der Slings befinden sich auf Höhe der Oberschenkelmitte 2. Diese Einstellung ermöglicht Ihnen bei fast allen Übungen aus dem Stand mit Blick zu den Slings ein komfortables Arbeiten.

4. Lange Slings: Die Griffe der Slings befinden sich auf Kniehöhe 3. Da die Schlaufen einzelner Modelle sehr unterschiedlich gestaltet sind, kann auch die Unterkante der Fußschlaufen als Referenzpunkt gelten. Diese sollte sich etwa 40 cm bzw. eine Fußlänge über dem Boden befinden. Diese Einstellung kommt vor allem dann zum Einsatz, wenn Sie stehend mit dem Rücken zu den Slings arbeiten oder mit den Füßen in den Schlaufen der Slings trainieren.

Intuitiv trainieren

Je mehr Erfahrung Sie mit dem Slingtraining gewinnen, umso leichter wird es Ihnen fallen, die ideale Einstellung der Slings für Ihr Training zu finden und auch mit Zwischenlängen zu arbeiten. Ein Maßband müssen Sie auf keinen Fall anlegen. Kleine Längenveränderungen bei den Slings lassen sich oft auch über die Entfernung Ihrer Füße vom Ankerpunkt ausgleichen.

Handhaltungen

Über die Handhaltung können bei den einzelnen Übungen Trainingseffekte verstärkt, angesprochene Muskelpartien variiert und kann die Körperhaltung unterstützt werden. Für einen guten Einstieg finden Sie hier die häufigsten Handhaltungen im Überblick:

Close Grip 1: Die Hände umschließen die Griffe der Slings vollständig. Die Handballen werden dabei zueinander ausgerichtet, als ob Sie an ein Lenkrad greifen. Dies ist die natürlichste Griffhaltung während der Kniebeugen und wird auch bei Zugübungen gern eingesetzt.

Wide Grip 2: Die Hände umschließen die Griffe der Slings vollständig. Die Handballen werden dabei nach unten ausgerichtet, als ob Sie an einen Fahrradlenker greifen. Bei Zugübungen kommt dieser Griff zum Einsatz, um die Muskulatur am oberen Rücken stärker zu fordern. Bei Sprüngen wie zum Beispiel den Frog Jumps (siehe S. 99) können Sie sich mit den Händen von den Griffen abdrücken und so Ihre Sprungkraft verstärken.

Loose Grip 3: Der Griff wird nur locker von 4 Fingern gehalten, die Handfläche und der Daumen haben keinen Kontakt zum Griff. Handballen zeigen zueinander. Mit diesem Griff lässt sich das Mitwirken der Arme reduzieren, wenn Sie zum Beispiel bei den Pistol Squats (siehe S. 58) Ihre Einbeinkraft und Balance stärker verbessern möchten.

Open Hands 4: Die Hände werden maximal geöffnet, die Finger so weit wie möglich auseinandergestreckt. Die Hände können sich dabei in den Fußschlaufen oder an den Griffen befinden. Die Ausrichtung der Hände variiert je nach Übung. Meist unterstützt diese Handhaltung die Streckung der Arme.

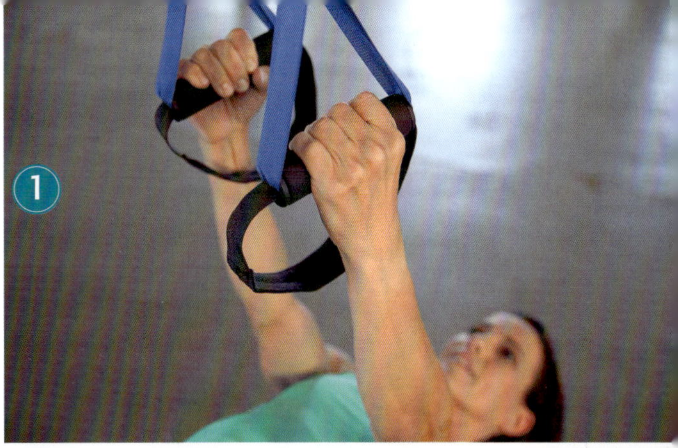

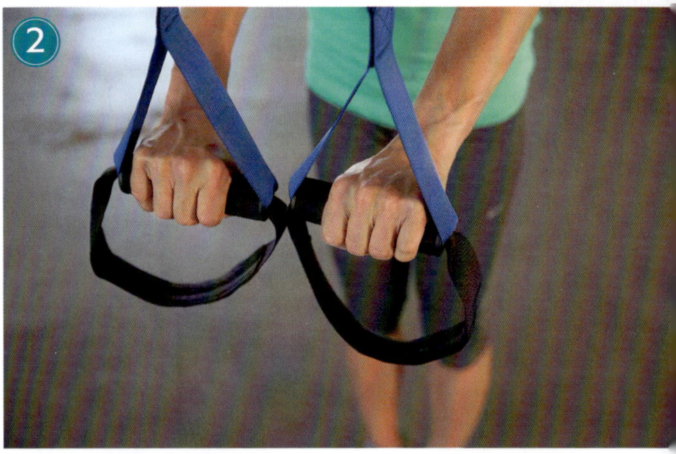

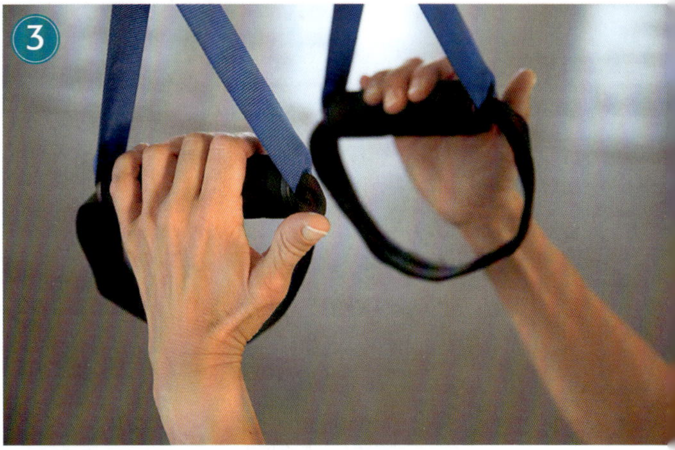

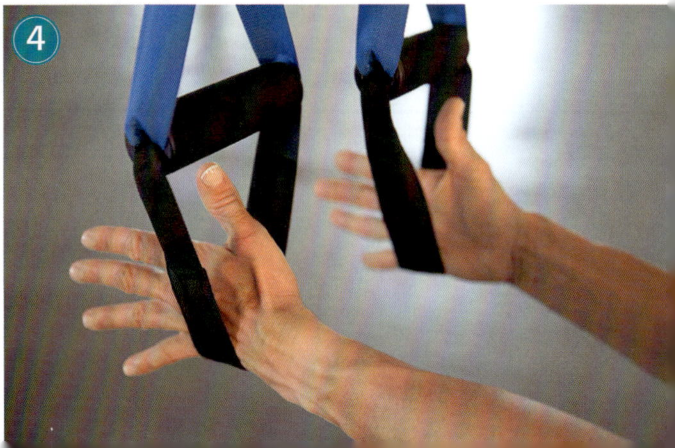

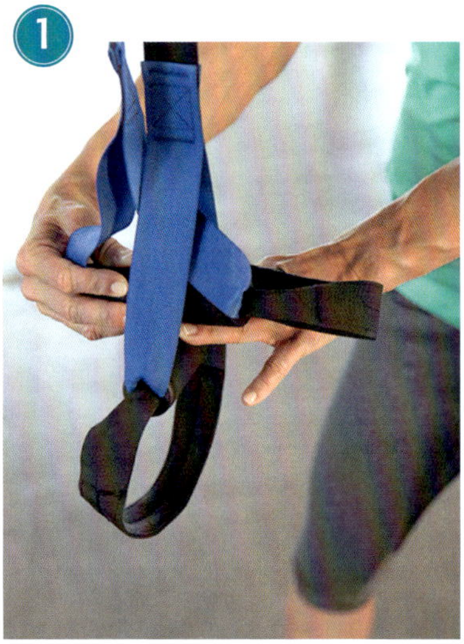

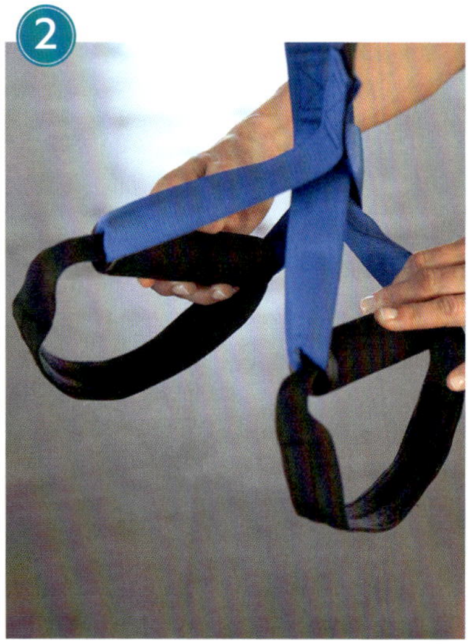

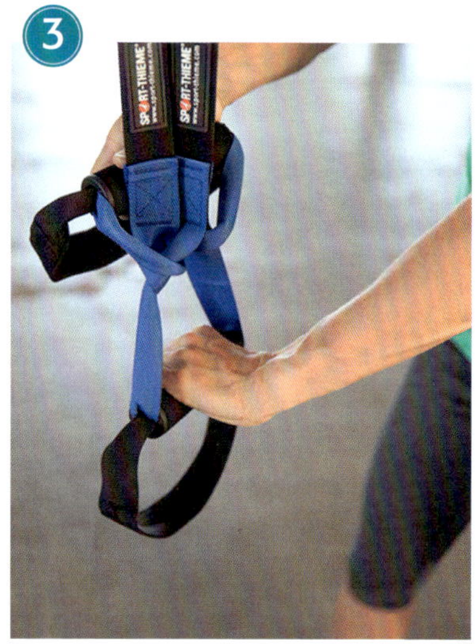

Slings im Single-Mode

Für Übungen, bei denen sich nur eine Hand an oder ein Fuß in den Slings befindet, sollten Sie beide Slings zu einem vereinen. So ermöglichen Sie eine optimale Kraftübertragung und schonen das Material Ihrer Slings. Die sicherste Variante ist dabei der sogenannte Single Mode: Halten Sie beide Griffe parallel zueinander vor Ihrem Körper. Nehmen Sie nun den rechten Griff und schieben Sie diesen durch die obere Schlaufe des linken Griffes 1. Wiederholen Sie dieses Durchfädeln noch einmal mit dem nun rechts befindlichen Griff von rechts nach links 2. Der Griff, den Sie zuletzt durchgefädelt haben, sollte Ihnen als Haltegriff für einarmige Übungen dienen 3.

Ausgangspositionen

Im Übungsteil finden Sie zu jeder Übung auch kurze Hinweise zur Ausgangsposition. Um Ihnen einen möglichst fehlerfreien Umgang mit den Slings zu vermitteln, folgen hier zur Sicherheit sehr detaillierte Beschreibungen zum Einstieg in diese Ausgangspositionen.
Bitte lassen Sie sich von der Komplexität nicht abschrecken. Wenn Sie die Ausgangspositionen 2- bis 3-mal anhand der Anleitung eingeübt haben, werden Sie in diesem Kapitel kaum noch nachschlagen müssen, da Sie bei der Arbeit mit den Slings sehr schnell ein umfassendes Gespür für die richtige Positionierung Ihres Körpers erlangen.

1. Stand-Up

Stehen Sie mit variablen Slings aufrecht, Blick Richtung Slings. Die Slings sollten gespannt sein, wenn die Ellbogen im 90-Grad-Winkel gebeugt eng am Oberkörper anliegen 4. Von dieser Ausgangsposition setzen Sie Ihre Füße noch eine halbe Fußlänge nach hinten – weg vom Ankerpunkt, sodass Sie Ihre Arme leicht gebeugt ganz entspannt vor Ihren Körper halten können 5.

2. Stand-Up Reverse

Begeben Sie sich in die Stand-Up-Position, wie oben beschrieben, halten Sie die Hände an den Griffen und drehen Sie sich um 180 Grad, sodass Sie nun mit dem Rücken zum Ankerpunkt stehen. Hinweise zur Armhaltung finden Sie bei der jeweiligen Übungsbeschreibung.

3. Suspended Single Leg Stand

Die größte Herausforderung beim Einbein-Training bietet Ihnen diese Ausgangsposition. Sie stehen dabei auf einem Bein ca. eine Schrittlänge vom Ankerpunkt entfernt, während der Fuß des freien Beines in den Fußschlaufen der Slings hängt. Bringen Sie dazu vorab beide Slings wie gegenüber beschrieben in den Single-Mode und nutzen Sie eine Stuhllehne in Reichweite zum Abstützen beim Einstieg 6. Mit zunehmender Trainingserfahrung wird sich auch Ihre Balance verbessern, sodass Sie Ihren hinteren Fuß dann auch ohne Stuhl auf einem Bein stehend in den Fußschlaufen des Slingstrainers positionieren können. Sollten Sie dann doch einmal die Balance verlieren, bringen Sie einfach beide Hände zum Boden in die Plank-Position.

Fußpositionen

Die Fußpositionen variieren je nach Zielsetzung

Füße etwa schulterbreit: Die Ausgangsposition für die klassische Kniebeuge ermöglicht den vollen Bewegungsumfang von Hüfte und Sprunggelenken und ist gut in den Alltag übertragbar.

Füße mehr als schulterbreit: Diese Fußposition kommt bei den sogenannten Sumo Squats zum Einsatz, um die Oberschenkelinnenseiten stärker zu fordern und neue Trainingsreize für die Gesäßmuskulatur zu schaffen. Außerdem ermöglicht Sie auch Menschen mit eingeschränkter Beweglichkeit in Hüft- und Sprunggelenken eine gute Übungsausführung.

Einbeinstand: Da im Alltag sehr oft die Einbeinkraft gefragt ist – beim Laufen oder Treppensteigen beispielsweise haben Sie immer nur ein Bein am Boden –, sollten Sie auch möglichst oft auf einem Bein trainieren. Hier hilft der Slingtrainer, die Balance zu halten. Je nach Fitnesslevel empfiehlt es sich, das freie Bein während der Kniebeuge nach hinten zu schieben (Back Lunge, Seite 47) oder die Schwierigkeit der Einbein-Kniebeuge zu erhöhen, indem das freie Bein während der Kniebeuge gestreckt nach vorn gehalten wird (Pistol Squat, Seite 58).

4

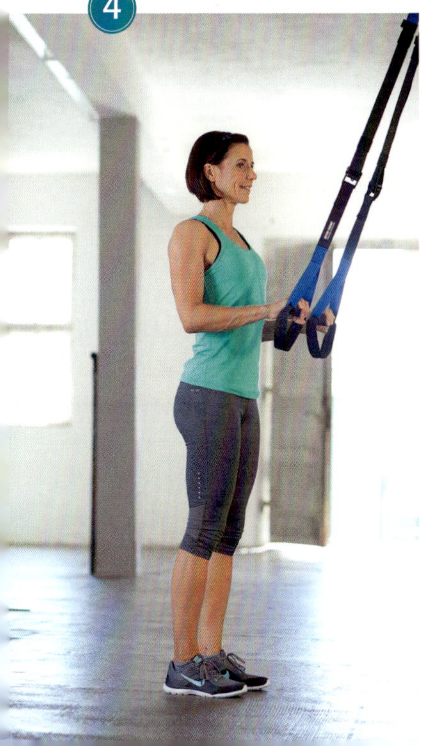

5

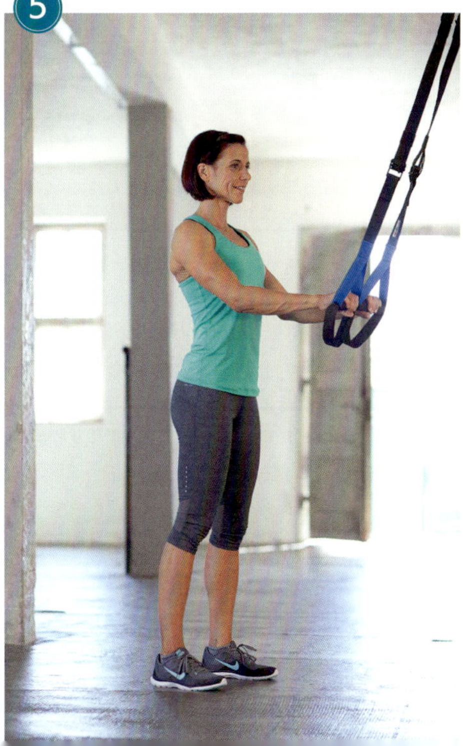

6

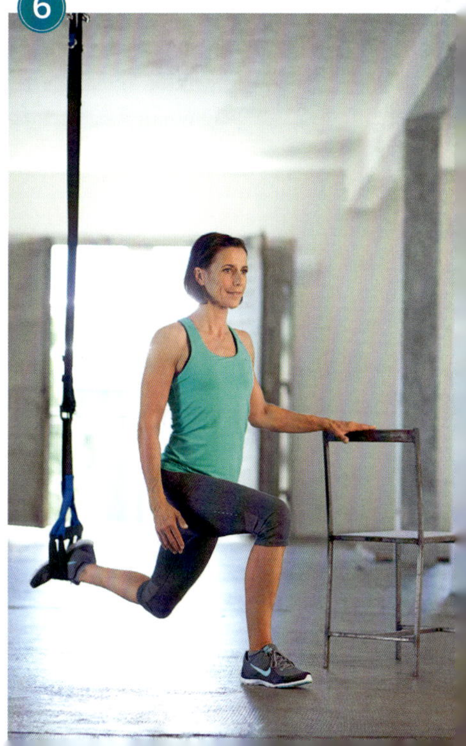

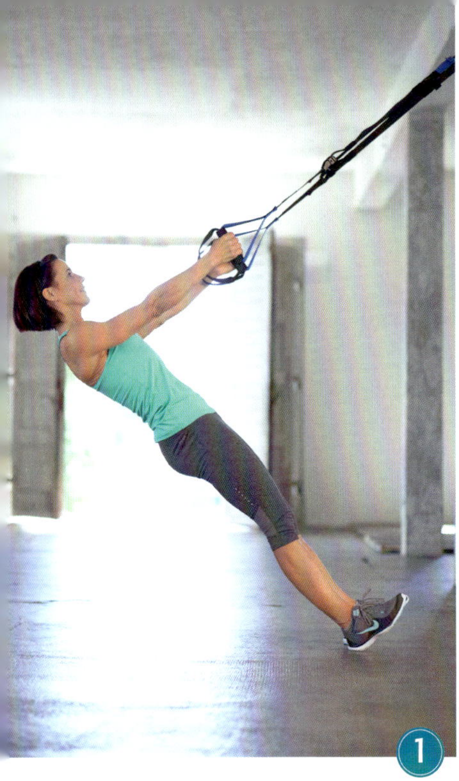

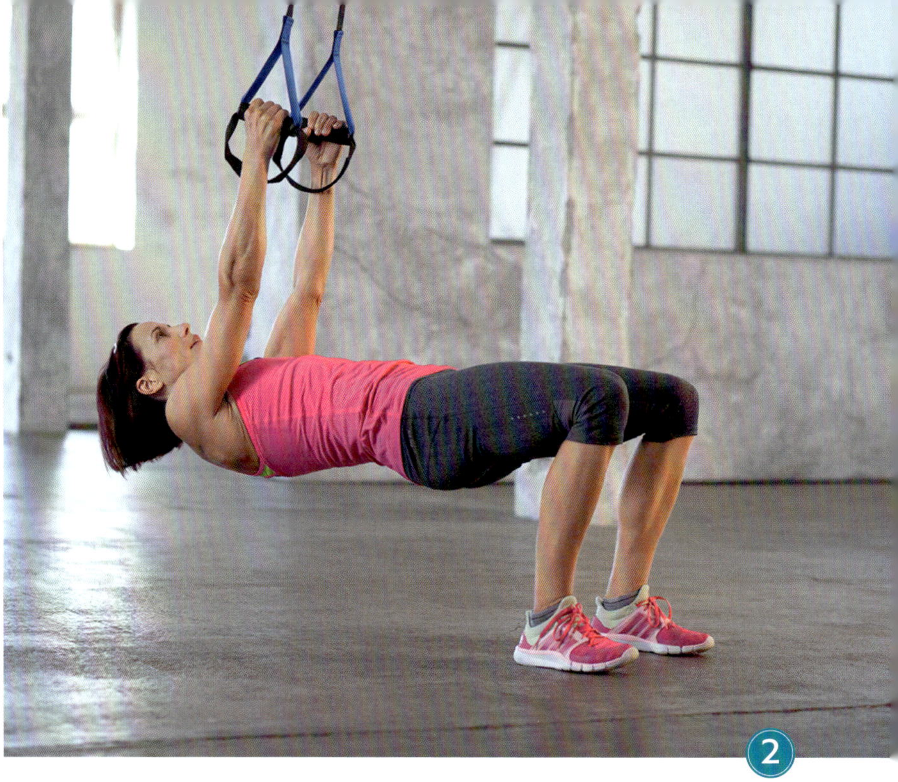

4. Lean Back

Diese Ausgangsposition kommt bei den meisten Zug- (Pull-) Übungen zum Einsatz. Stehen Sie aufrecht mit den Füßen hüftbreit und dem Blick Richtung Ankerpunkt. Die Slings sollten gespannt sein, wenn die Ellbogen im 90-Grad-Winkel am Oberkörper anliegen. Von hier beide Füße ca. ½ Fußlänge Richtung Ankerpunkt versetzen, die Arme strecken und den gesamten Körper nach hinten lehnen 1. Die ½ Fußlänge ist dabei nur ein Richtwert für Neueinsteiger. Da Sie die Intensität der Zugübungen über den Abstand Ihrer Füße zum Ankerpunkt steuern können, werden Sie bald ein Gefühl dafür entwickeln, welcher Abstand bei welcher Übung für Sie genau der richtige ist.

Fortgeschrittene können diese Position auch einbeinig einnehmen, um Ihre Balance stärker zu fordern. Das andere Bein wird einfach nach vorn in die Luft gestreckt (siehe S. 48).

5. Inverted

Mit dieser Ausgangsposition können Sie Ihre Zugkraft noch stärker fordern, da Sie sich nun nicht mehr mit den Füßen, sondern mit Ihrem Oberkörper unter den Ankerpunkt begeben. Um in diese Position zu gelangen, greifen Sie die kurzen Slings im Close Grip (siehe S. 17) und wandern mit gebeugten Beinen Schritt für Schritt unter dem Ankerpunkt durch, bis sich Ihr Brustbein direkt unter dem Ankerpunkt befindet. Oberkörper, Becken und Oberschenkel werden in einer Linie gehalten 2. Wenn Sie die Beine während der Zugbewegung im 90-Grad-Winkel aufstellen, können Sie die Kraft der Gesäß- und Beinmuskulatur noch unterstützend nutzen. Fortgeschrittene verzichten auf diese Unterstützung und arbeiten mit gestreckten Beinen (s. Seite 86).

6. Lean Front – Wide Grip

Für Druck-(Push-)Übungen an den Slings starten Sie mit dem Rücken zum Ankerpunkt. Die Hände greifen von unten im Wide Grip (siehe S. 17) an die Griffe der Slings, sodass die Slings über Ihren Schultern verlaufen. Bringen Sie Ihre Füße circa einen Schritt vom Ankerpunkt entfernt in eine leichte Schrittstellung, strecken Sie beide Arme auf Brusthöhe vor dem Körper aus und lehnen Sie dabei Ihren Körper so weit nach vorn, dass die Slings gespannt sind 1. Fortgeschrittene positionieren die Füße parallel statt in Schritt-stellung.

Etwas leichter zu koordinieren sind Push-Ups aus der knienden Position 2. Knien Sie sich dazu einfach unter den Ankerpunkt und lehnen Sie sich mit gestreckten Armen nach vorn. Achten Sie dabei darauf, dass Oberkörper, Becken und Oberschenkel eine Linie bilden.

7. Lean Front – Close Grip

Ziehen Sie die Slings unter den Achseln durch und greifen Sie die Griffe der Slings von oben im Close Grip (siehe S. 17). Strecken Sie nun beide Arme auf Hüfthöhe vor den Körper und lehnen Sie sich leicht nach vorn, sodass die Slings nicht unter den Achseln reiben 3. Diese Position erleichtert die Führung der Slings während der Druckbewegung und fokussiert vor allem die Armstrecker (Trizeps). Fortgeschrittene positionieren die Füße parallel statt in Schrittstellung.

Tipp

Bei allen Lean-Front-Positionen gilt: je aufrechter Ihre Startposition, desto leichter die nachfolgende Übung.

1

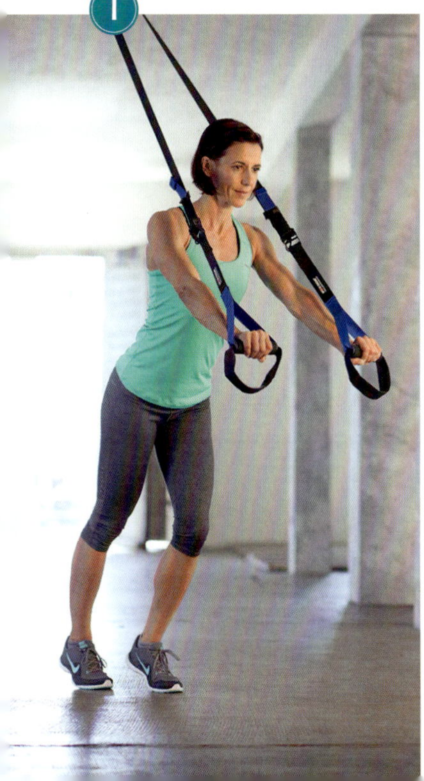

2

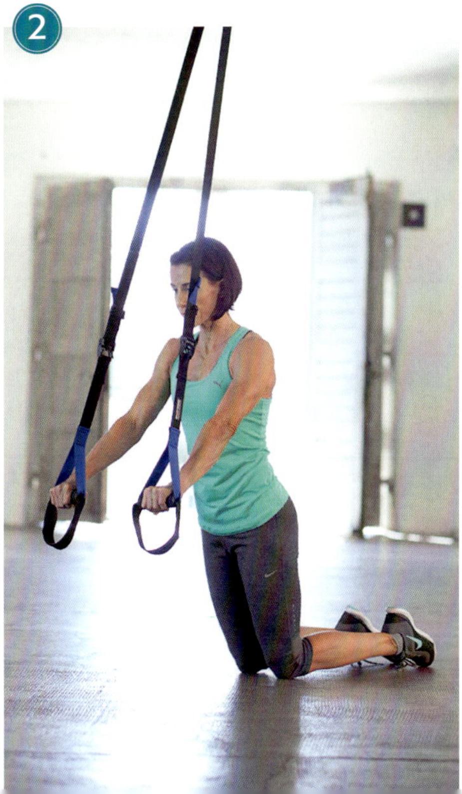

3

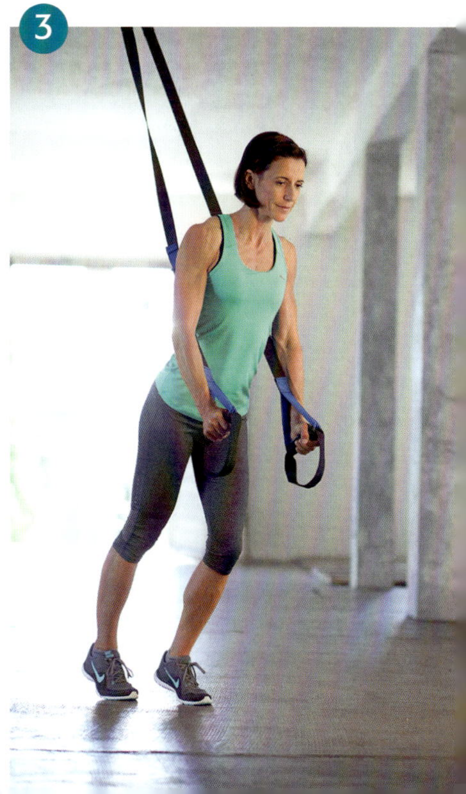

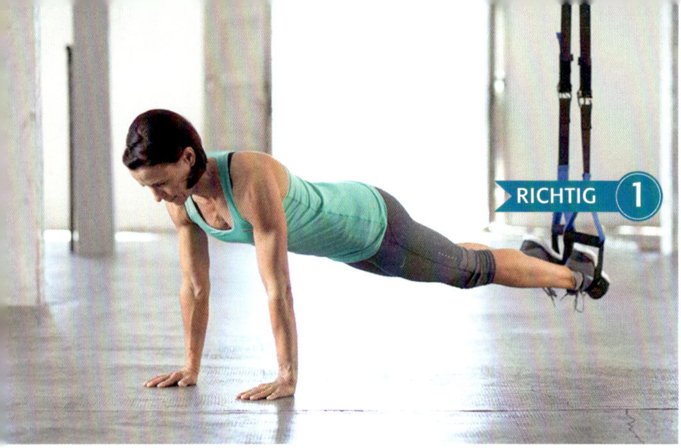

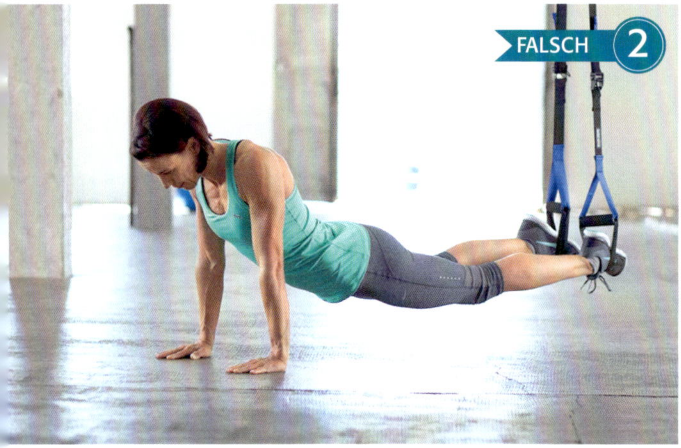

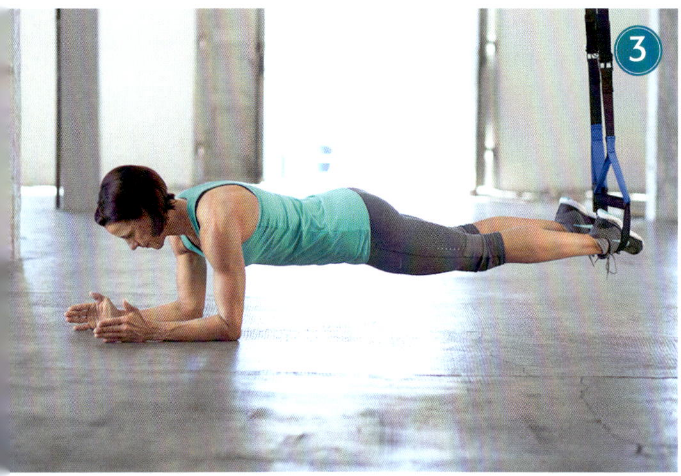

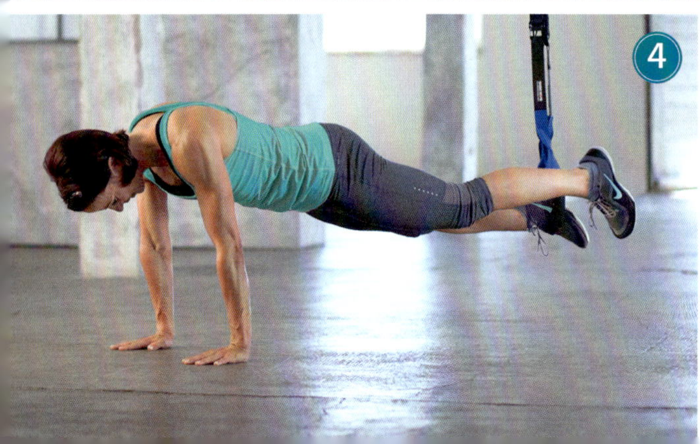

8. Frontstütz

Der klassische Frontstütz mit gestreckten Armen wird oft auch als Liegestütz- oder Push-Up-Position bezeichnet. Stützen Sie sich dabei mit Ihren Händen am Boden direkt unter Ihren Schultern ab. Die Füße hängen in den Fußschlaufen direkt unter dem Ankerpunkt. Der Bauch ist angespannt, damit der Rücken nicht ins Hohlkreuz fällt. Ihr Blick ist zum Boden gerichtet. Ihr ganzer Körper bildet eine Linie 1.

Nutzen Sie diese Ausgangsposition bitte erst, wenn Sie Push-Ups mit den Füßen auf dem sicheren Boden ohne Schwierigkeiten ausführen können. Achten Sie auch darauf, dass Sie beim Ein- und Ausstieg in diese Position ein Hohlkreuz 2 vermeiden, indem Sie immer zuerst die Knie am Boden aufsetzen, bevor das Becken den Boden berührt. Auch während des Trainings sollten keine Schmerzen im unteren Rücken auftreten. Pausieren Sie sofort, wenn Sie Ihr Gesäß nicht mehr in einer geraden Linie mit Oberkörper und Oberschenkeln halten können.

Für Einsteiger empfiehlt es sich, aus dem Frontstütz mit gebeugten Armen zur starten. Dieser Stütz wird oft als Unterarmstütz oder Plank bezeichnet, da die Ellbogen direkt unter den Schultern positioniert und die Unterarme am Boden parallel nach vorn ausgerichtet werden. 3 Wenn es Ihre Rumpfstabilität zulässt, stellen Sie die Hände auf die Außenkanten, da Sie so einer unerwünschten Innenrotation der Schultern entgegenwirken.

Fortgeschrittene können auch aus dem Frontstütz mit nur einem Bein in den Schlaufen starten 4. Bringen Sie dazu einfach vorab Ihre Slings wie auf Seite 18 beschrieben in den Single-Mode und halten Sie das freie Bein während der gesamten Übungsausführung möglichst parallel zum Bein in den Schlaufen.

Zwei sichere Wege in den Frontstütz:

A Setzen Sie sich mit leicht angewinkelten Beinen nahe den Slings auf den Boden. Heben Sie nun das linke Bein, kreuzen Sie es über das rechte Bein und bringen Sie den linken Fuß in die rechte Fußschlaufe. Danach kommt der rechte Fuß in die linke Fußschlaufe 1. Während Sie mit den Füßen einen leichten Druck auf die Schlaufen bringen, drehen Sie Ihren Oberkörper in den Frontstütz 2.

Dieser Einstieg wird oft von Profis gezeigt, da er sehr elegant wirkt. Er erfordert aber auch sehr viel Armkraft, sodass sich für Einsteiger die etwas leichtere, wenn auch nicht ganz so elegante Variante empfiehlt:

B Knien Sie mit dem Rücken zum Ankerpunkt auf dem Boden, sodass Ihre Füße sich direkt unter dem Ankerpunkt befinden. Bringen Sie nun nacheinander beide Füße in die Fußschlaufen 3. Diese sollten dabei quer über den Mittelfuß verlaufen. Ziehen Sie die Zehenspitzen leicht an und wandern Sie aus dieser Position 4 mit den Händen circa 2 Handbreit nach vorn, bevor Sie sich mit der Ausatmung kraftvoll vom Boden abdrücken und Ihre Beine zum Frontstütz strecken.

Tipp

Um Schmerzen in den Handgelenken zu verhindern, achten Sie beim Frontstütz immer darauf, dass Ihr Körpergewicht nicht allein auf den Handballen lastet, sondern auch die weit gespreizten Finger fest in den Boden gedrückt werden.

1

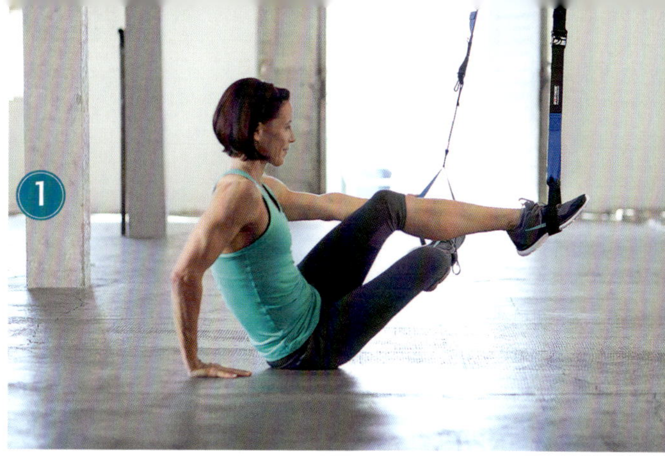

2

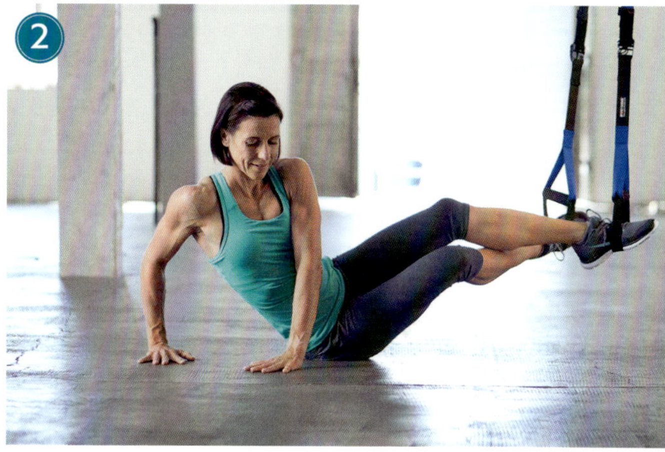

3

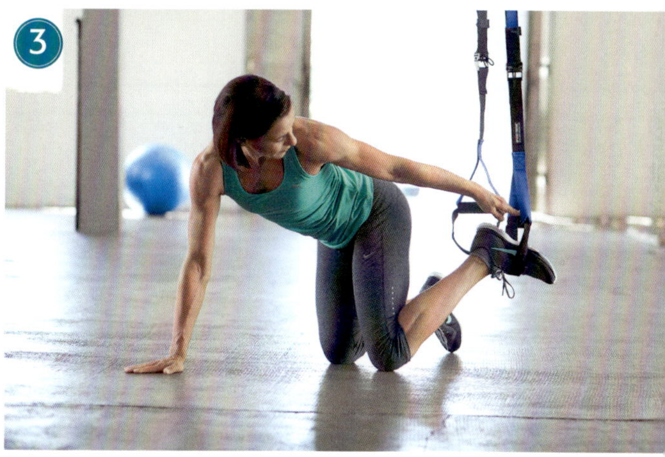

4

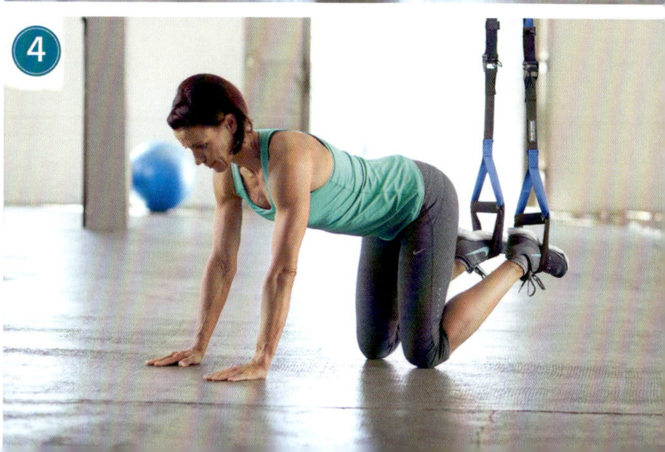

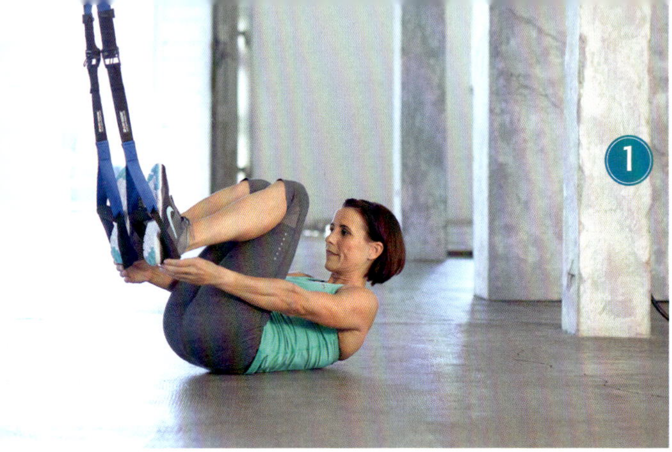

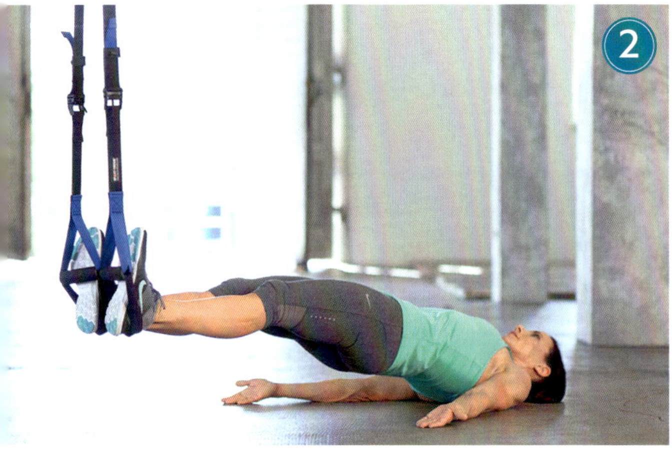

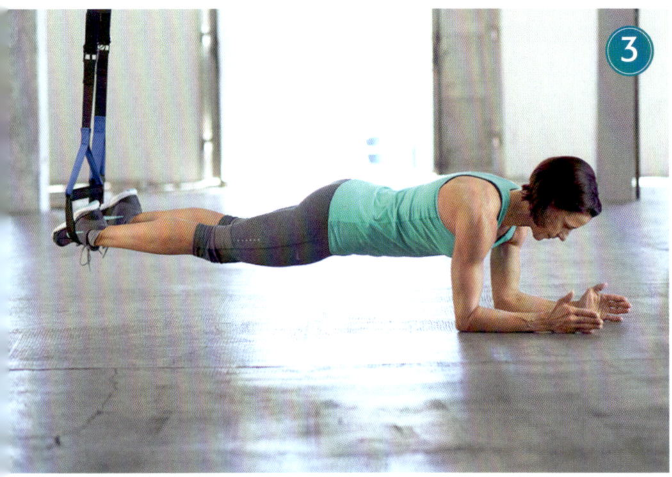

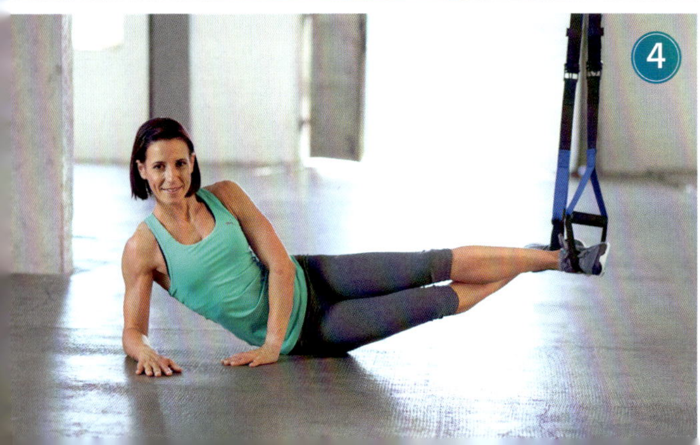

9. Rückenlage

Dies ist die entspannteste Ausgangsposition. Um in die Rückenlage zu kommen, setzen Sie sich mit angewinkelten Beinen und Blick Richtung Slings auf den Boden. Ihre Füße sollten sich unter dem Ankerpunkt befinden. Rollen Sie nun Ihren Oberkörper nach hinten ab, ziehen Sie dabei Ihre Knie Richtung Brust und halten Sie die Füße flex – angezogene Zehenspitzen. Greifen Sie mit den Händen die Fußschlaufen und bringen Sie beide Fersen gleichzeitig in die Slings 1. Strecken Sie nun die Beine aus und legen Sie die Arme locker neben dem Körper ab. Die Handflächen sollten dabei zur Decke zeigen, um die Schulterblätter in die richtige Position zu bringen, Ihren Brustkorb zu weiten und die Atmung zu erleichtern 2.

Tipp

Achten Sie bei der Arbeit mit den Füßen in den Slings darauf, dass die Griffe immer parallel zueinander auf gleicher Höhe bleiben. Sollten die Slings in der Sicherheitsschlaufe (nicht bei allen Modellen vorhanden) nahe dem Ankerpunkt hin und her rutschen, verschleißen sie schnell.

10. Seitstütz

Beim Seitstütz befindet sich ein Unterarm am Boden, beide Füße sind in den Fußschlaufen der Slings positioniert. Achten Sie dabei darauf, dass Ihr Ellbogen direkt unter der Schulter steht.

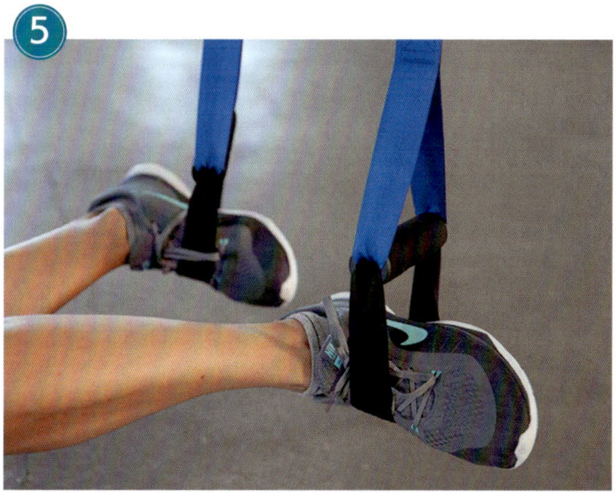

OBEN – Schwer: beide Füße auf gleicher Höhe voreinander

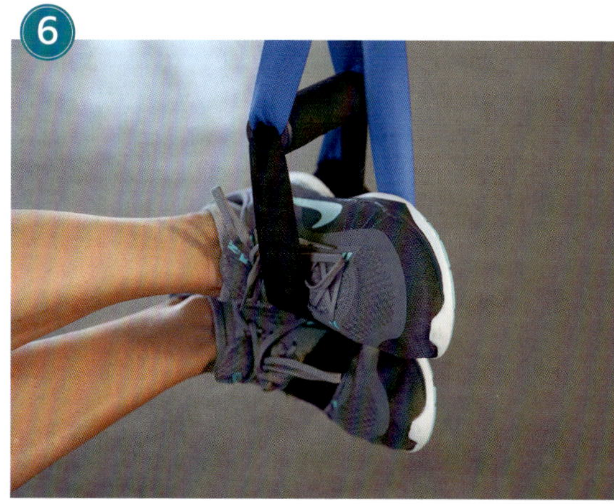

OBEN – Leicht: Der obere Fuß stabilisiert sich an der Schlinge des unteren.

Zwei sichere Wege in den Seitstütz:

A Setzen Sie sich mit leicht angewinkelten Beinen und Blick Richtung Slings auf den Boden. Ihre Füße sollten sich unter dem Ankerpunkt befinden. Heben Sie nun das linke Bein, kreuzen Sie es über das rechte Bein und bringen Sie den linken Fuß in die rechte Fußschlaufe. Danach kommt der rechte Fuß in die linke Fußschlaufe. Die Riemen sollten quer über den Mittelfuß verlaufen. Beide Füße befinden sich nun auf gleicher Höhe - der linke Fuß vor dem rechten. Die Zehenspitzen sind angezogen und nach rechts ausgerichtet 5. Während Sie mit den Füßen einen leichten Druck auf die Schlaufen bringen, legen Sie Ihren rechten Unterarm auf dem Boden ab, drehen Ihren Oberkörper nach rechts und drücken Ihr Becken nach oben in den Seitstütz. Wenn es Ihre Rumpfstabilität zulässt, strecken Sie den freien Arm Richtung Decke 3.

Version A ist die optimale Lösung, kann jedoch Einsteiger durch die hohe Instabilität schnell entmutigen. Ich empfehle daher, auch einmal Version B auszuprobieren.

B Setzen Sie sich mit leicht angewinkelten Beinen und Blick Richtung Slings auf den Boden. Ihre Füße sollten sich unter dem Ankerpunkt befinden. Hängen Sie Ihre Füße in je eine Fußschlaufe, sodass die Riemen quer über den Mittelfuß verlaufen. Drehen Sie Ihren gesamten Körper auf die rechte Seite, stützen Sie Ihren rechten Ellbogen unter der rechten Schulter auf und geben Sie sich mit der linken Hand am Boden Halt 4. Bevor Sie sich nun vom Boden abdrücken, bringen Sie beide Füße übereinander. Wenn Sie einen Slingtrainer mit Sicherheitsschlaufe benutzen, ist es möglich, durch einfachen Druck des unteren Beines diesen Sling etwas weiter zum Boden zu ziehen, während der andere Griff etwas nach oben wandert. Für mehr Stabilität können Sie nun den oberen Fuß vor die Schlaufe des unteren Fußes positionieren 6. Wenn Sie beide Füße flex halten, rutschen Sie während der Übung nicht aus den Schlingen.

Tipp

Der obere Arm wird beim Seitstütz möglichst zur Decke gestreckt oder an der Taille positioniert. Reicht die Rumpfkraft jedoch nicht aus, um diese Positionen zu halten, können Sie sich mit der freien Hand vor dem Bauch auf dem Boden abstützen.

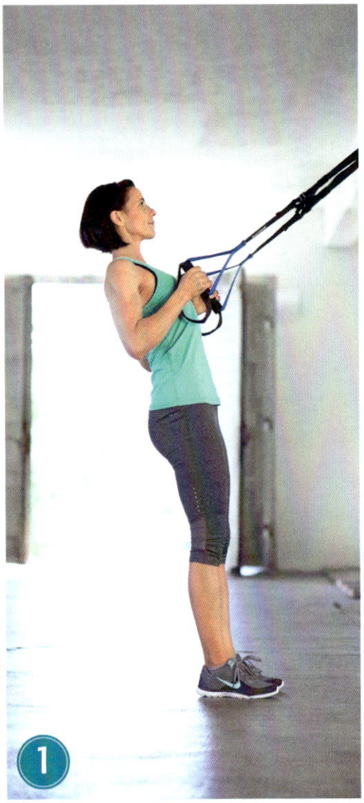
1
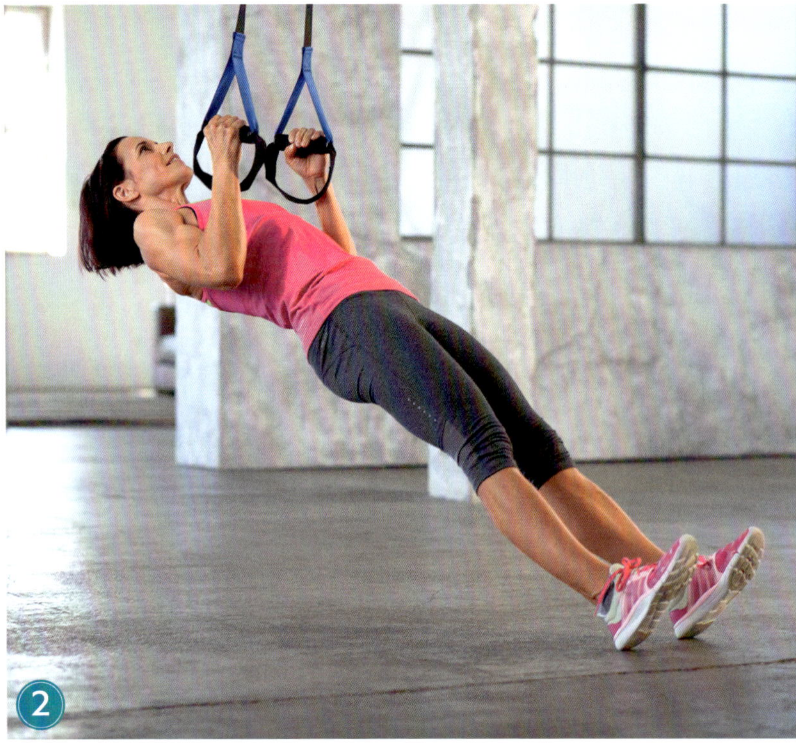
2
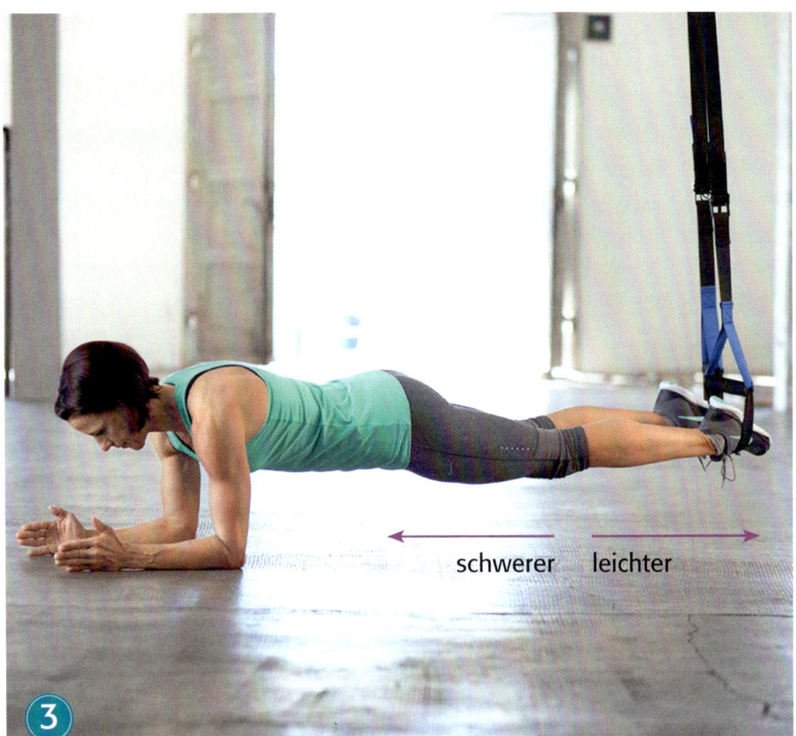
schwerer
leichter
3
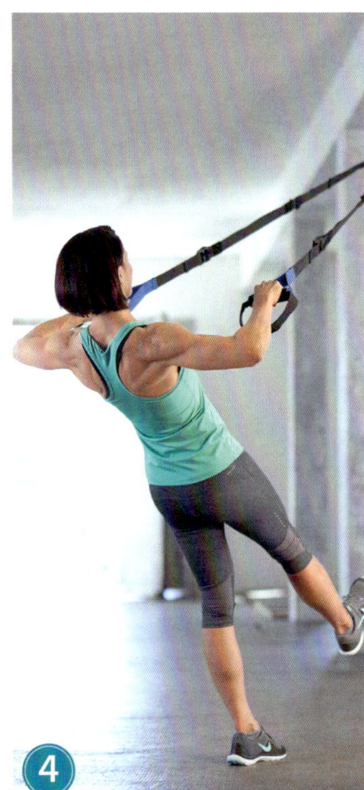
4

Die Trainingsintensität anpassen

Während Sie im klassischen Krafttraining einfach die Gewichte erhöhen oder beim Ausdauertraining das Tempo steigern, können Sie beim Training mit den Slings den Schwierigkeitsgrad einer Übung sowohl durch die Änderung Ihrer Körperposition in Bezug zum Ankerpunkt als auch über die Änderung der Stützfläche, von der aus Sie arbeiten, beeinflussen.

Winkel verändern

Bei Zug- und Druckbewegungen aus dem Stand wird jede Übung schwerer, je kleiner der Winkel zwischen Ihrem Oberkörper und dem Boden in der Ausgangsposition ist: 1 versus 2. Die Steuerung der Belastung ist daher über die Fußposition sogar während der Übungsausführung möglich – setzen Sie Ihre Füße etwas zurück, schon wird jede Zugübung einfacher. Bei den Druckübungen gehen Sie einfach etwas weiter nach vorn, wenn es zu anstrengend wird. Außerdem können Sie statt dem Parallelstand beider Füße auch eine leichte Schrittstellung nutzen, um die Übung zu erleichtern.

Abstand vom Ankerpunkt variieren

Stützübungen am Boden werden leichter, wenn Sie näher an den Ankerpunkt rücken und somit die Füße hinter den Ankerpunkt schieben 3.

Stützfläche reduzieren

Um die Intensität zu steigern, können Sie bei fast allen Übungen die Stützfläche reduzieren. Im Stand heben Sie einfach ein Bein 4 oder Sie begeben sich auf eine instabile Unterlage, wie eine zusammengerollte Matte oder einen Gymnastikball, 5 um Ihren Körper noch stärker zu fordern.

Handhaltung wechseln

Um Kniebeugen mit den Händen an den Slings zu intensivieren, empfiehlt es sich vom Close Grip zum Loose Grip zu wechseln und somit die Unterstützung der Beinkraft durch die Arme zu reduzieren.

Fehlerquellen

Fehlende Körperspannung

Den Grundsätzen des Functional Trainings folgend, werden bei allen Übungen mit dem Slingtrainer sehr viele Muskeln gleichzeitig gefordert. Ganz besonders gilt dies für die Rumpfmuskulatur, die sogenannte Core-Muskulatur: alle Muskeln, die Ihre Körpermitte stabilisieren, eine schlanke Taille formen, bei regelmäßigem Training Rückenschmerzen verhindern können

5

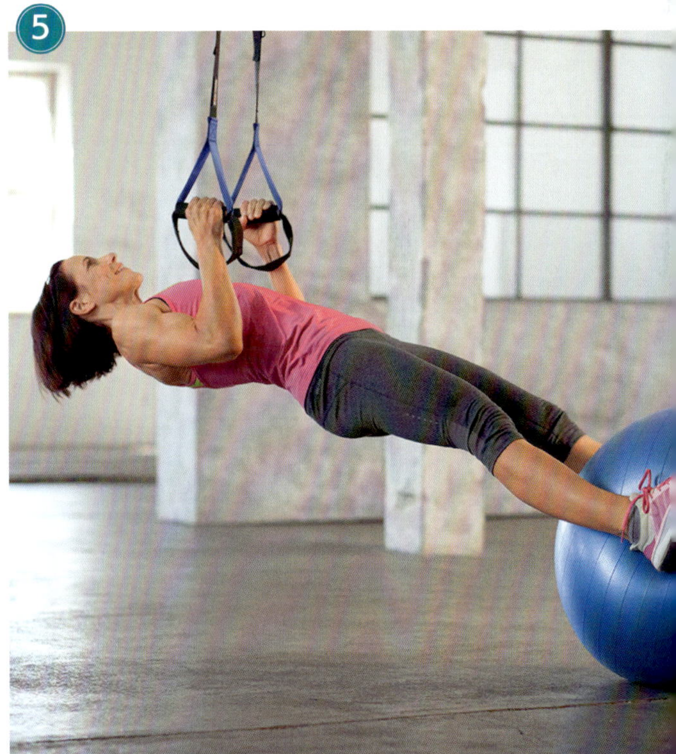

und für eine gute Kraftübertragung zwischen Oberkörper und Unterkörper sorgen. Die Fähigkeit, Oberkörper, Oberschenkel und Po anzuspannen und in einer geraden Linie gegen die Schwerkraft auszurichten, ist eine der Grundvoraussetzungen für ein fehlerfreies und effektives Training mit den Slings. Im aufrechten Stand beherrschen wir diese Fähigkeit fast alle. Schaffen Sie es jedoch auch in der Horizontalen, beim Ausführen einer Plank, diese Körperspannung zu halten (1), oder hängt Ihr Po tiefer (2)? Keine Angst, auch wenn es Ihnen heute noch nicht gelingen sollte, werden Sie durch regelmäßige Praxis mit dem Slingtrainer sehr schnell Fortschritte spüren.

Besonders wichtig ist, dass Sie diese Körperspannung während aller Zug- und Druckübungen aufrechterhalten, egal ob Sie am Boden oder im Stand arbeiten.

Beim Üben beachten

Wenn Sie den Hinweis **»Ihr ganzer Körper bildet eine Linie«** im Rahmen einer Übungsbeschreibung wiederfinden, sollten Sie während der gesamten Übungsausführung genau dieselbe Spannung im Körper spüren wie bei der Plank.

Lockere Slings

Eine häufige Fehlerquelle bei den Zugübungen sind lockere Slings. Wenn Sie sich an den Slings mit zu viel Schwung nach oben ziehen, kann es schnell passieren, dass Sie am oberen Wendepunkt der Bewegung keine Spannung mehr in den Slings spüren. Vermeiden Sie diesen Fehler, indem Sie Ihre Kraft gleichmäßig und

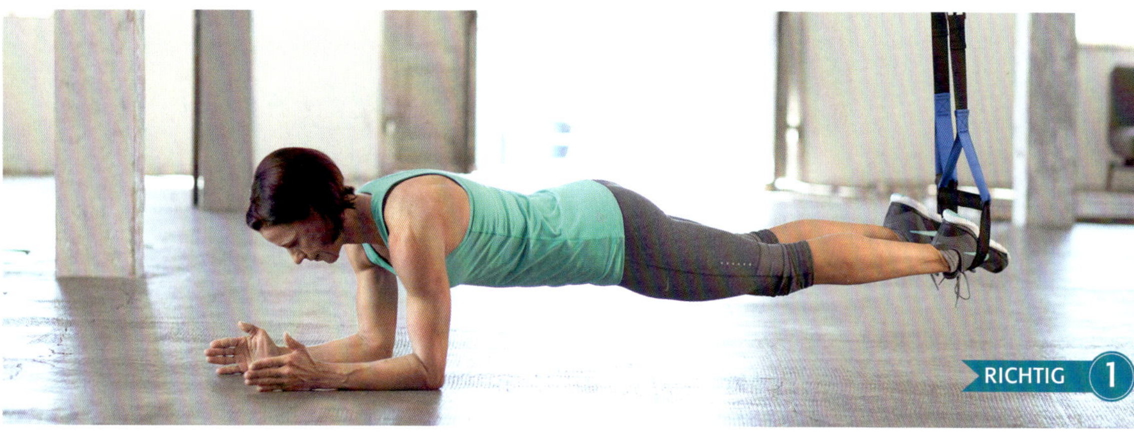

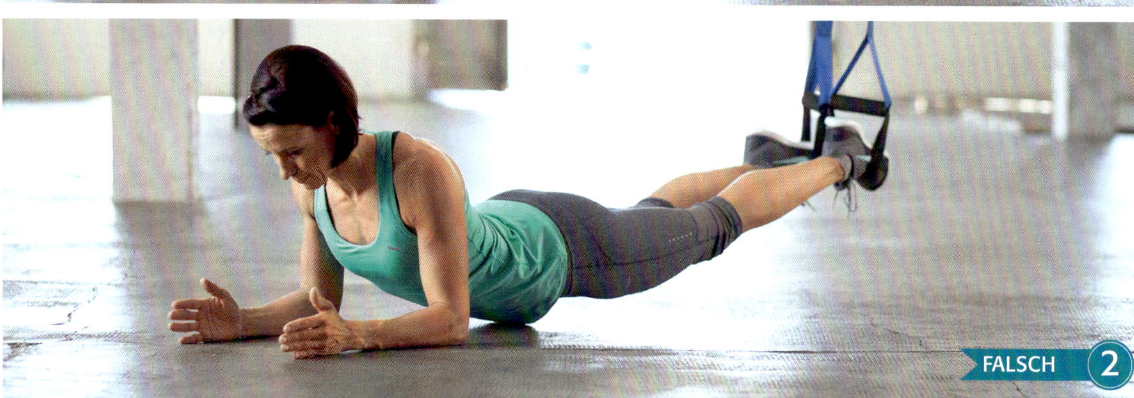

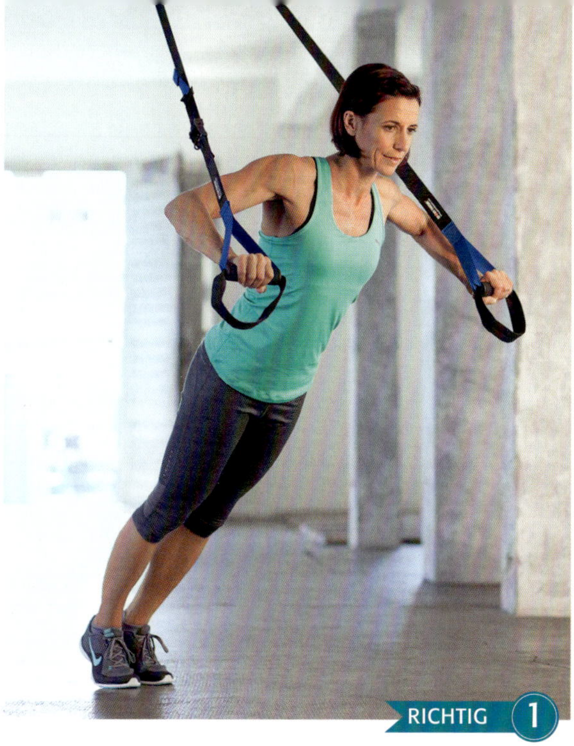

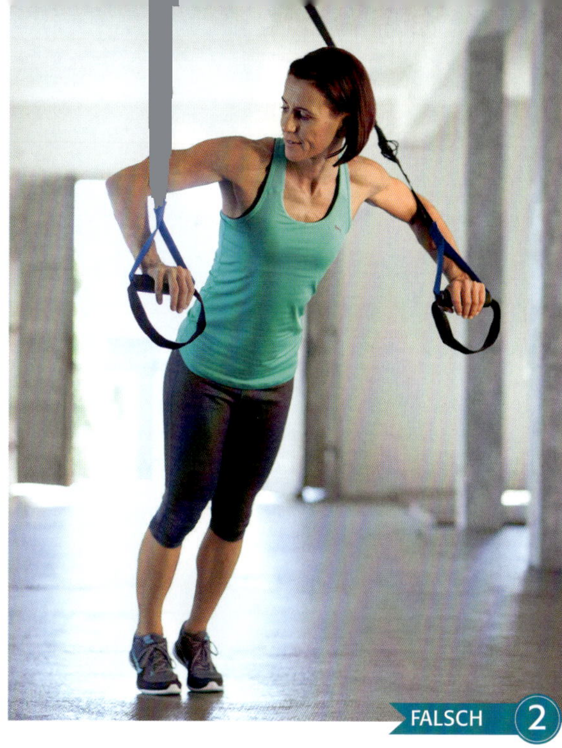

nicht ruckartig auf die Slings übertragen und besonders als Einsteiger an den Umkehrpunkten kurz innehalten.

Falscher Einstieg

Wo stehen Ihre Füße, wenn Sie bei Zugübungen Ihre Muskulatur maximal fordern möchten? Die optimale Schräglage finden Sie am einfachsten, indem Sie zuerst mit den Armen die gewünschte Endposition (zum Beispiel »W«–Position, siehe S. 111) einnehmen und dann mit den Füßen step-by-step in Richtung Ankerpunkt wandern, bis zu dem Punkt, an dem Sie die Armposition kaum noch halten können. Nun können Sie die Arme langsam in die Ausgangsposition strecken und mit der ersten Wiederholung beginnen.

Scheuernde Slings

Bei Druckübungen im Stehen mit Wide Grip sollten die Slings nicht die Oberarme berühren (1). Wenn die Slings an Ihren Oberarmen reiben (2), Hände einfach etwas höher vor die Brust halten.

Rutschende Slings

Beim Split Raise (siehe S. 118) oder beim Criss Cross sollten beide Slings immer gleich lang bleiben und nicht am Ankerpunkt hin und her rutschen, da dies schnell zu Materialverschleiß an den Slings führen kann und ein Zeichen für unsaubere Technik ist. Bringen Sie während der gesamten Übungsausführung gleichmäßigen Zug bzw. Druck auf beide Slings, um diesen Fehler zu vermeiden.

Zu früh aufgeben

Wenn Sie spüren, dass Ihre Kraft nach einigen Wiederholungen nicht mehr ausreicht, um fehlerfrei weiterzuarbeiten, brechen Sie das Training nicht ab, sondern arbeiten Sie ohne Pause mit einer leicht veränderten Fußposition (weiter weg vom Ankerpunkt oder in leichter Schrittstellung) weiter, bis Sie die geforderte Wiederholungszahl gemeistert haben.

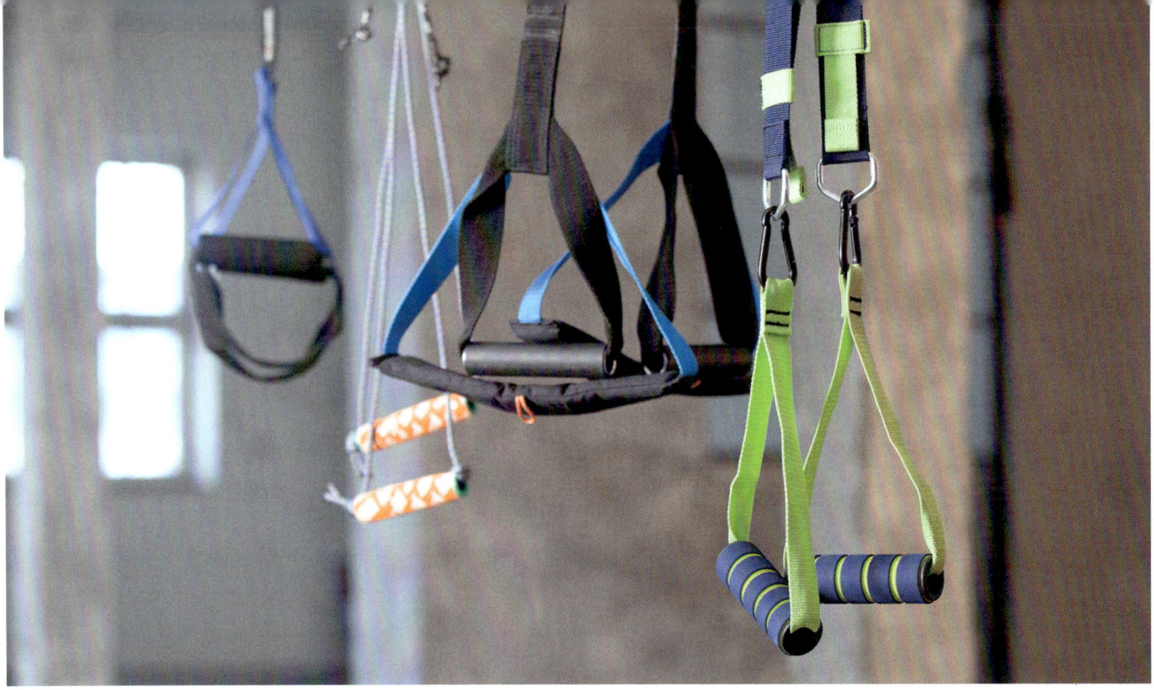

Bevor Sie starten

Die nun folgenden Workouts dienen ganz unterschiedlichen Zielsetzungen. Ob Sie nun Kraft aufbauen, Ihren Körperfettgehalt reduzieren oder etwas für Ihre Beweglichkeit tun möchten, starten Sie bitte immer mit einem Warm-Up, das Ihr Herz-Kreislauf-System in Schwung bringt und alle großen Gelenke mobilisiert. Meine Empfehlung dazu finden Sie ab Seite 34.

Alle Programme sind mit jedem gängigen Slingtrainer-Model durchführbar. Achten Sie beim Kauf bitte auf gute Qualität der Materialien und eine sichere Verarbeitung, da zum Teil Ihr gesamtes Körpergewicht an den Slings hängt. Wenn Sie viel reisen, empfiehlt es sich, auf einen Türanker im Lieferumfang und ein geringes Gesamtgewicht zu achten.

Trainingsprogramme individualisieren

Bis auf das Butt-Lifter-Programm, das ausschließlich Übungen für Gesäß- und Beinmuskulatur umfasst, orientieren sich alle anderen Programme ganzheitlich an unseren grundlegenden Bewegungsmustern und beinhalten Übungen für jede Körperregion: Kniebeugen, Ausfallschritte und Hüftstreckungen für den Unterkörper, Pull- und Push-Bewegungen für den Oberkörper sowie Rotation- bzw. Anti-Rotation und Sit-Ups für eine starke Mitte. Diese Gliederung finden Sie auch im Register ab Seite 138. Dadurch haben Sie die Möglichkeit, Ihre Programme ganz schnell und einfach zu individualisieren: Sollte Ihnen eine Übung nicht zusagen, können Sie diese durch eine andere Übung aus derselben Kategorie ersetzen.

Ein weiteres praktisches Tool für Ihre Trainingsgestaltung ist der kleine Anker ⚓, den Sie bei allen Übungen finden, die mit dem Türanker durchführbar sind. Somit können Sie neben den On-the-Road-Programmen auch alle anderen Workouts mit dem Türanker durchführen, wenn Sie Übungen ohne den Anker durch Übungen mit Anker aus derselben Kategorie ersetzen.

Zielgerichtet trainieren

Ihr Ziel ist ein flacher Bauch? Bitte verfallen Sie nicht dem Irrglauben, dass speziell die Übungen aus der Kategorie »Starke Mitte« Ihnen dabei helfen, die Speckröllchen am Bauch loszuwerden. An welchen Stellen Ihr Körper zuerst das Körperfett reduziert, ist leider genetisch bedingt und kann nicht durch die Kräftigung der darunter liegenden Muskelgruppen punktuell beschleunigt werden. Wer aktiv Fett verbrennen will, muss die körpereigenen »Verbrennungsöfen« anheizen – unsere Muskeln. Am effektivsten ist es, vorrangig die größten »Öfen«, sprich die Bein- und Gesäßmuskulatur zu trainieren, um die Fettverbrennung auf Hochtouren zu bringen. Investieren Sie Ihre Trainingszeit daher in die Fatburning-Programme und eine zielführende Ernährung, nachdem Sie Ihre Muskulatur mit den Krafttrainingsprogrammen aufgebaut haben, und ergänzen Sie Ihren Trainingsplan ab und an mit den Butt-Lifter-Programmen.

Sollten Sie eine Motivation für Sprungübungen am Slingtainer brauchen, denken Sie an die Beine einer Ballerina. Auch wenn Sie im Alltag keine großen Sprünge machen, ist Ihr Bindegewebe – sehr dankbar für jede dieser Übungen. Während Sprünge ohne Slingtrainer Ihre Gelenke sehr stark belasten, können Sie mithilfe der Slings Ihr Körpergewicht abfedern und sich somit alle Vorteile des Sprungkraft-Trainings, wie erhöhten Kalorienverbrauch, Anregung des Stoffwechsels, Stärkung des Bindegewebes und Entwicklung der Schnellkraft, ohne große Verletzungsgefahr zunutze machen.

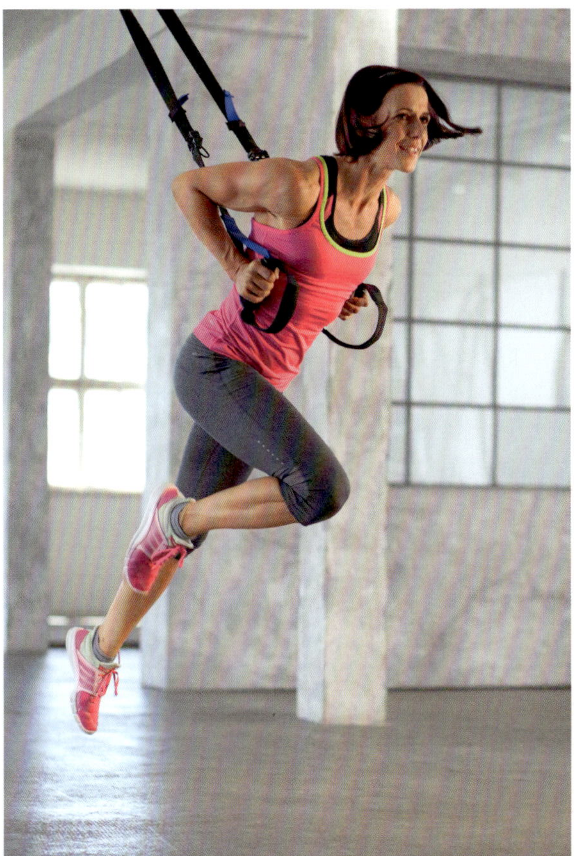

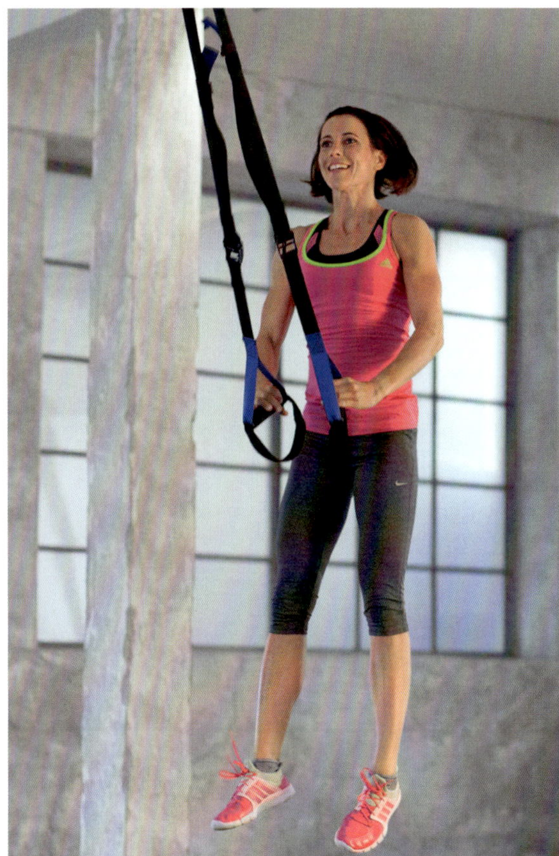

OBEN – Das Wichtigste: Freude am Trainieren

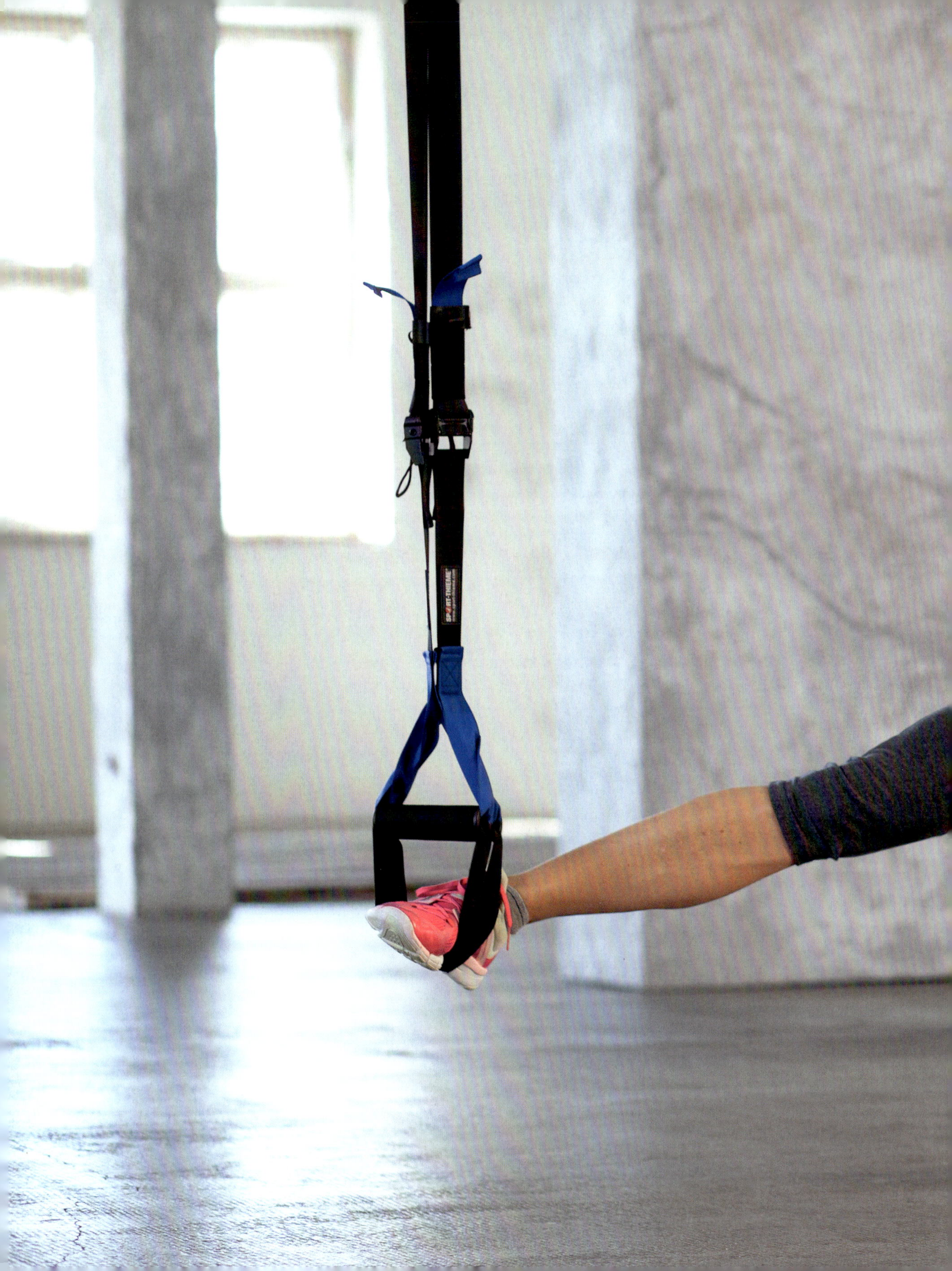

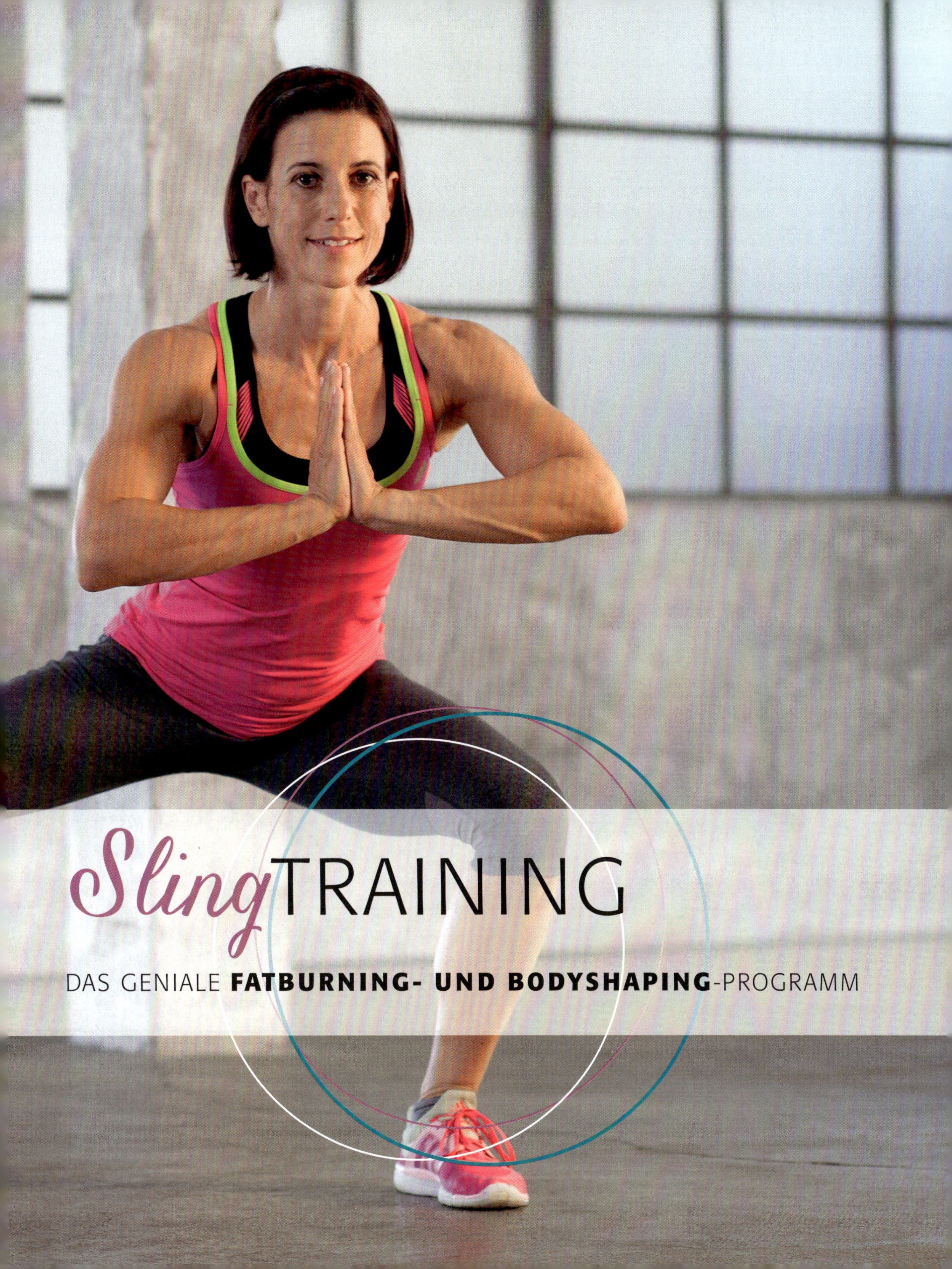
Sling TRAINING
DAS GENIALE FATBURNING- UND BODYSHAPING-PROGRAMM

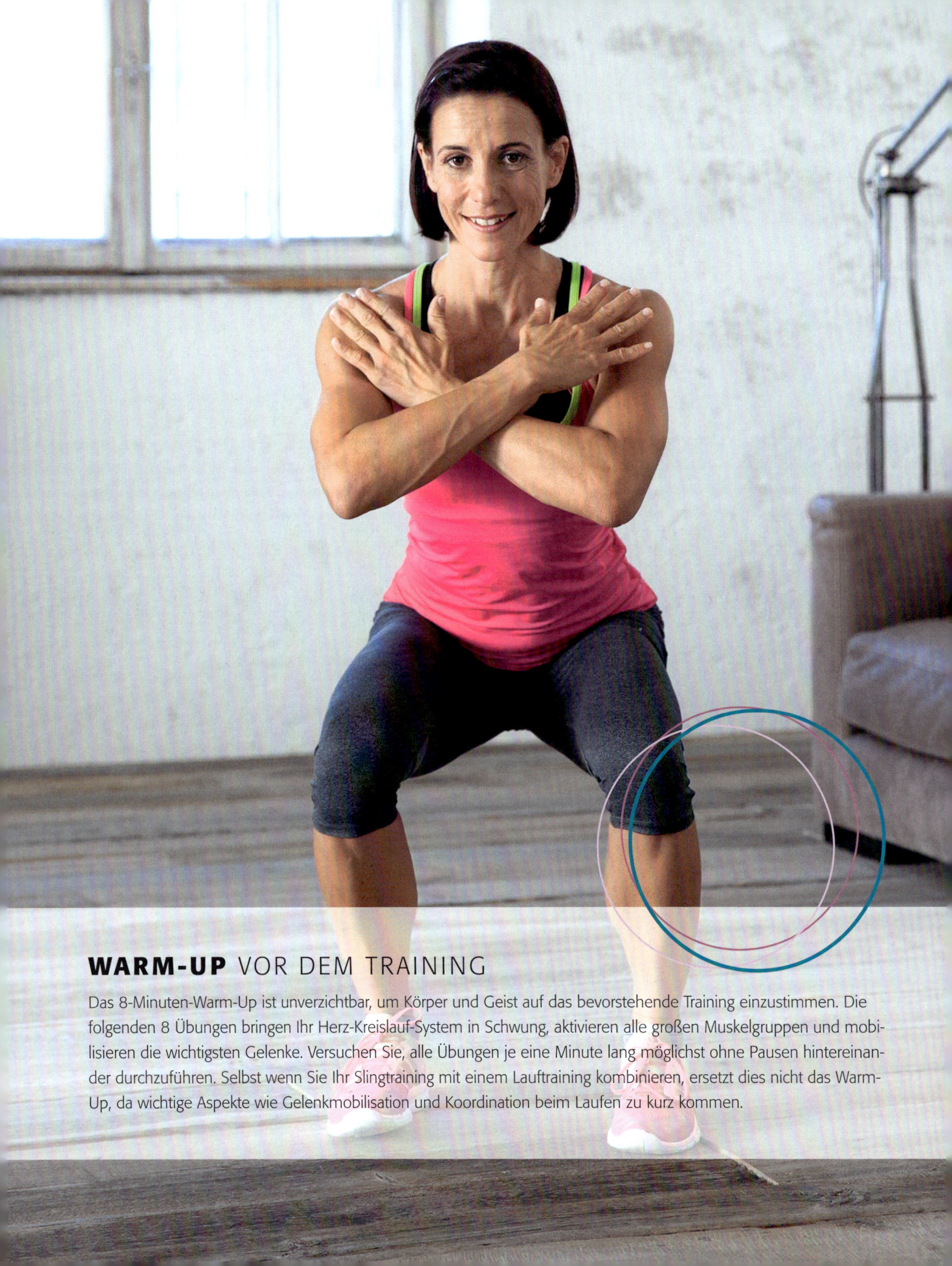

WARM-UP VOR DEM TRAINING

Das 8-Minuten-Warm-Up ist unverzichtbar, um Körper und Geist auf das bevorstehende Training einzustimmen. Die folgenden 8 Übungen bringen Ihr Herz-Kreislauf-System in Schwung, aktivieren alle großen Muskelgruppen und mobilisieren die wichtigsten Gelenke. Versuchen Sie, alle Übungen je eine Minute lang möglichst ohne Pausen hintereinander durchzuführen. Selbst wenn Sie Ihr Slingtraining mit einem Lauftraining kombinieren, ersetzt dies nicht das Warm-Up, da wichtige Aspekte wie Gelenkmobilisation und Koordination beim Laufen zu kurz kommen.

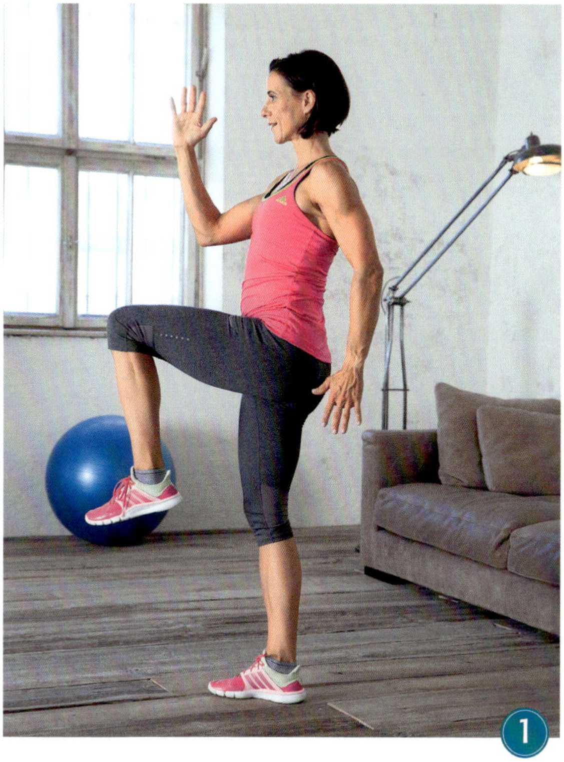

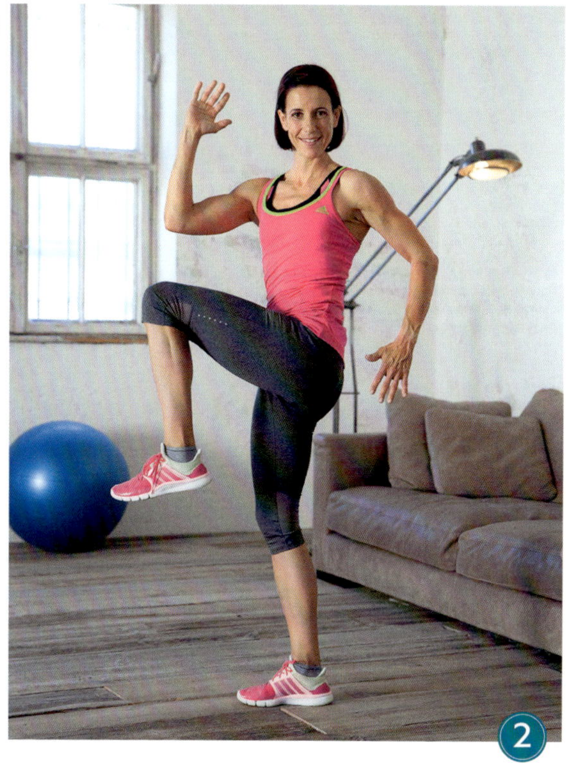

Marching on Spot

Nutzen

Erhöhung der Herz- und Atemfrequenz, Aktivierung aller großen Muskelgruppen

Übungsausführung

Starten Sie im aufrechten Stand, die Füße hüftbreit aufgestellt und die Arme angewinkelt eng am Körper. Beginnen Sie nun, auf der Stelle zu marschieren: rechtes Bein und linker Arm werden zeitgleich angehoben, dann folgen linkes Bein und rechter Arm. Heben Sie dabei die Knie möglichst bis auf Hüfthöhe und die Ellbogen bis auf Brusthöhe 1.

Wiederholungszahl/Übungsdauer

1 Minute zügig auf der Stelle marschieren

Elbow to Knee

Nutzen

Verstärkte Aktivierung des Herz-Kreislauf-Systems, Mobilisation der Wirbelsäule

Übungsausführung

Beginnen Sie im aufrechten Stand, die Füße hüftbreit und die Arme rechtwinklig gebeugt. Während Sie Ihren Oberkörper nach links drehen, ziehen Sie gleichzeitig das linke Knie und den rechten Ellbogen nach vorn, bis sich diese kurz berühren. Der Rücken darf dabei rund werden. Richten Sie sich jedoch während des Seitenwechsels wieder gerade auf 2.

Wiederholungszahl/Übungsdauer

1 Minute wechselseitig

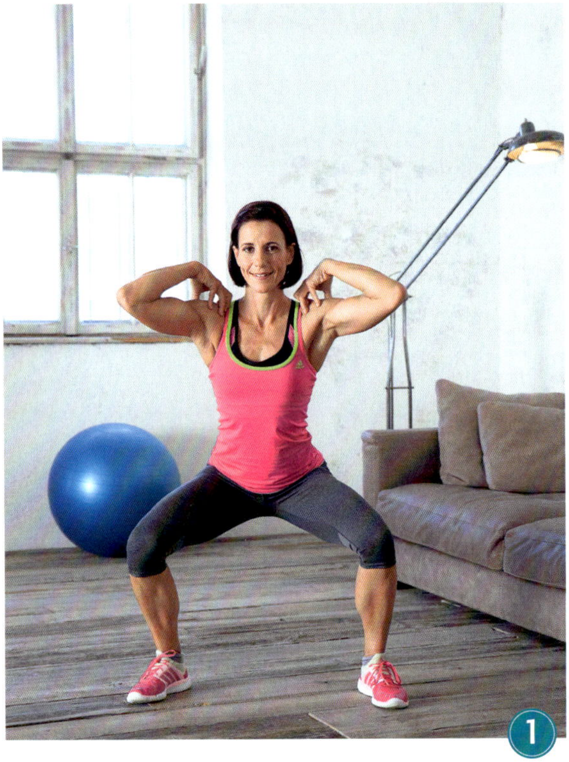

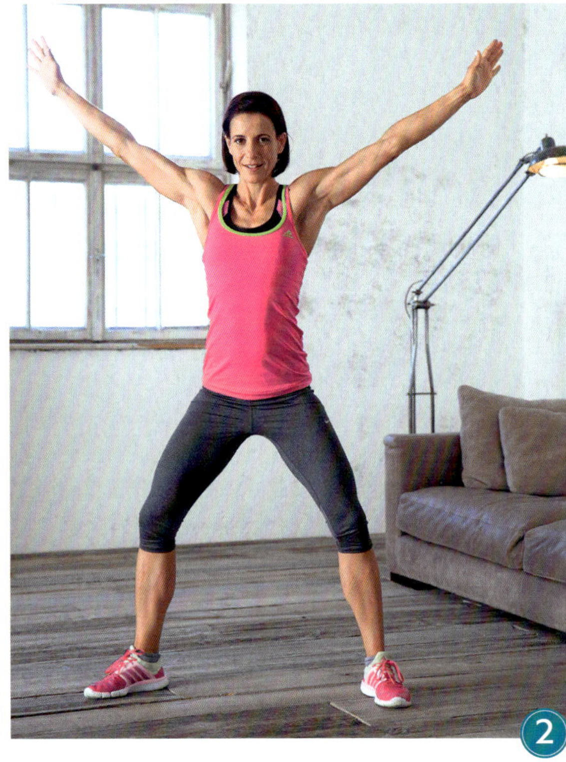

Sumo Squats

Nutzen

Aktivierung von Oberschenkel- und Gesäßmuskulatur, Mobilisierung des Schultergürtels, Aufrichtung

Übungsausführung

Beginnen Sie im aufrechten Stand. Die Füße sind mehr als schulterbreit aufgestellt und leicht nach außen rotiert. Mit der Einatmung gehen Sie in eine tiefe Kniebeuge. Mit der Ausatmung strecken Sie die Beine wieder. Den Oberkörper während der gesamten Übung aufrecht halten. Zur Mobilisation der Schultern positionieren Sie Ihre Hände auf den Schultern und kreisen die Ellbogen während der Squats rückwärts 1.

Wiederholungszahl/Übungsdauer

1 Minute

Intensivierung

Die Kniebeuge in Kombination mit großen Armkreisen durchführen – Arme dabei gestreckt nach hinten kreisen lassen 2.

Tipp

Falls Ihnen die Kombination von Schulterkreisen und Kniebeugen Schwierigkeiten bereitet, können Sie die Hände auch während der Squats in die Taille stemmen.

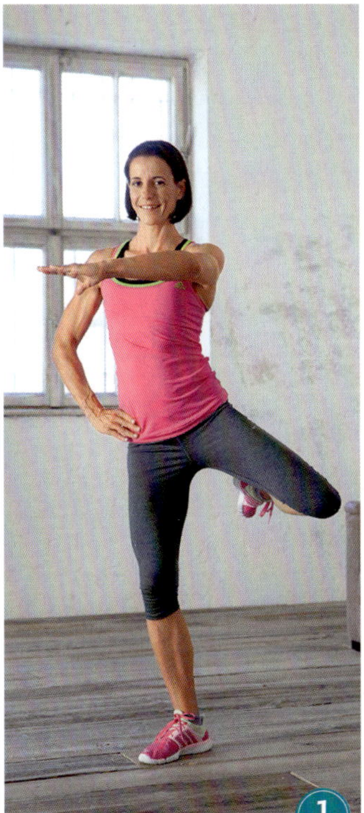

1

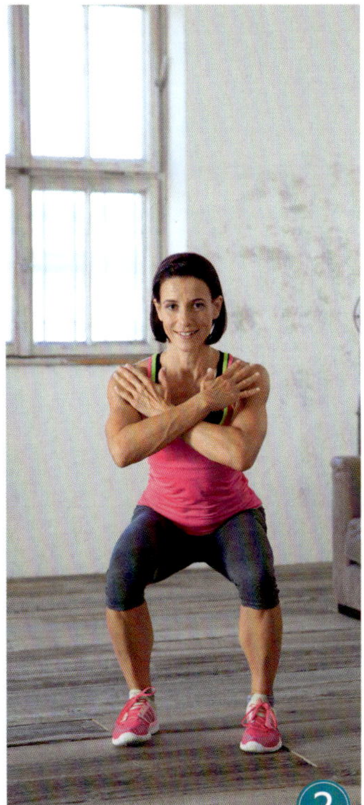

2

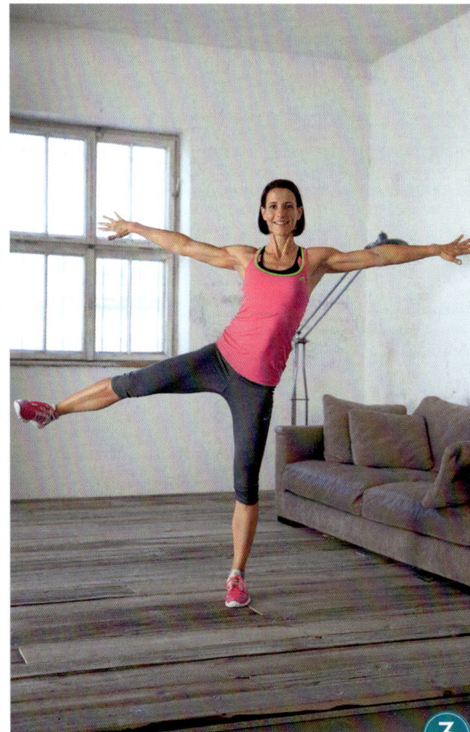

3

Side to Side

Nutzen

Aktivierung der Brust- und Schulter- sowie der Bein- und Gesäßmuskulatur

Übungsausführung

Beginnen Sie im aufrechten Stand. Die Füße sind mehr als schulterbreit aufgestellt und leicht nach außen rotiert. Die Hände greifen seitlich an die Taille. Verlagern Sie Ihr Körpergewicht auf das rechte Bein. Beim Ausatmen ziehen Sie die linke Ferse zum Gesäß und führen den linken Arm schwungvoll im großen Halbkreis von links unten nach rechts oben bis auf Brusthöhe 1. Beim Einatmen bringen Sie den linken Fuß wieder zum Boden und die linke Hand wieder an die Taille.

Wiederholungszahl/Übungsdauer

1 Minute wechselseitig

Squat Side Kicks

Nutzen

Erhöhung der Herz- und Atemfrequenz, Aktivierung der Oberschenkel- und Gesäßmuskulatur

Übungsausführung

Beginnen Sie in einer Kniebeuge, Po tief und die Füße schulterbreit aufgestellt. Die Arme halten Sie vor der Brust gekreuzt, sodass die Hände Ihre Schultern berühren 2. Atmen Sie durch die Nase ein. Mit der Ausatmung strecken Sie beide Beine und spreizen das rechte Bein und beide Arme so weit wie möglich vom Körper ab 3. Mit der Einatmung gehen Sie zurück in die tiefe Ausgangsposition.

Wiederholungszahl/Übungsdauer

1 Minute wechselseitig

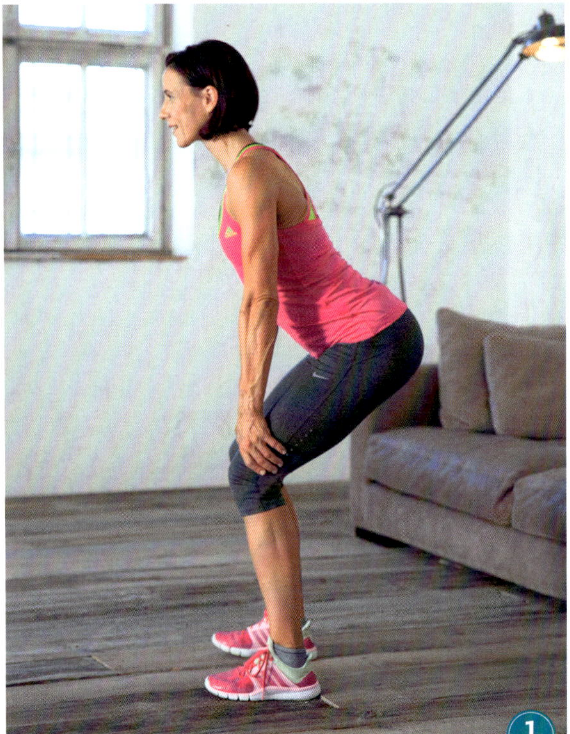

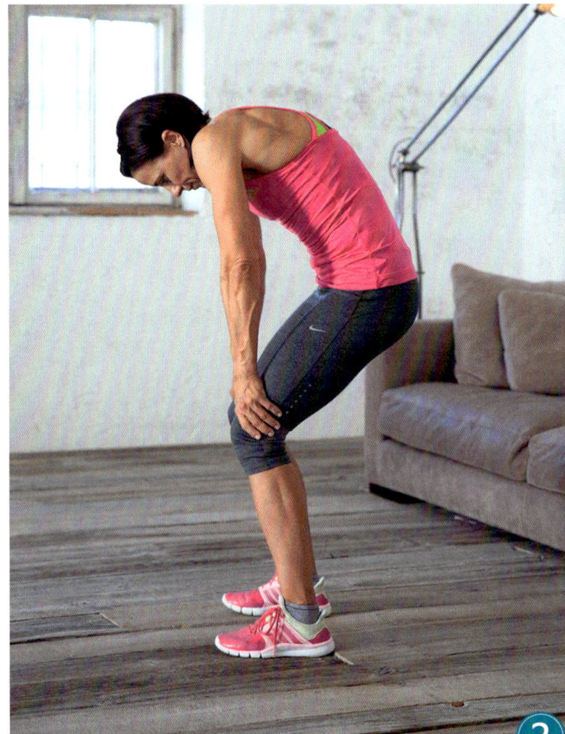

Horse & Cat

Nutzen

Mobilisation der Wirbelsäule

Übungsausführung

Stehen Sie hüftbreit, die Knie sind leicht gebeugt, der Oberkörper ist nach vorn gelehnt und die Hände stützen sich auf den Oberschenkeln nahe den Knien ab. Die Arme sind gestreckt. Richten Sie Ihren Blick gerade nach vorn und ziehen Sie dabei die Schultern nach hinten unten. Atmen Sie tief durch die Nase ein und strecken Sie Ihr Gesäß weit nach hinten raus, sodass ein Hohlkreuz bzw. »Pferderücken« entsteht (1). Beginnen Sie dann mit der Ausatmung den Rücken zu einem »Katzenbuckel« zu runden. Richten Sie dazu das Becken auf, ziehen Sie den Bauchnabel ein und senken Sie Ihr Kinn zur Brust (2). Mit der Einatmung wechseln Sie wieder zurück zum Pferderücken.

Wiederholungszahl/Übungsdauer

1 Minute

Tipp

Nutzen Sie diese Übung, um Atmung und Bewegung in Einklang zu bringen. Wenn Sie durch die Nase einatmen, aktivieren Sie Ihren Parasympathikus – den Teil Ihres vegetativen Nervensystems, der für Entspannung und Regeneration zuständig ist. Besonders positiv wirkt diese Übung auf Ihren unteren Rücken, wenn Sie mit der Ausatmung auch den Beckenboden aktivieren.

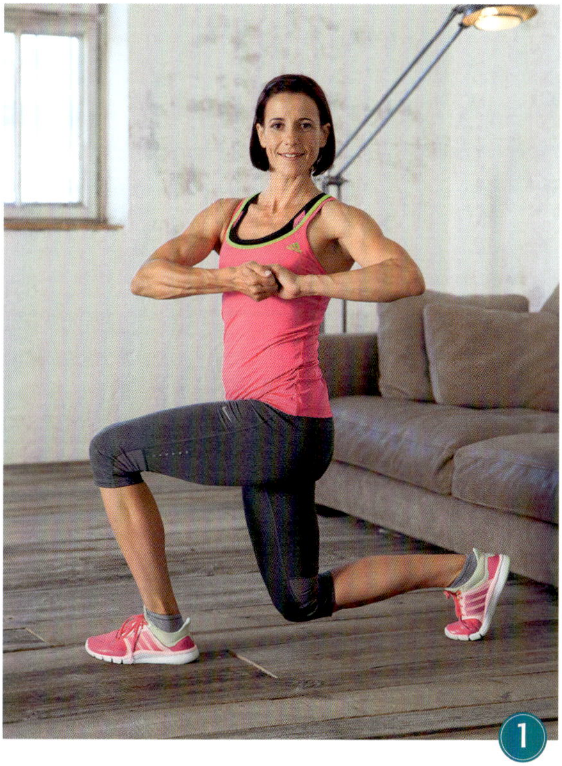

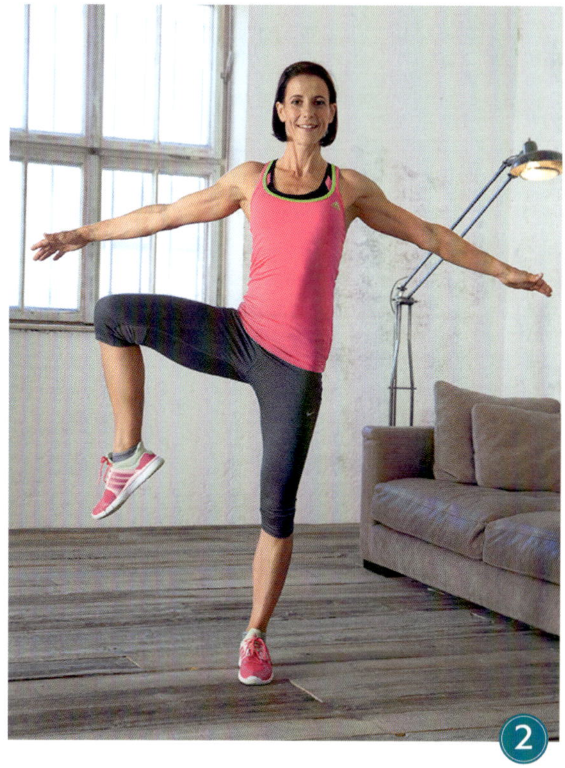

Rotation Lunge

Nutzen

Mobilisierung des Rumpfes, Aktivierung von Oberschenkel- und Gesäßmuskulatur

Übungsausführung

Stehen Sie aufrecht, Füße hüftbreit und die Hände vor der Brust im Kammgriff, d. h., die Finger beider Hände greifen ineinander. Die Ellbogen sind zur Seite abgespreizt. Setzen Sie den rechten Fuß auf Schrittlänge nach hinten und beugen Sie beide Knie auf ca. 90 Grad. Mit der Ausatmung drehen Sie nun den Oberkörper nach links zum vorderen Oberschenkel hin ein (1). Mit der nächsten Einatmung kommen Sie wieder zurück in den aufrechten Stand.

Wiederholungszahl/Übungsdauer

1 Minute wechselseitig

Hip Opener

Nutzen

Mobilisation der Hüftgelenke, Schulung der Balance

Übungsausführung

Beginnen Sie im aufrechten Stand mit den Füßen hüftbreit und den gestreckten Armen etwas zur Seite abgespreizt, damit sie die Kniekreise nicht behindern. Verlagern Sie Ihr Gewicht auf das linke Bein und heben Sie mit der Einatmung das rechte Knie so hoch wie möglich. Mit der Ausatmung ziehen Sie das rechte Knie in einem möglichst großen Bogen von der Körpermitte weg nach außen (2) und senken den Fuß wieder zum Boden. Starten Sie nun mit dem linken Bein.

Wiederholungszahl/Übungsdauer

1 Minute wechselseitig

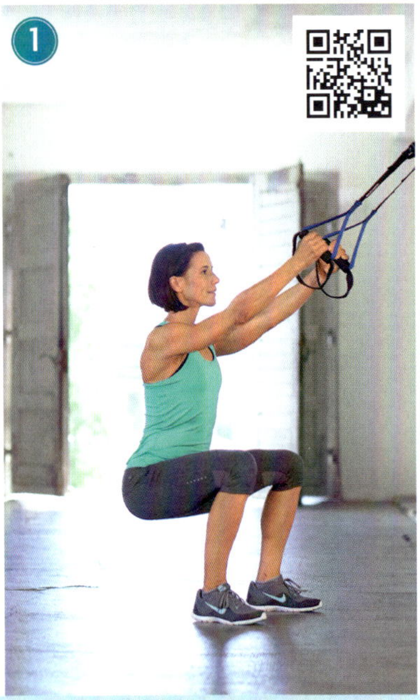

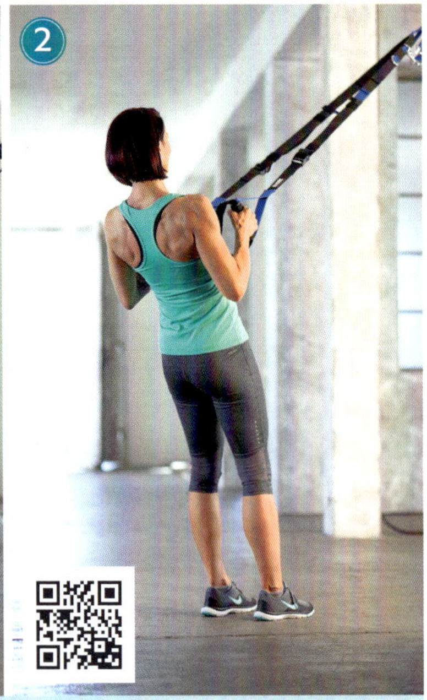

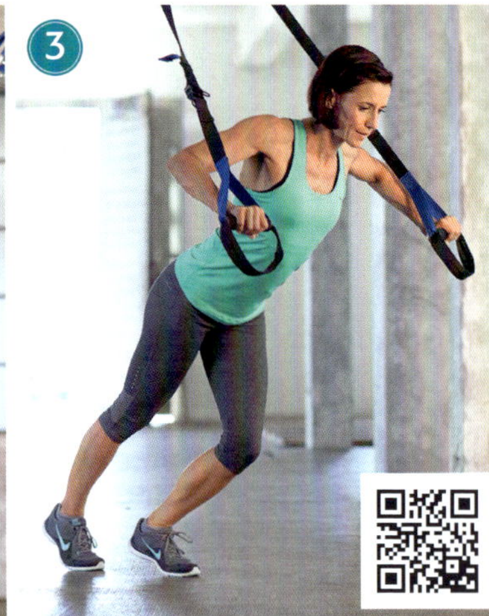

KRAFTTRAINING – EINSTEIGER

Seite 42 bis Seite 51

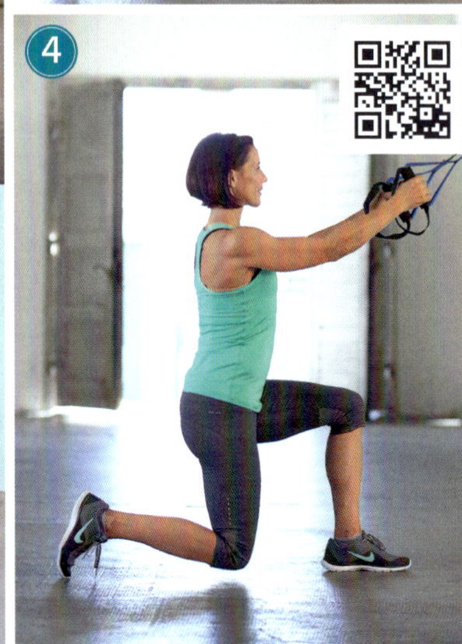

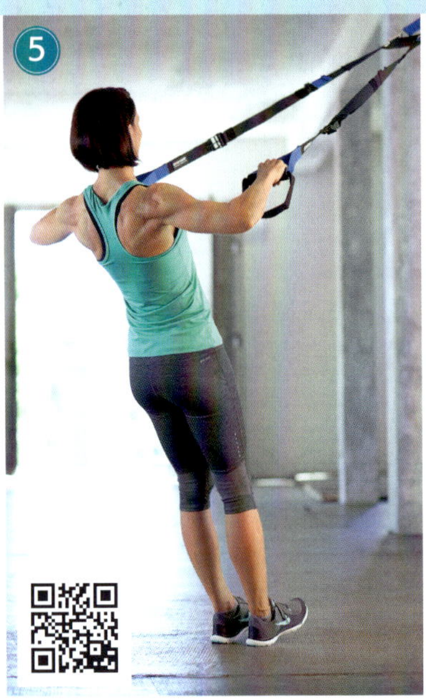

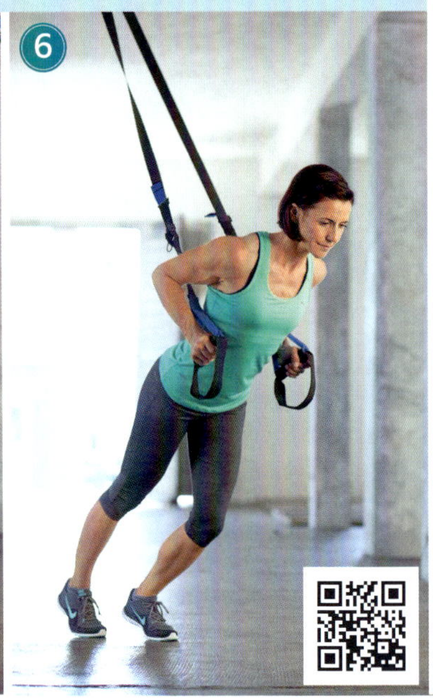

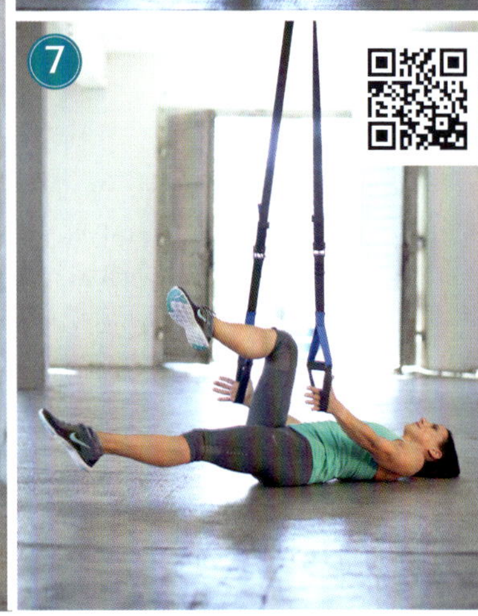

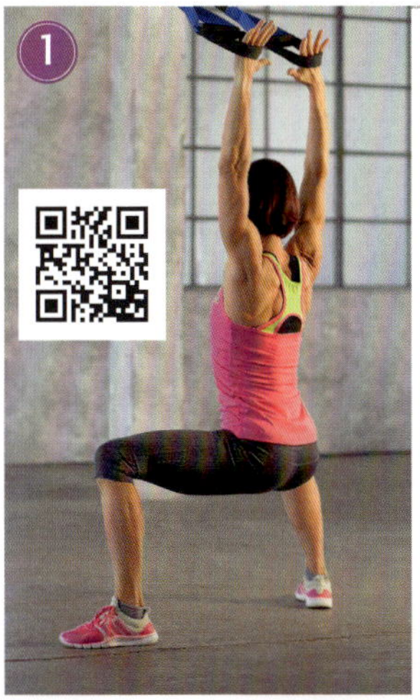

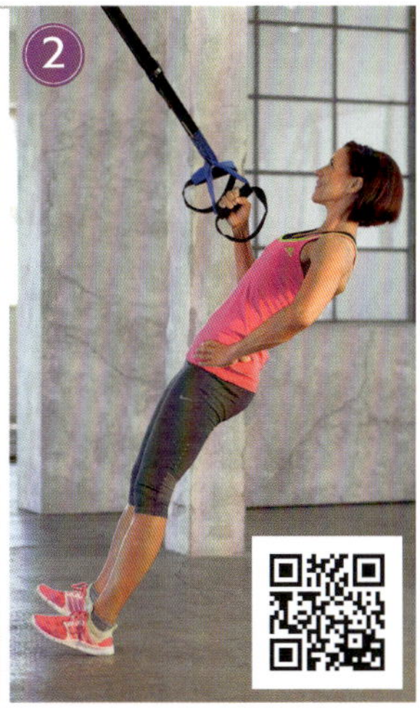

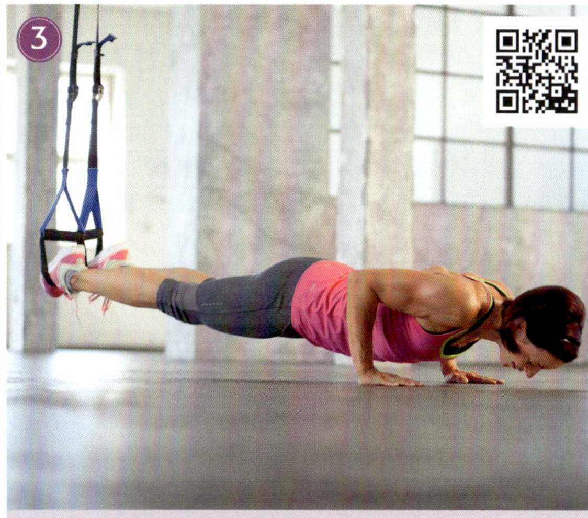

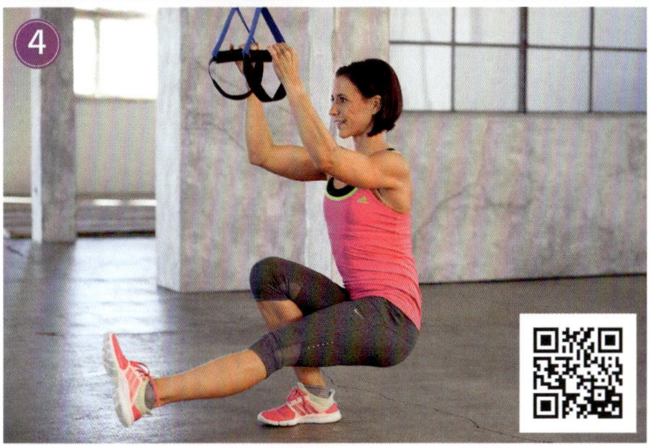

KRAFTTRAINING – FORTGESCHRITTENE

Seite 52 bis Seite 61

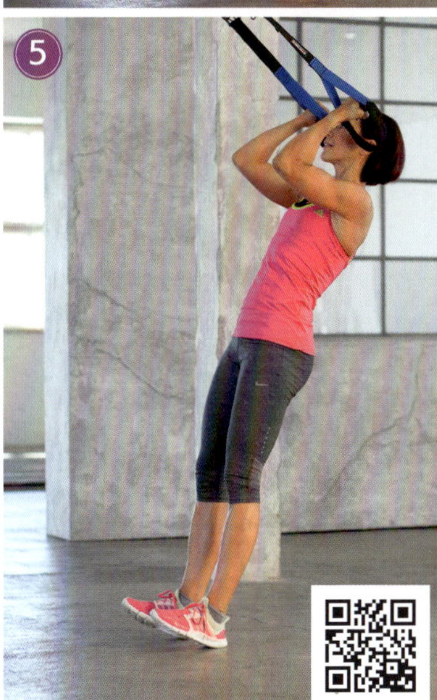

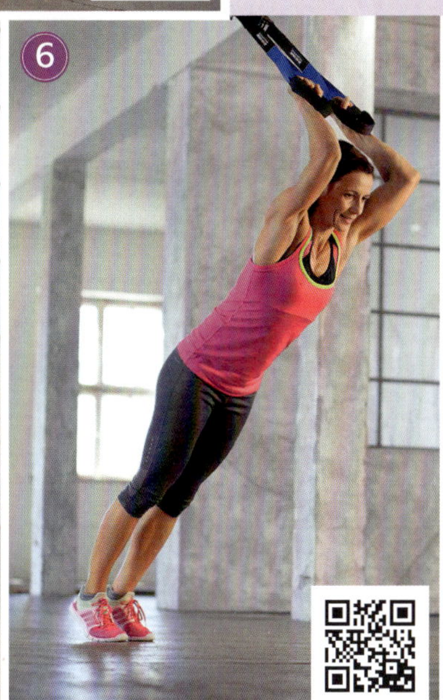

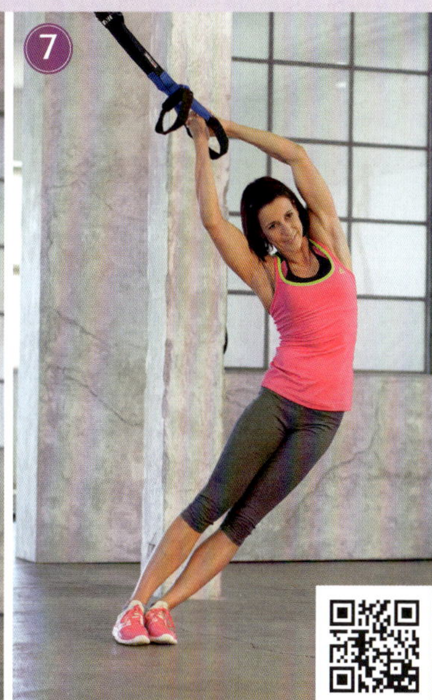

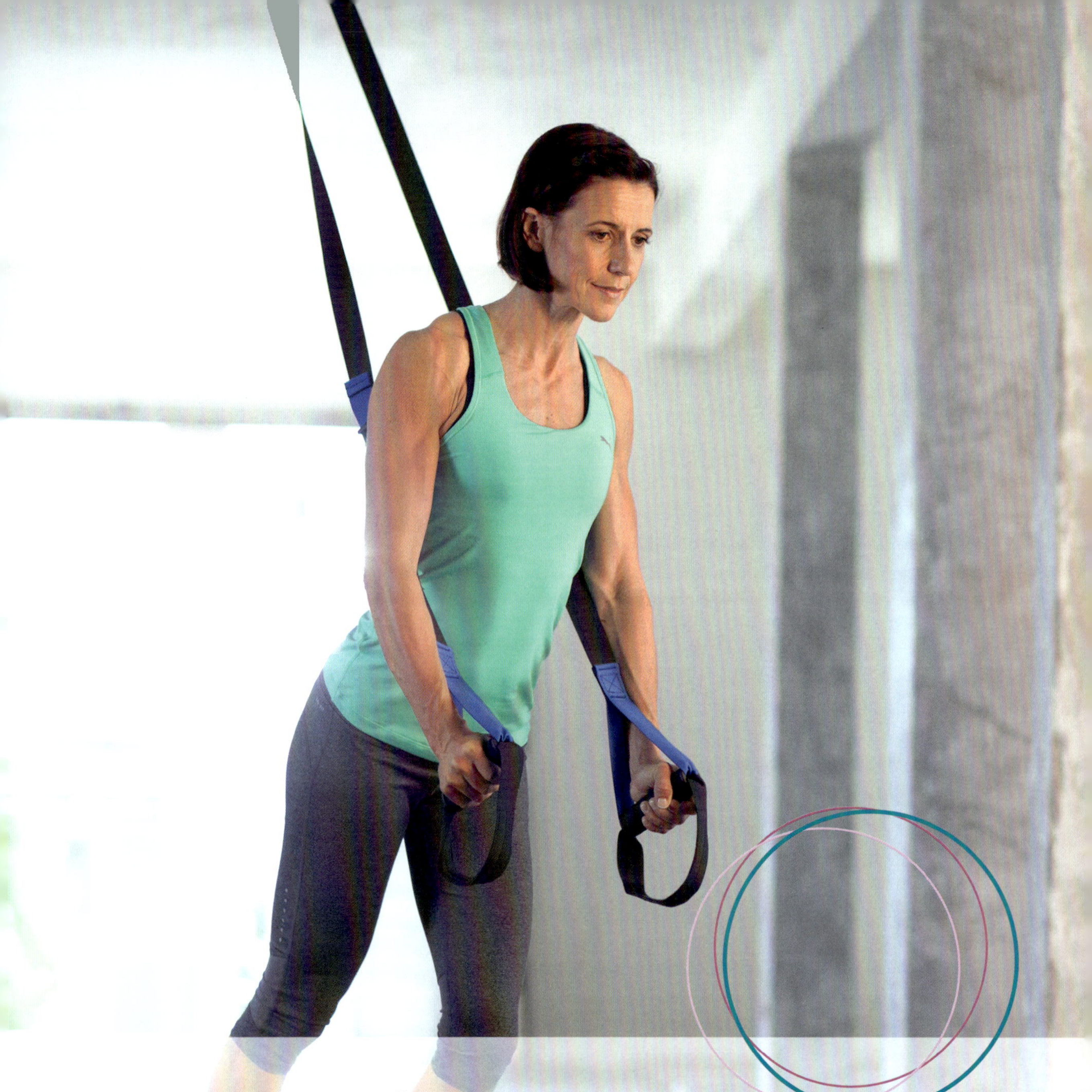

KRAFTTRAINING FÜR EINSTEIGER

Muskeln halten uns jung und leistungsfähig, doch wenn wir sie nicht fordern, verlieren sie an Masse. Steuern Sie gegen und trainieren Sie mit diesem Programm am besten 2- bis 3-mal pro Woche. Als Einsteiger benötigt Ihr Körper ca. 6 Wochen, um sich an die Trainingsreize anzupassen. Besonders wichtig ist dabei die Regelmäßigkeit des Trainings. Zwischen 2 Krafttrainingseinheiten benötigt Ihr Körper mindestens 1 Tag zur Regeneration. Erhöhen Sie beim Training langsam die Intensität der einzelnen Übungen, bevor Sie zum Programm für Fortgeschrittene wechseln.

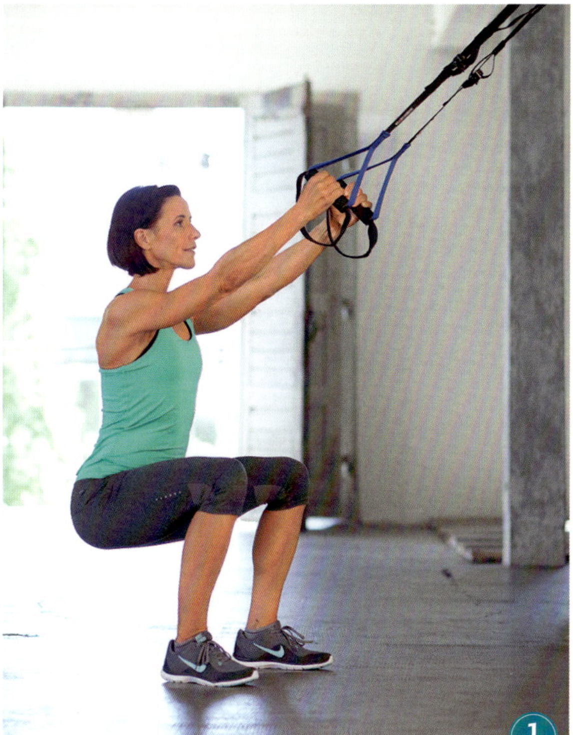

1

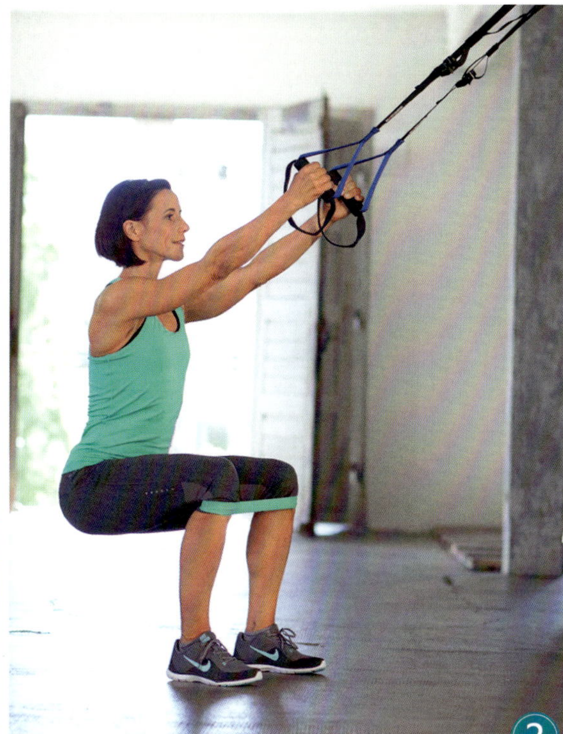

2

Basic Squat

Nutzen

Kräftigung der Bein- und Gesäßmuskulatur

Ausgangsposition

Stand-Up – halblange Slings, aufrechter Stand, Blick Richtung Ankerpunkt, Füße schulterbreit, Hände im Close Grip

Übungsausführung

Mit der Einatmung beugen Sie die Knie und lassen Ihr Gesäß Richtung Fersen sinken. Das Gesäß nur so weit absenken, wie Sie die Wirbelsäule gerade und das Becken stabil halten können 1. Mit der Ausatmung drücken Sie sich wieder nach oben in den Stand. Die Arme sollen dabei möglichst wenig unterstützen, die Kraft kommt aus Gesäß- und Beinmuskulatur.

Wiederholungszahl/Übungsdauer

2 x 15 Wiederholungen, dazwischen ca. 45 Sekunden Pause

Intensivierung

Um die Unterstützung durch die Arme noch weiter zu reduzieren, greifen Sie die Slings nur noch im Loose Grip.

Variante

Squat mit Mini-Band: Um Gesäß- und Oberschenkelmuskulatur noch stärker zu fordern, können Sie ein Mini-Band knapp unterhalb Ihrer Knie positionieren 2.

Achtung

Wenn Sie zu tief gehen, kippt Ihr Becken nach hinten und der untere Rücken wird rund.

Close Grip Row

Nutzen

Rumpfstabilisierung, Kräftigung der Rückenmuskulatur und der Armbeuger (Bizeps)

Ausgangsposition

Lean Back – halblange Slings, leichte Schräglage mit gestreckten Armen, Füße hüftbreit und Hände im Close Grip 1

Übungsausführung

Aus der Lean-Back-Position ziehen Sie sich mit der Ausatmung so hoch wie möglich Richtung Ankerpunkt. Die Schultern dabei aktiv nach hinten unten ziehen und die Ellbogen eng am Körper vorbeiführen 2. Gesäß-, Bauch- und Beinmuskulatur sind während der gesamten Übungsausführung angespannt, sodass der Körper eine gerade Linie bildet.

Wiederholungszahl/Übungsdauer

2 x 15 Wiederholungen – dazwischen ca. 45 Sekunden Pause

Variante I

Führen Sie die Ruderbewegung mit leicht geöffneten Ellbogen (ca. 45 Grad) durch. Die Hände rotieren dabei ebenfalls ca. 45 Grad nach innen 3.

Intensivierung

Positionieren Sie Ihre Füße direkt unter dem Ankerpunkt und beugen Sie die Knie 90 Grad, sodass Ihr Oberkörper parallel zum Boden ausgerichtet ist 4. Starten Sie aus dieser Position mit den Close Grip Rows und achten Sie dabei besonders auf eine angespannte Rumpf- und Gesäßmuskulatur, um Oberkörper und Oberschenkel immer in einer Line zu halten 5.

Achtung

Während der gesamten Übungsausführung die Slings immer unter Zugspannung halten!

1

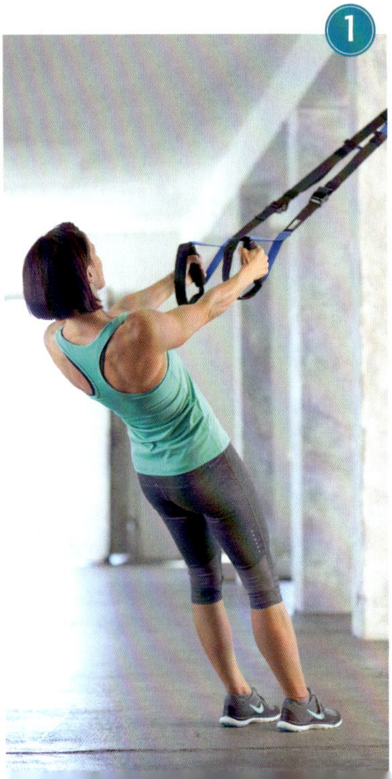

2

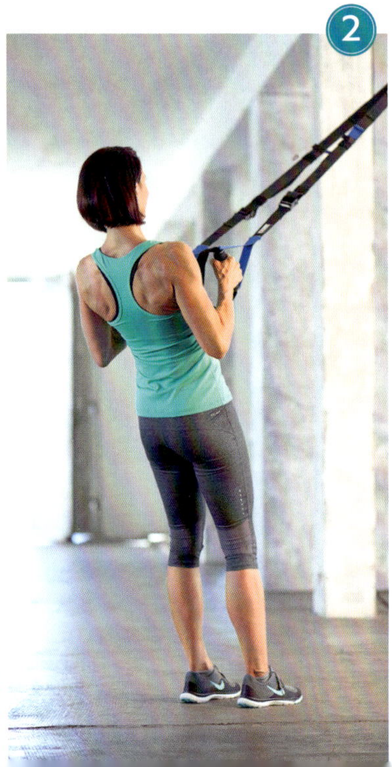

3

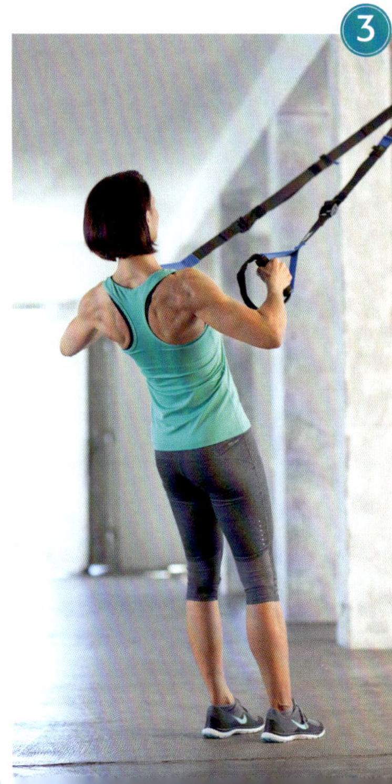

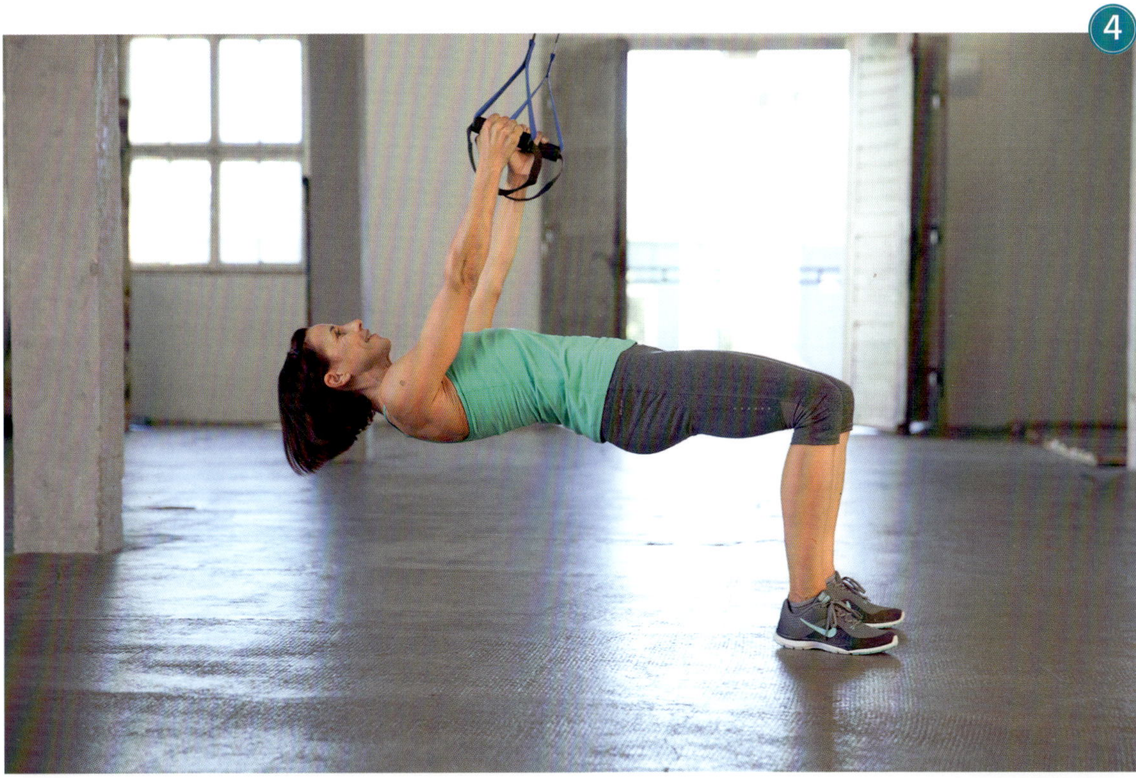
4

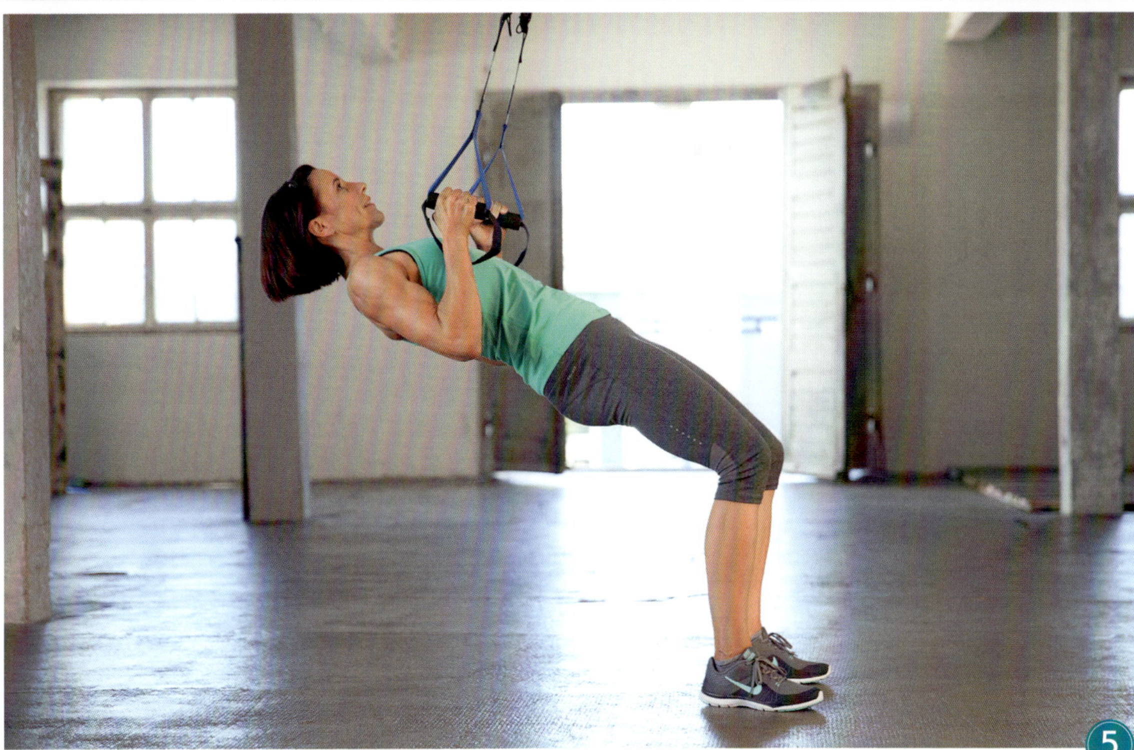
5

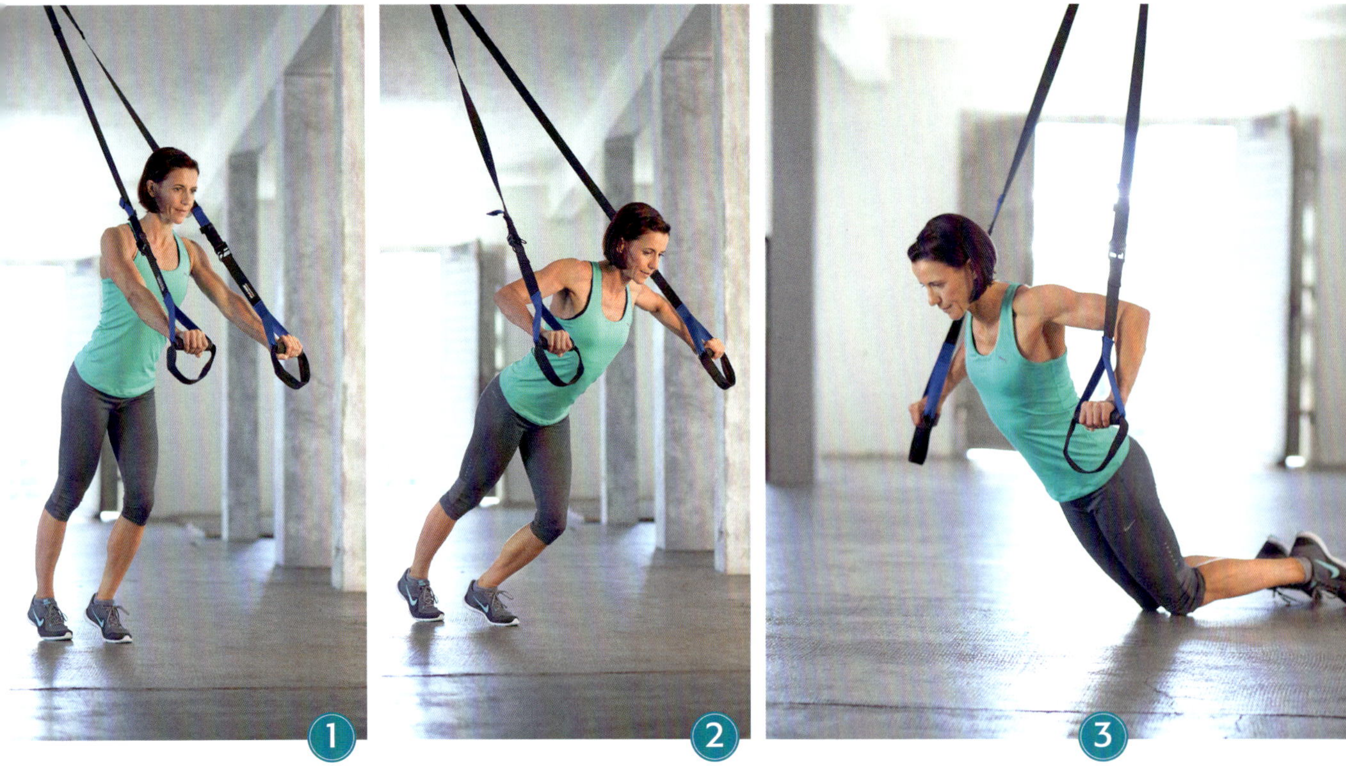

Wide Push-Up

Nutzen

Kräftigung der Brust- und Schultermuskulatur, Kräftigung/Straffung der Armstrecker (Trizeps)

Ausgangsposition

Lean Front – Wide Grip – lange Slings, leichte Schräglage weg vom Ankerpunkt, Füße in Schrittstellung 1

Übungsausführung

Mit der Einatmung ziehen Sie die Hände leicht auseinander, beugen beide Arme und lehnen sich gleichzeitig mit dem gesamten Körper so weit nach vorn, bis Sie eine Spannung in der Brustmuskulatur spüren. Die Unterarme wandern dabei parallel zueinander am Oberkörper vorbei 2. Mit der Ausatmung strecken Sie Ihre Arme wieder zurück in die Ausgangsposition und drücken Ihren Körper dadurch von den Griffen weg Richtung Ankerpunkt.

Wiederholungszahl/Übungsdauer

2 x 15 Wiederholungen, ca. 45 Sekunden Pause

Intensivierung

Zur Intensivierung die Füße parallel stellen. Je näher am Ankerpunkt Sie die Füße positionieren, desto mehr Kraft benötigen Sie für die Übung.

Variante

Sie können die Übung auch auf den Knien ausführen 3, das erleichtert es, die Rumpfspannung während der Übung zu halten und somit Oberkörper, Gesäß und Oberschenkel in eine Linie zu bringen.

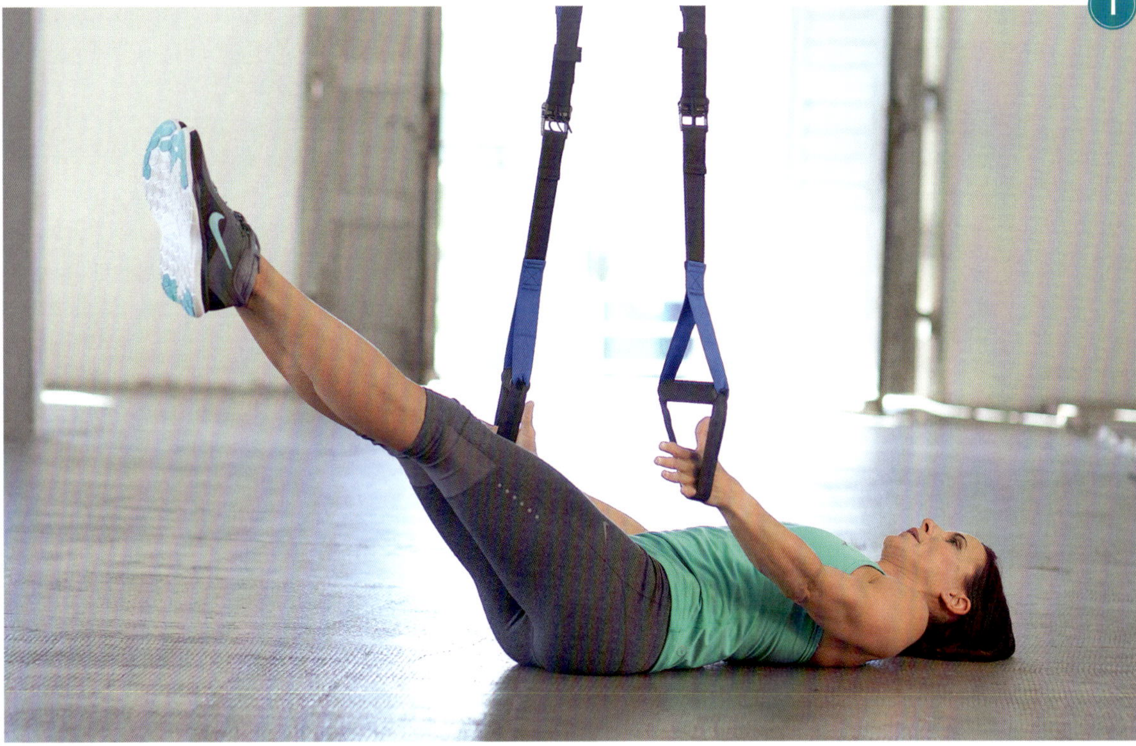

1

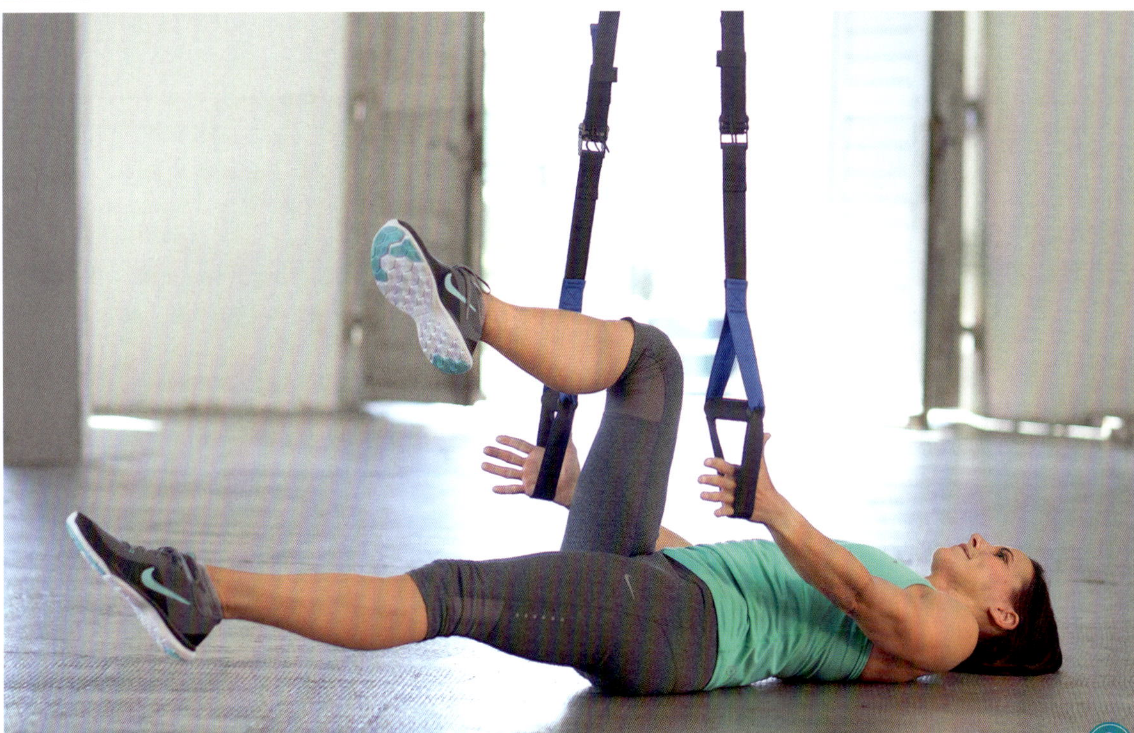

2

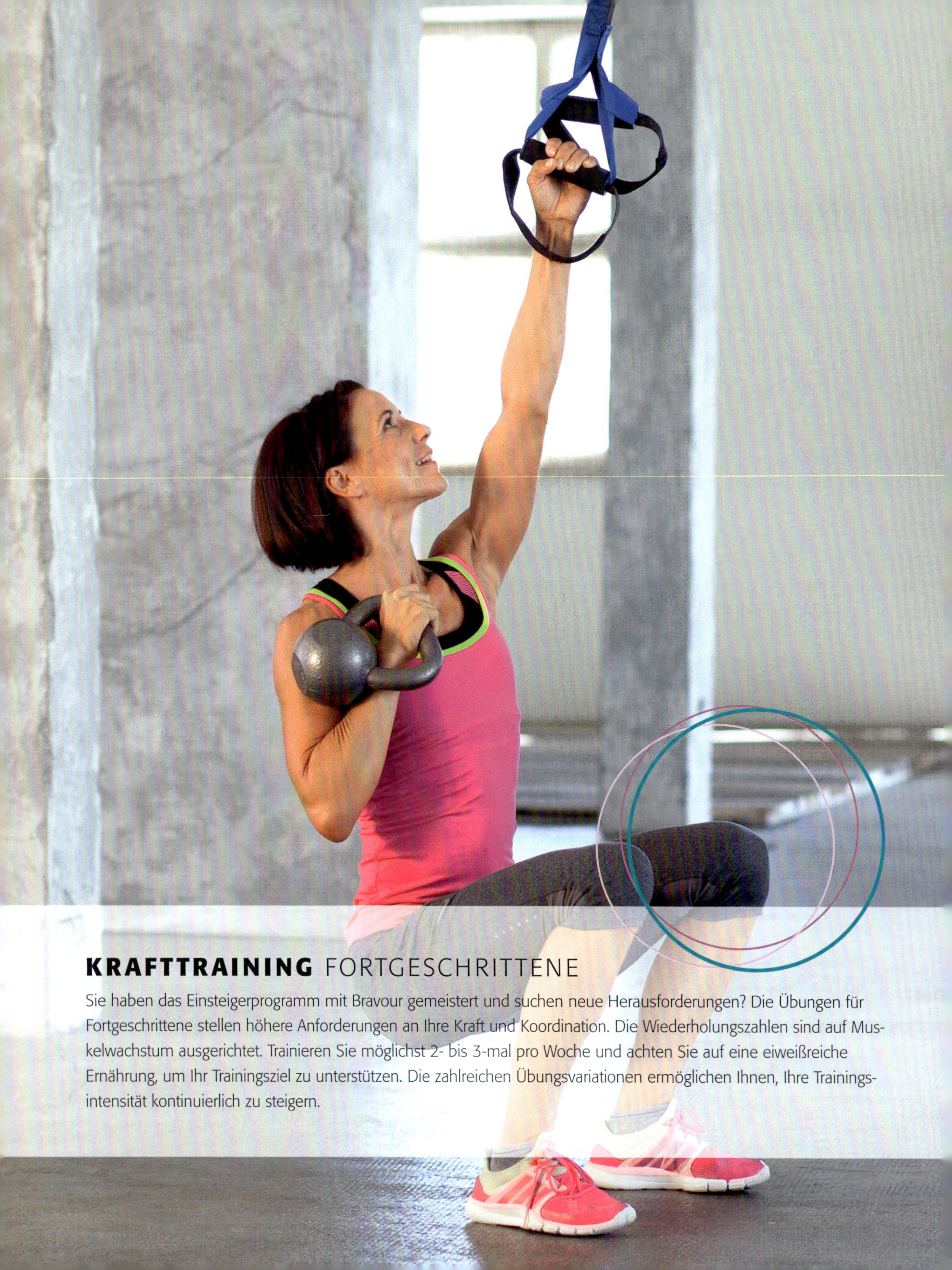

KRAFTTRAINING FORTGESCHRITTENE

Sie haben das Einsteigerprogramm mit Bravour gemeistert und suchen neue Herausforderungen? Die Übungen für Fortgeschrittene stellen höhere Anforderungen an Ihre Kraft und Koordination. Die Wiederholungszahlen sind auf Muskelwachstum ausgerichtet. Trainieren Sie möglichst 2- bis 3-mal pro Woche und achten Sie auf eine eiweißreiche Ernährung, um Ihr Trainingsziel zu unterstützen. Die zahlreichen Übungsvariationen ermöglichen Ihnen, Ihre Trainingsintensität kontinuierlich zu steigern.

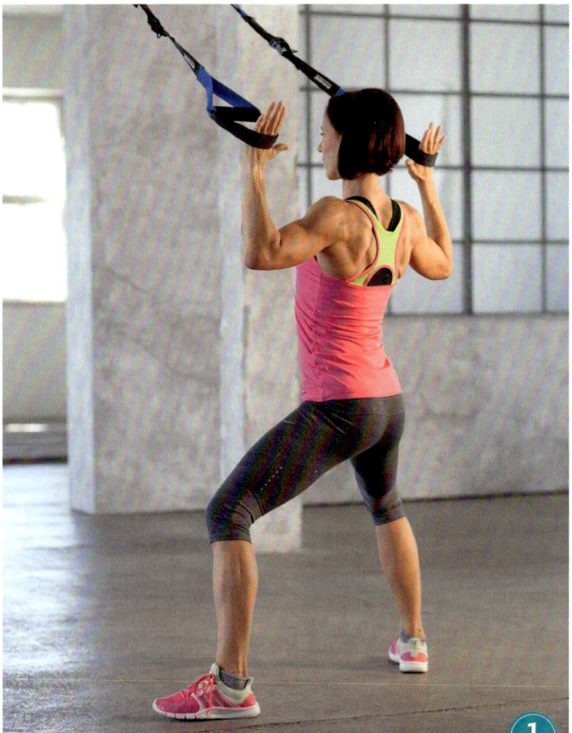

1

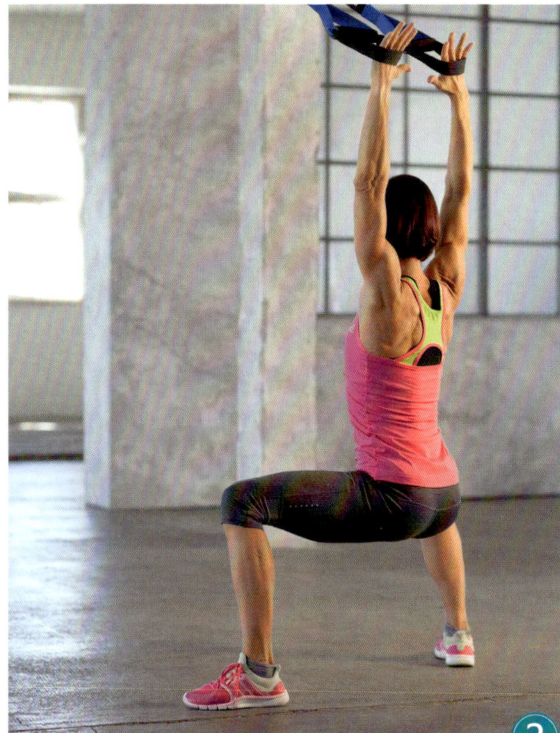

2

Sumo Squats – High Arms

Nutzen

Kräftigung der Bein-, Gesäß-, Rücken- und Schultermuskulatur

Ausgangsposition

Stand-Up – halblange Slings, Füße mehr als schulterbreit aufgestellt, Zehenspitzen leicht nach außen rotiert, Arme angewinkelt mit Open Hands in den Fußschlaufen.

Übungsausführung

Mit der Einatmung beugen Sie die Knie (1) und lassen Ihr Gesäß so weit wie möglich Richtung Fersen sinken. Parallel dazu strecken Sie Ihre Arme in einem großen Halbkreis über den Kopf und halten dabei kontinuierlich die Slings unter Spannung (2). Mit der Ausatmung strecken Sie die Beine wieder und bringen auch die Arme zurück in die Ausgangsposition.

Wiederholungszahl/Übungsdauer

2 x 10 Wiederholungen, ca. 45 Sekunden Pause

Achtung

Halten Sie Ihren Oberkörper während der gesamten Übung aufrecht.

Single Arm Row

Nutzen

Rumpfstabilisierung, Kräftigung der Rückenmuskulatur und der Armbeuger (Bizeps)

Ausgangsposition

Lean Back – kurze Slings, leichte Schräglage, Füße hüftbreit aufgestellt, Griffe im Single Mode, rechte Hand am Griff, linke Hand an der Taille 1.

Übungsausführung

Atmen Sie ein und ziehen Sie sich mit der Ausatmung Richtung Ankerpunkt. Führen Sie den Ellbogen dabei so eng wie möglich am Oberkörper vorbei. Die Füße bleiben unverändert stehen 2. Mit der Einatmung den Oberkörper langsam wieder absenken.

Wiederholungszahl/Übungsdauer

10 Wiederholungen mit dem rechten Arm, dann 10 Wiederholungen mit dem linken Arm

Achtung

Vermeiden Sie während der Übungsausführung eine Rotation des Oberkörpers.

Intensivierung I

Einarmiges Rudern mit Unterarmrotation: Starten Sie im Wide Grip und drehen Sie während der Zugbewegung Ihre Hand nach außen in den Close Grip, um weitere Bereiche der Arm-, Rücken- und Schultermuskulatur zu aktivieren.

Intensivierung II

Inverted: Um auch die Gesäß- und die rückwärtige Oberschenkelmuskulatur noch stärker zu fordern, bringen Sie Ihren Oberkörper parallel zum Boden mit dem Brustkorb unter den Ankerpunkt, Beine 90 Grad gebeugt 3. Ziehen Sie sich mit der Ausatmung Richtung Ankerpunkt.

Intensivierung III

Pull Up Thruster mit Kettlebell: Kürzen Sie die Slings so weit, dass die Griffe auf Brusthöhe hängen. Hocken Sie sich mit einer Kettlebell in Rack-Position oder einer Kurzhantel eng am Oberkörper unter den Ankerpunkt 4. Während Sie sich mit einem Arm nach oben ziehen, drückt der andere Arm die Kettlebell bzw. das Gewicht über den Kopf, bis der Arm komplett gestreckt ist.

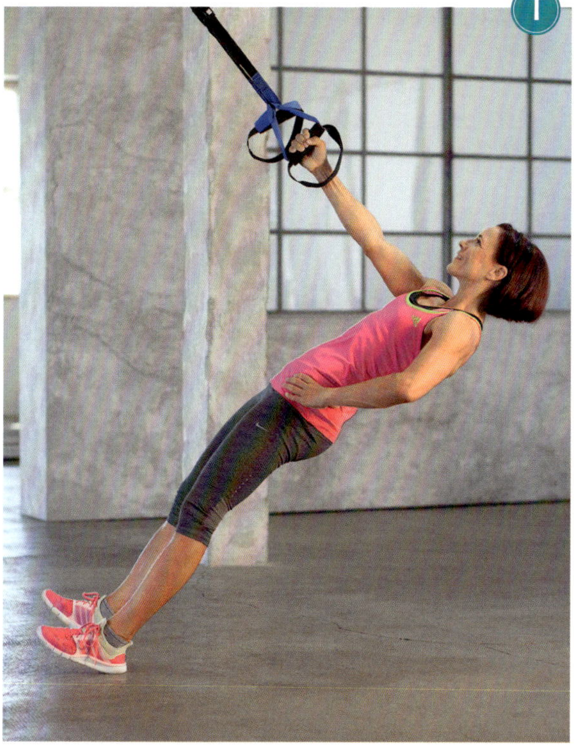
1

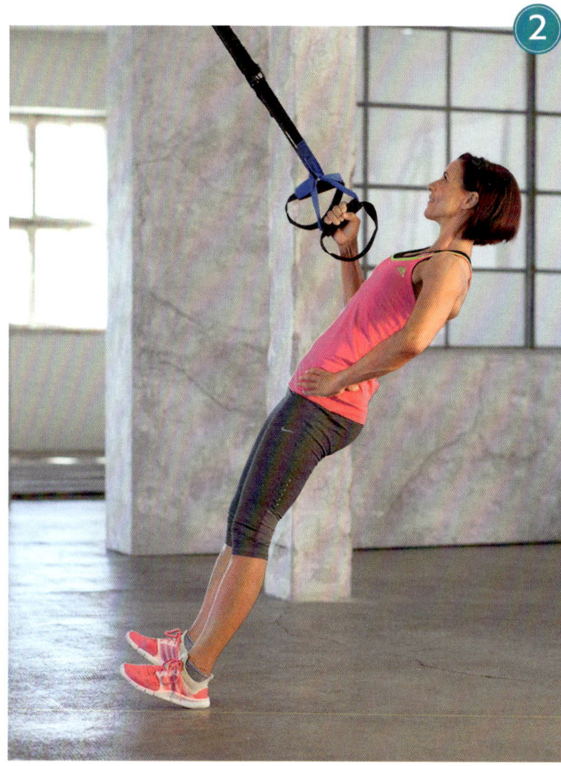
2

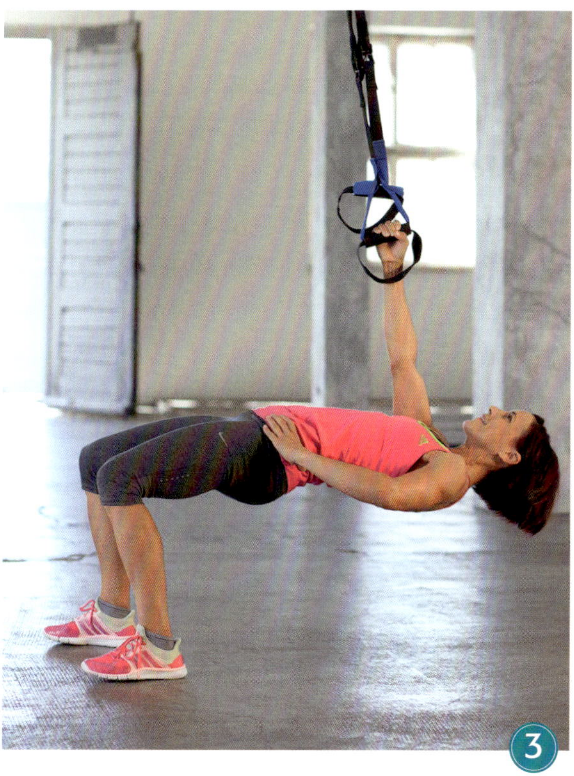
3

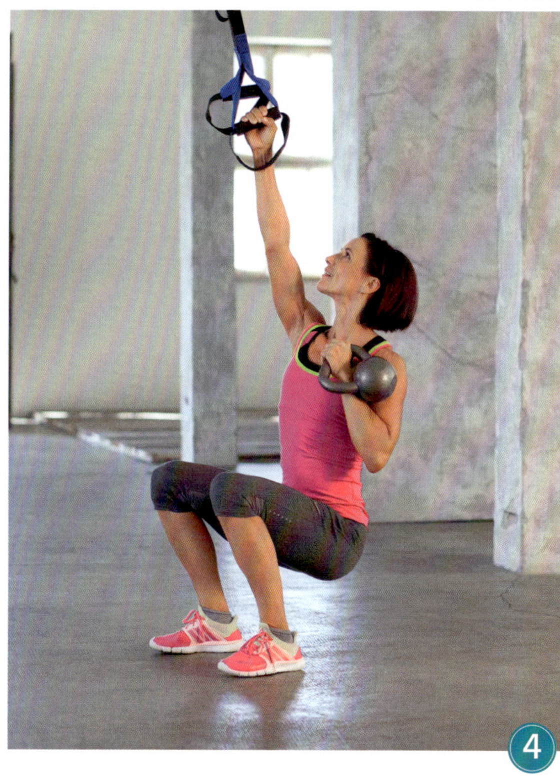
4

Suspended Push-Up

Nutzen

Kräftigung der Rumpf-, Brust- und Schultermuskulatur, Kräftigung/Straffung der Armstrecker (Trizeps)

Ausgangsposition

Frontstütz – lange Slings, Füße in den Fußschlaufen direkt unter dem Ankerpunkt

Übungsausführung

Aktivieren Sie den Latissimus (großen Rückenmuskel), indem Sie die Ellbogen leicht Richtung Körper anziehen und Ihr Gewicht etwas stärker auf die Außenkanten der Hände verlagern. Während der Einatmung beugen Sie Ihre Ellbogen und senken Ihren Körper bis knapp über den Boden ab (1). Mit der Ausatmung drücken Sie sich wieder vom Boden weg in die Ausgangsposition.

Wiederholungszahl/Übungsdauer

2 x 10 Wiederholungen, ca. 45 Sekunden Pause

Intensivierung I

Star Push-Up: Um die Bein- und Gesäßmuskulatur stärker zu fordern, schlingen Sie ein Mini-Band um die Fußgelenke und öffnen während der Push-Ups die Beine (2).

Intensivierung II

Single-Leg Push-Up: Um das Trainingslevel für Ihre Rumpfmuskulatur zu steigern, bringen Sie beide Slings in den Single-Mode und führen den Push-Up mit nur einem Fuß in den Fußschlaufen aus, während Sie das andere Bein gestreckt in der Luft halten (3).

Achtung

Gesäß- und Bauchmuskulatur während der gesamten Übung unter Spannung halten, damit keine Fehlhaltung entsteht.

1

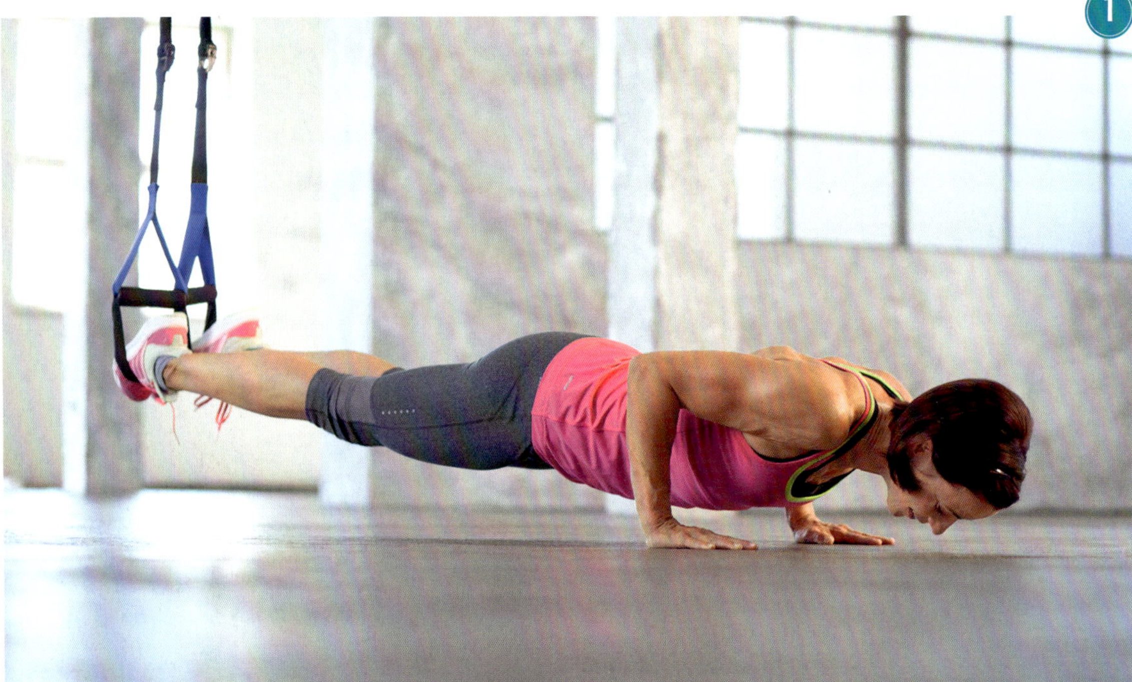

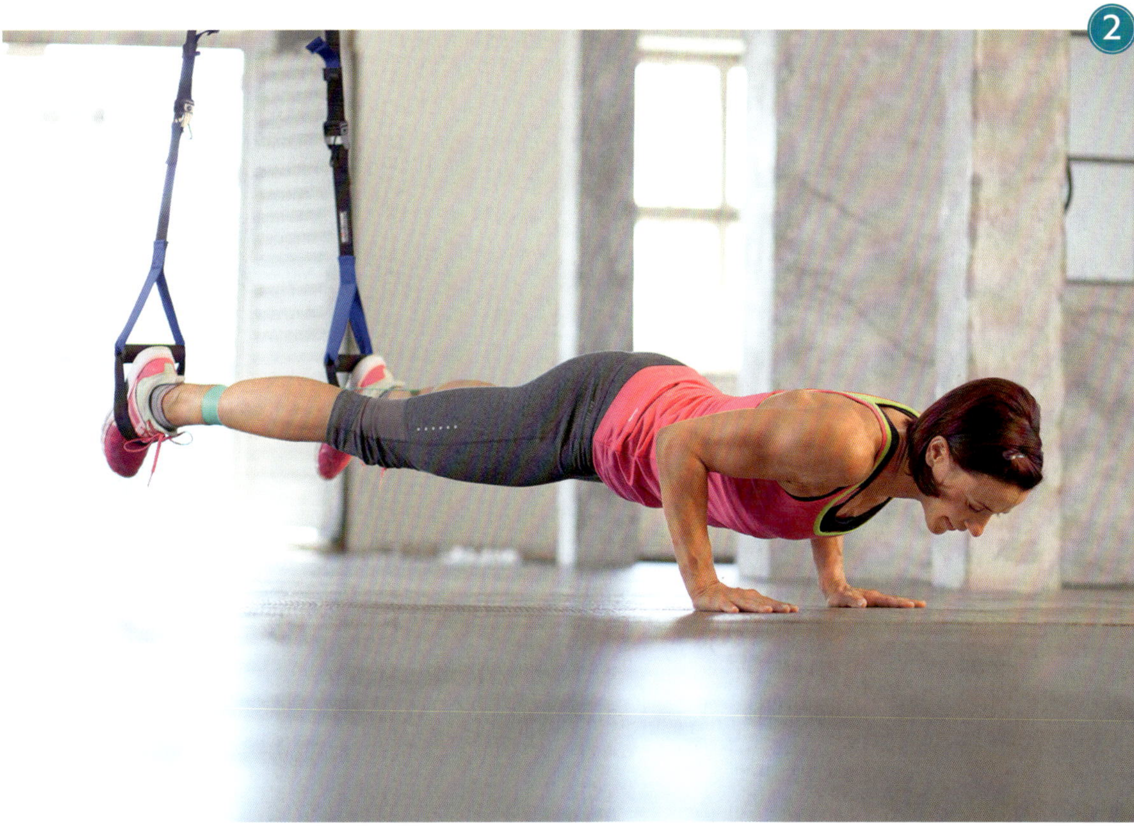

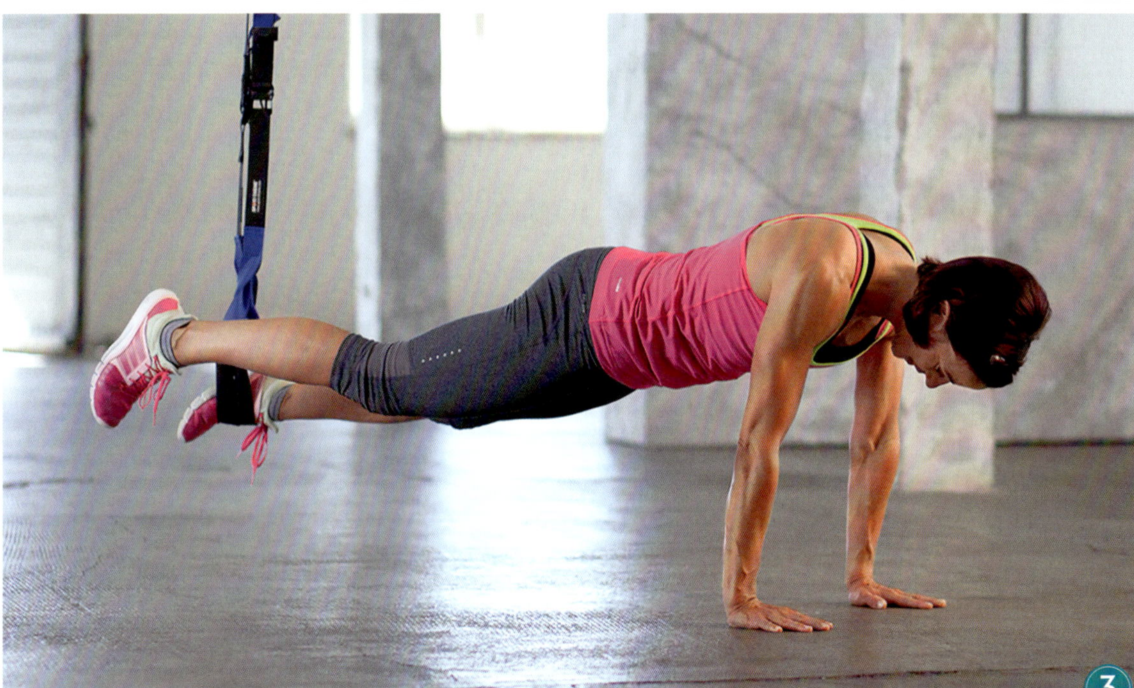

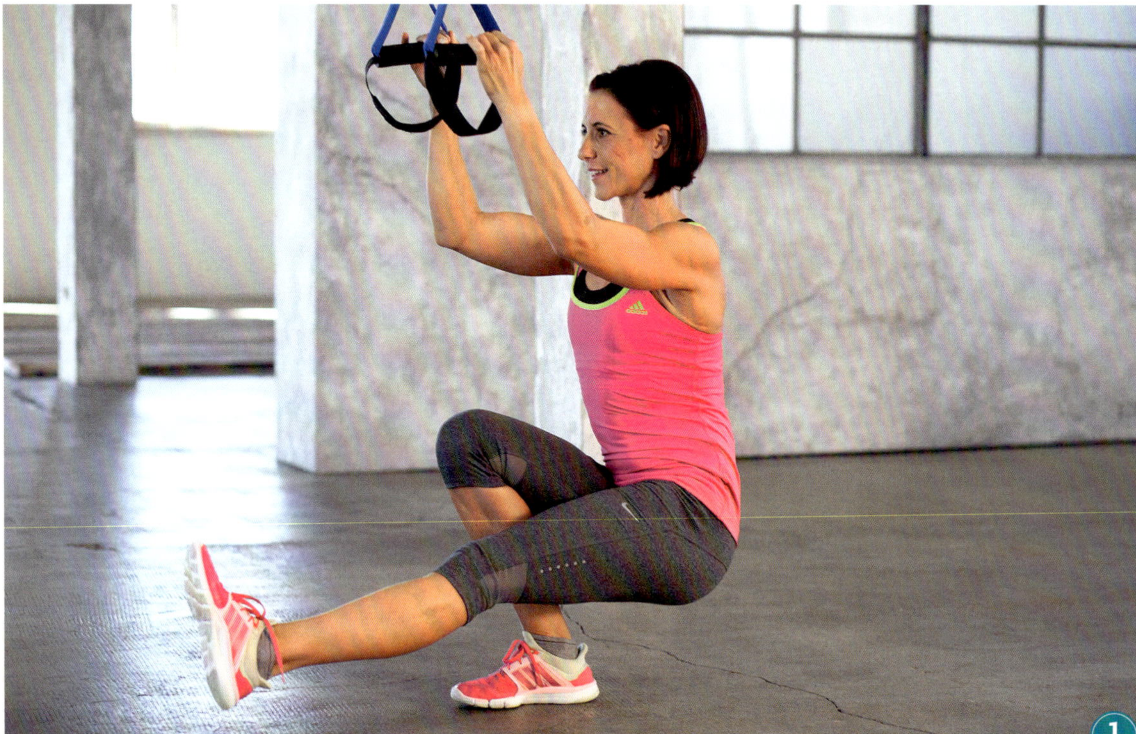

1

Pistol Squat

Nutzen

Kräftigung der Bein- und Gesäßmuskulatur, Verbesserung der Balance

Ausgangsposition

Stand-Up – halblange Slings, Füße hüftbreit aufgestellt, Hände im Close Grip.

Übungsausführung

Verlagern Sie Ihr Gewicht auf das rechte Bein und strecken Sie das linke Bein nach vorn aus. Halten Sie das linke Bein konstant gestreckt in der Luft, während Sie mit der Einatmung das Knie des Standbeines beugen und Ihr Gesäß so weit wie möglich absinken lassen (1). Mit der Ausatmung drücken Sie sich wieder nach oben zurück in die Ausgangsposition.

Wiederholungszahl/Übungsdauer

10 Wiederholungen mit dem rechten Bein, dann 10 Wiederholungen mit dem linken Bein, ca. 45 Sekunden Pause

Intensivierung

Je weniger Sie sich mittels Armkraft nach oben ziehen, umso mehr Kraft müssen Beine und Gesäß entwickeln – intensiver wird die Übung entsprechend mit den Händen im Loose Grip.

Achtung

Führen Sie die Übung langsam und kontrolliert aus.

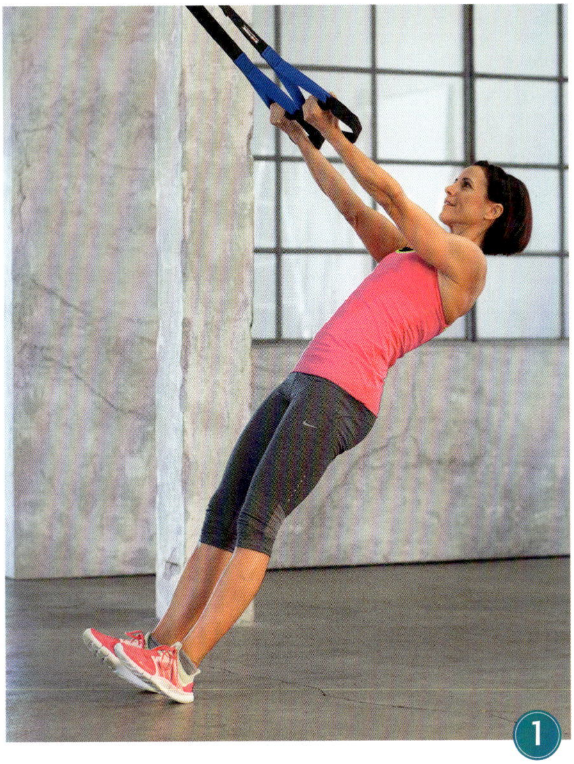

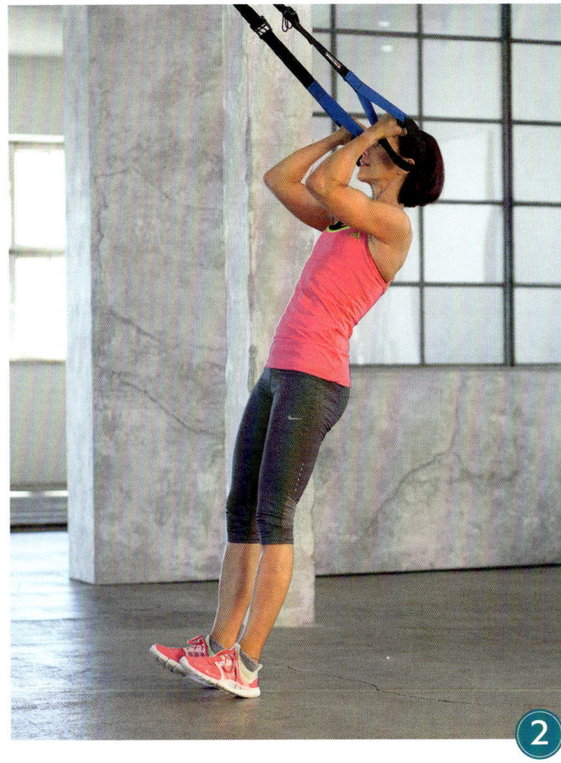

Biceps Curl

Nutzen
Kräftigung der Armbeuger (Bizeps)

Ausgangsposition
Lean Back – halblange Slings, Füße hüftbreit, Ellbogen auf Schulterhöhe, Hände im Wide Grip von unten – Handflächen zeigen zur Decke 1.

Übungsausführung
Mit der Ausatmung beugen Sie Ihre Arme und ziehen Ihre Hände Richtung Stirn. Somit bringen Sie Ihren gesamten Körper näher zum Ankerpunkt 2. Einatmend wieder in die Ausgangsposition absenken. Gesäß-, Bauch- und Beinmuskulatur kontinuierlich unter Spannung halten, sodass der Körper eine gerade Linie bildet.

Wiederholungszahl/Übungsdauer
2 x 10 Wiederholungen, ca. 45 Sekunden Pause

Achtung
Die Ellbogen bleiben während der gesamten Übungsausführung auf Schulterhöhe, es bewegen sich nur die Unterarme.

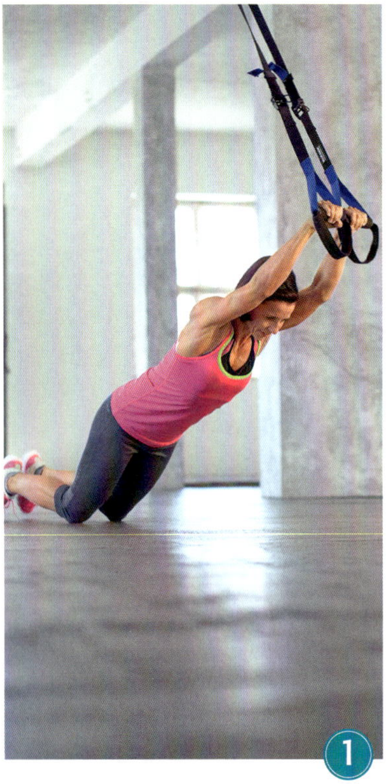

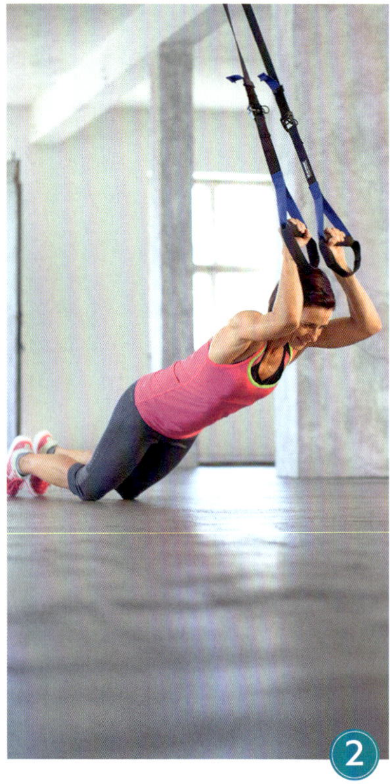

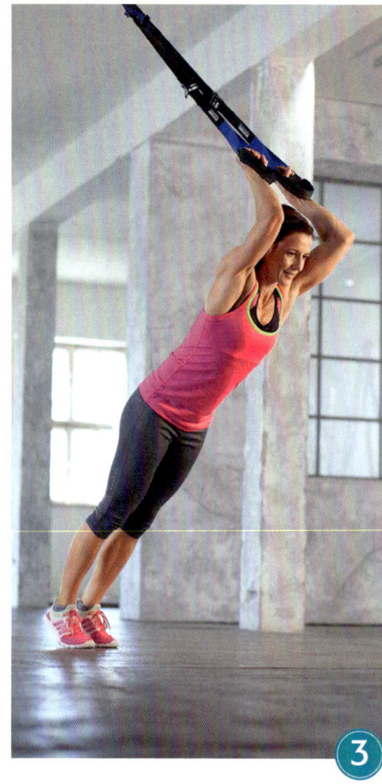

Triceps Extension

Nutzen

Kräftigung der Armstrecker (Trizeps) und Rumpfstabilisierung

Ausgangsposition

Lean Front – lange Slings, kniend mit den Füßen unter dem Ankerpunkt, Arme über den Kopf gestreckt, Hände im Wide Grip eng nebeneinander

Übungsausführung

Halten Sie Ihre Oberarme neben dem Kopf 1. Beugen Sie mit der Einatmung langsam die Ellbogen und senken Sie Ihren Körper noch weiter Richtung Boden ab. Die Oberarme bleiben neben dem Kopf 2. Mit der Ausatmung strecken Sie die Arme wieder und drücken sich somit zurück in die Ausgangsposition.

Wiederholungszahl/Übungsdauer

2 x 10 Wiederholungen, dazwischen ca. 45 Sekunden Pause

Variante

Standing Triceps Extension: Geübte Sportler können diese Übung auch im Stand ausführen 3.

Achtung

Halten Sie Bauch- und Gesäßmuskulatur kontinuierlich unter Spannung, damit Oberkörper, Becken und Oberschenkel immer eine Linie bilden.

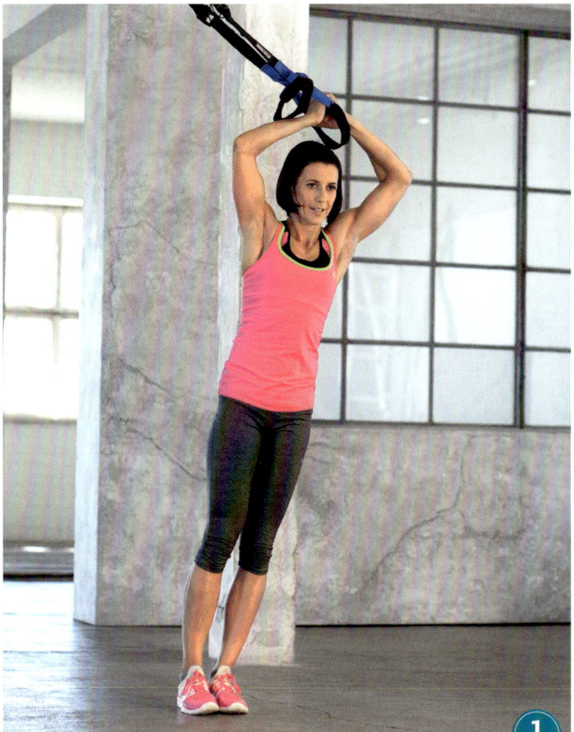

1

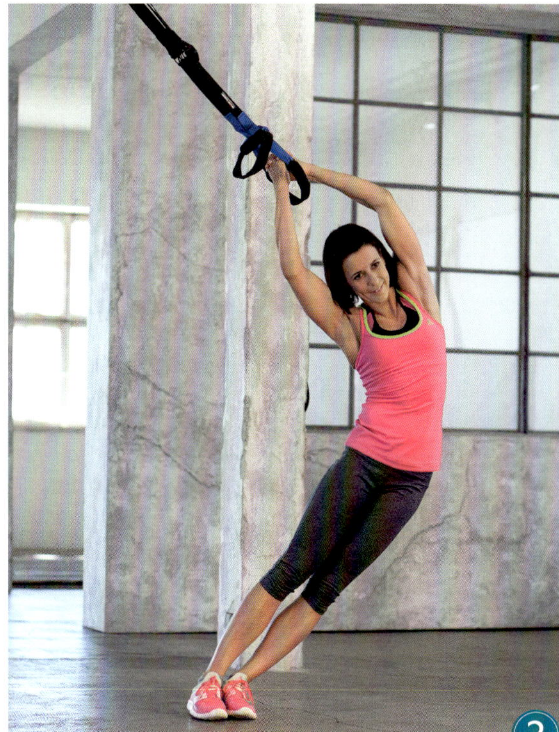

2

Side Crunch

Nutzen

Kräftigung der gesamten Rumpfmuskulatur

Ausgangsposition

Stand-Up seitlich zum Ankerpunkt – halblange Slings, Griffe im Single-Mode, Füße eng nebeneinander, Arme über dem Kopf mit beiden Hände an einem Griff

Übungsausführung

Starten Sie aus einer leichten Schräglage (1). Mit der Einatmung schieben Sie das Becken so weit wie möglich nach außen, weg vom Ankerpunkt (2). Mit der Ausatmung kommen Sie wieder zurück in die Ausgangsposition.

Wiederholungszahl/Übungsdauer

10 Wiederholungen zur linken Seite, dann 10 Wiederholungen zur rechten Seite – dazwischen ca. 45 Sekunden Pause.

Intensivierung

Je näher Sie Ihre Füße am Ankerpunkt positionieren, desto intensiver der Trainingsreiz.

> **Achtung**
>
> Die Hände bleiben während der gesamten Übungszeit möglichst mittig über Ihrem Kopf.

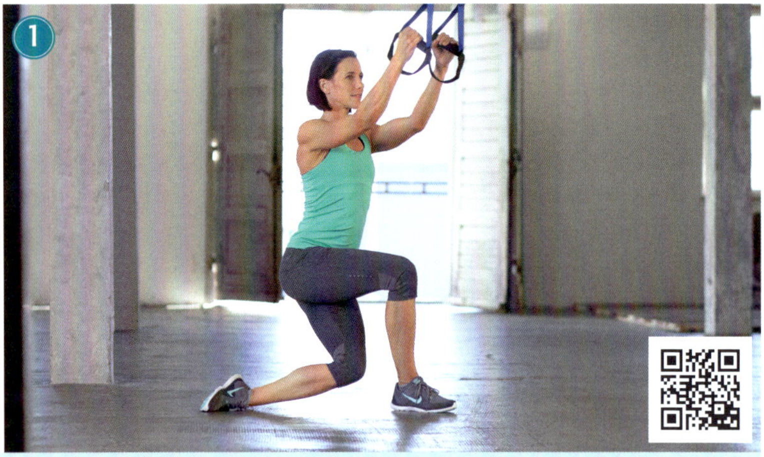

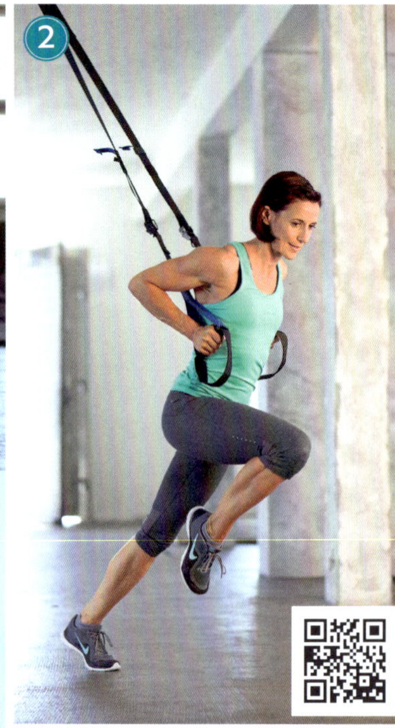

BUTT LIFTER – EINSTEIGER

Seite 64 bis Seite 69

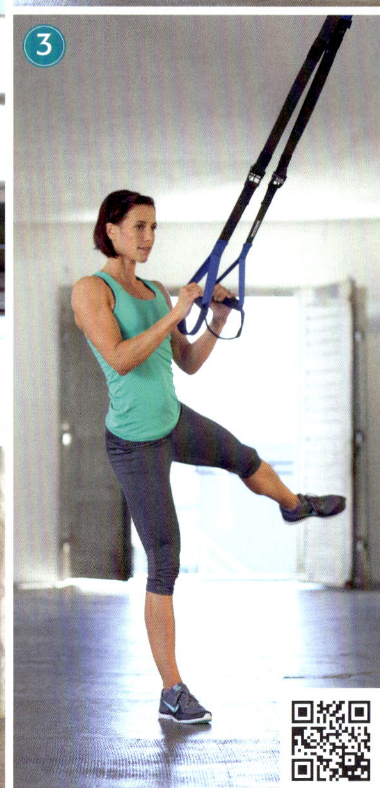

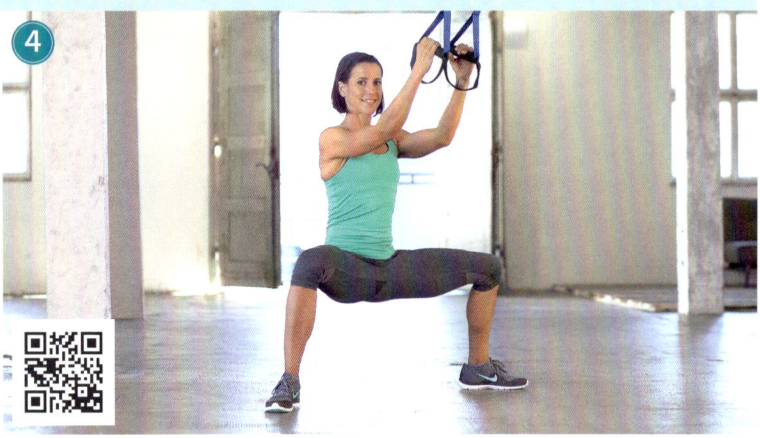

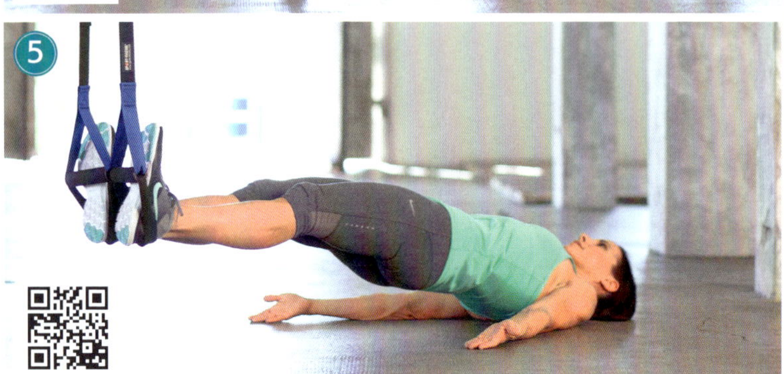

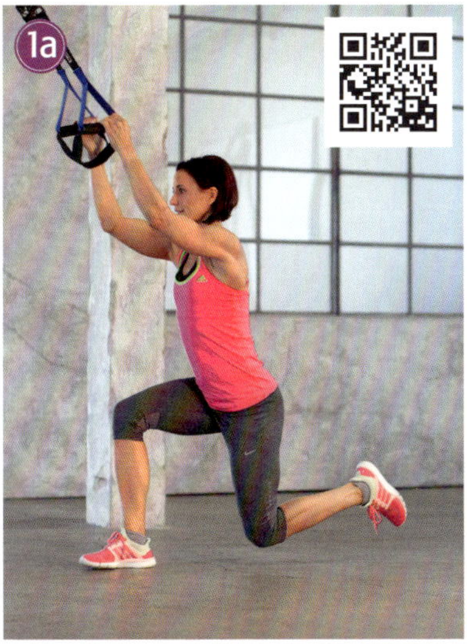

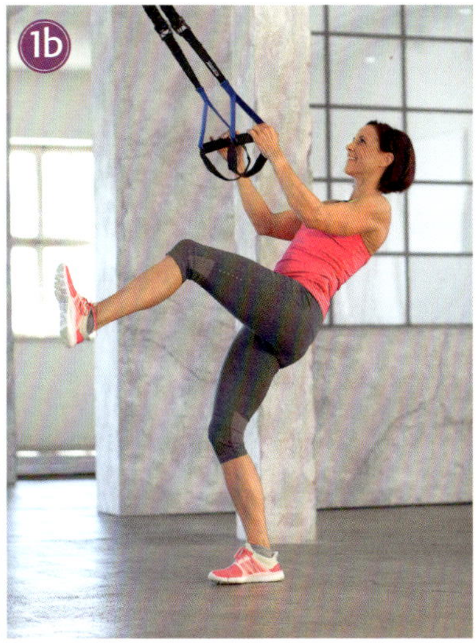

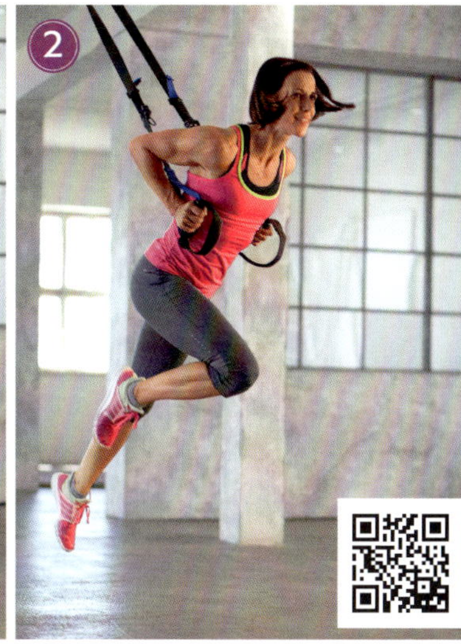

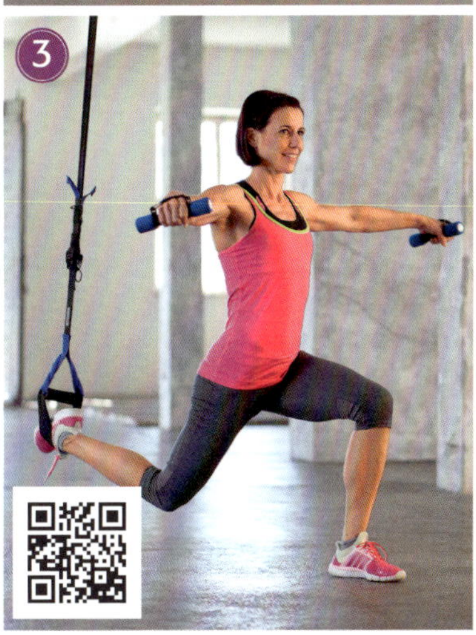

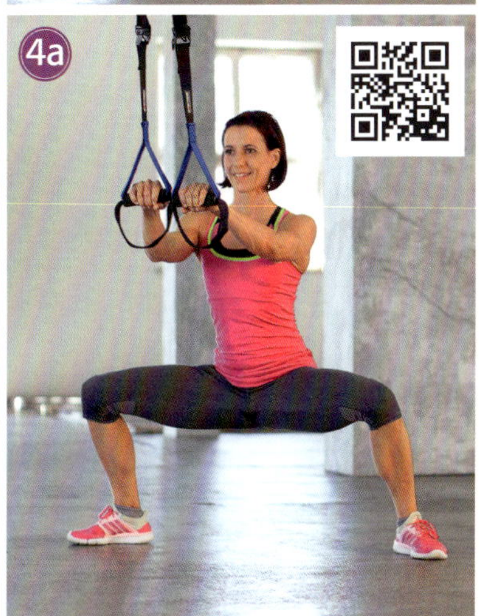

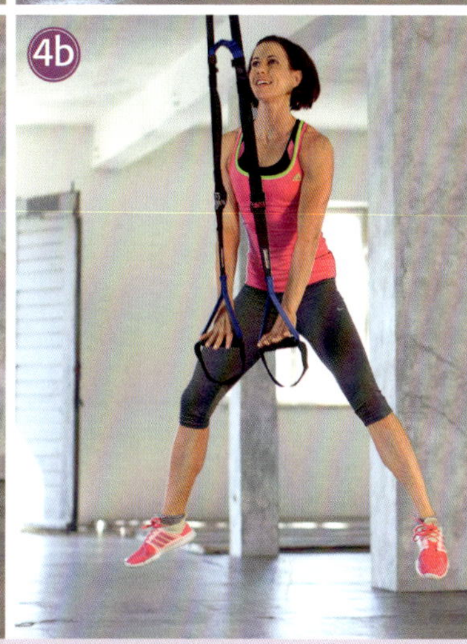

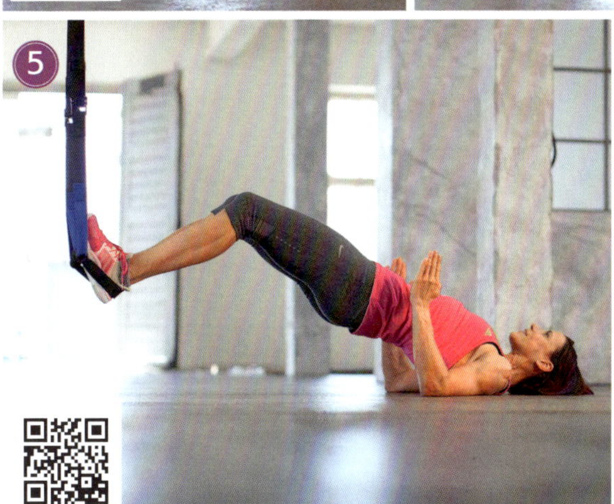

BUTT LIFTER – FORTGESCHRITTENE

Seite 70 bis Seite 75

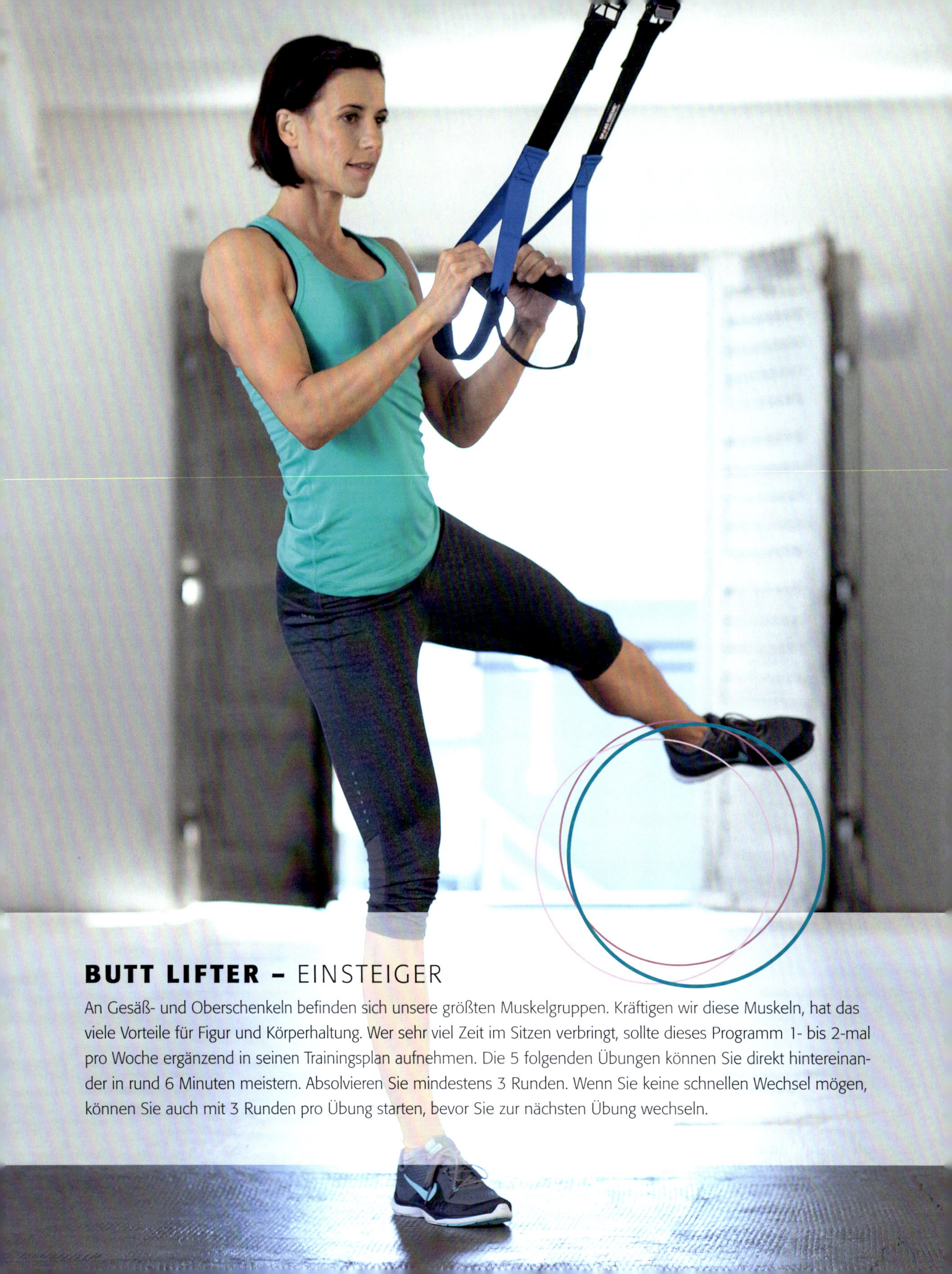

BUTT LIFTER – EINSTEIGER

An Gesäß- und Oberschenkeln befinden sich unsere größten Muskelgruppen. Kräftigen wir diese Muskeln, hat das viele Vorteile für Figur und Körperhaltung. Wer sehr viel Zeit im Sitzen verbringt, sollte dieses Programm 1- bis 2-mal pro Woche ergänzend in seinen Trainingsplan aufnehmen. Die 5 folgenden Übungen können Sie direkt hintereinander in rund 6 Minuten meistern. Absolvieren Sie mindestens 3 Runden. Wenn Sie keine schnellen Wechsel mögen, können Sie auch mit 3 Runden pro Übung starten, bevor Sie zur nächsten Übung wechseln.

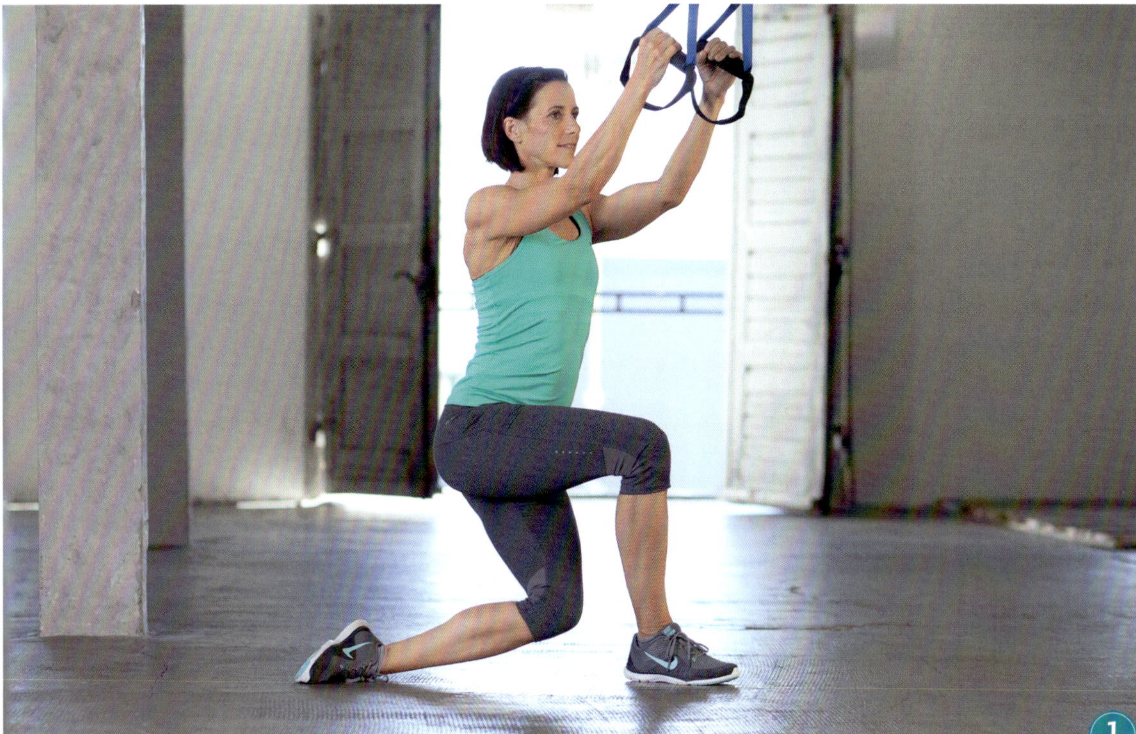

1

Cross Back Lunge

Nutzen

Kräftigung der Bein- und Gesäßmuskulatur

Ausgangsposition

Stand-Up – halblange Slings, Füße hüftbreit, Hände im Close Grip

Übungsausführung

Verlagern Sie Ihr Körpergewicht auf das rechte Bein. Mit der Einatmung beugen Sie beide Knie und führen das linke Bein mit dem Fuß am Boden im großen Halbkreis um das rechte Bein herum, bis sich das linke Knie von außen an die Ferse des Standbeines annähert – nicht mit dem Knie den Boden berühren 1. Achten Sie auf eine stabile, gerade nach vorn ausgerichtete Hüfte. Halten Sie diese tiefe Kniebeuge 1 Sekunde und drücken Sie sich mit der Ausatmung wieder zurück in den Stand.

Wiederholungszahl/Übungsdauer

10 Wiederholungen rechts, dann 10 Wiederholungen links durchführen, ca. 45 Sekunden Pause

Intensivierung

Lösen Sie den Fuß des Spielbeines während der Kniebeuge komplett vom Boden. Zusätzlich können Sie die Unterstützung durch Ihre Arme reduzieren, indem Sie vom Close Grip in den Loose Grip wechseln.

Achtung

Halten Sie Ihren Oberkörper während der gesamten Übung gerade aufgerichtet.

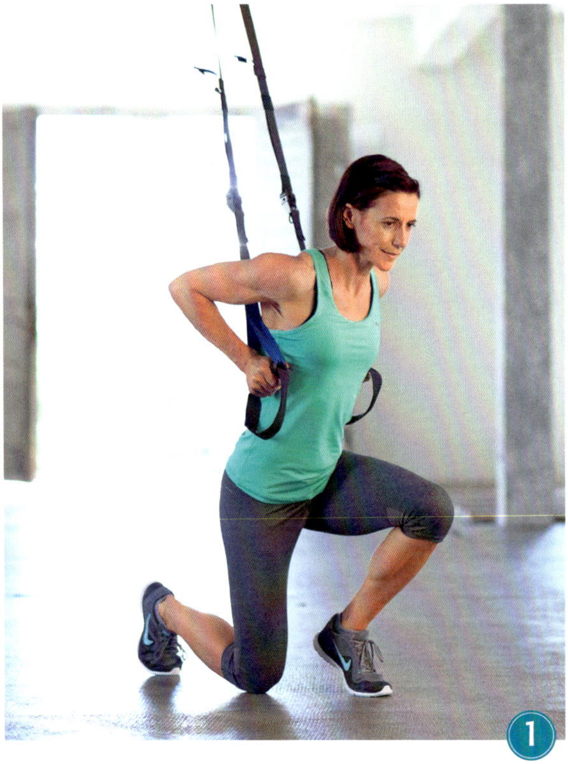

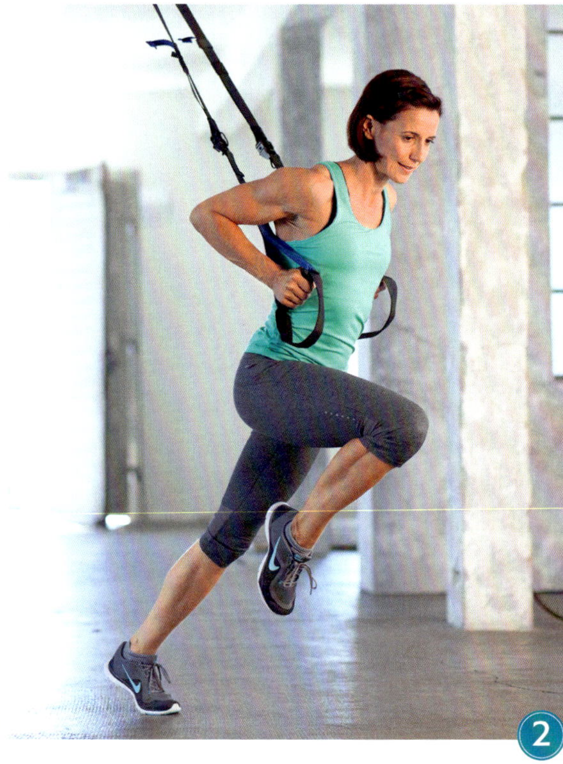

Sprinter´s Start Low

Nutzen

Kräftigung der Oberschenkel- und Gesäßmuskulatur, Herz-Kreislauf-Training, Verbesserung von Koordination und Balance

Ausgangsposition

Halblange Slings, in Schrittstellung tief kniend, linkes Bein vorn, rechter Fuß direkt unter dem Ankerpunkt, Körper leicht nach vorn gelehnt, Slings unter den Achseln durchgezogen, Hände im Close Grip eng am Brustkorb 1.

Übungsausführung

Atmen Sie tief durch die Nase ein, verlagern Sie Ihr Körpergewicht auf das linke Bein und drücken Sie sich mit der Ausatmung über dieses Bein nach oben. Das rechte Bein ziehen Sie gleichzeitig gebeugt so weit wie möglich nach vorn. Ihr Oberkörper bleibt in leichter Schräglage 2.

Mit der Einatmung lassen Sie Ihren Körper wieder zurück in die Ausgangsposition sinken, ohne jedoch das Knie abzusetzen.

Wiederholungszahl/Übungsdauer

10 Wiederholungen rechts, dann 10 Wiederholungen links, ca. 45 Sekunden Pause.

Intensivierung

Um Ihre Balance stärker zu fordern, maximieren Sie bei der Aufrichtung die Streckung des Fußgelenks im Standbein.

Achtung

Die Position der Hände am Brustkorb bleibt während der gesamten Übung unverändert.

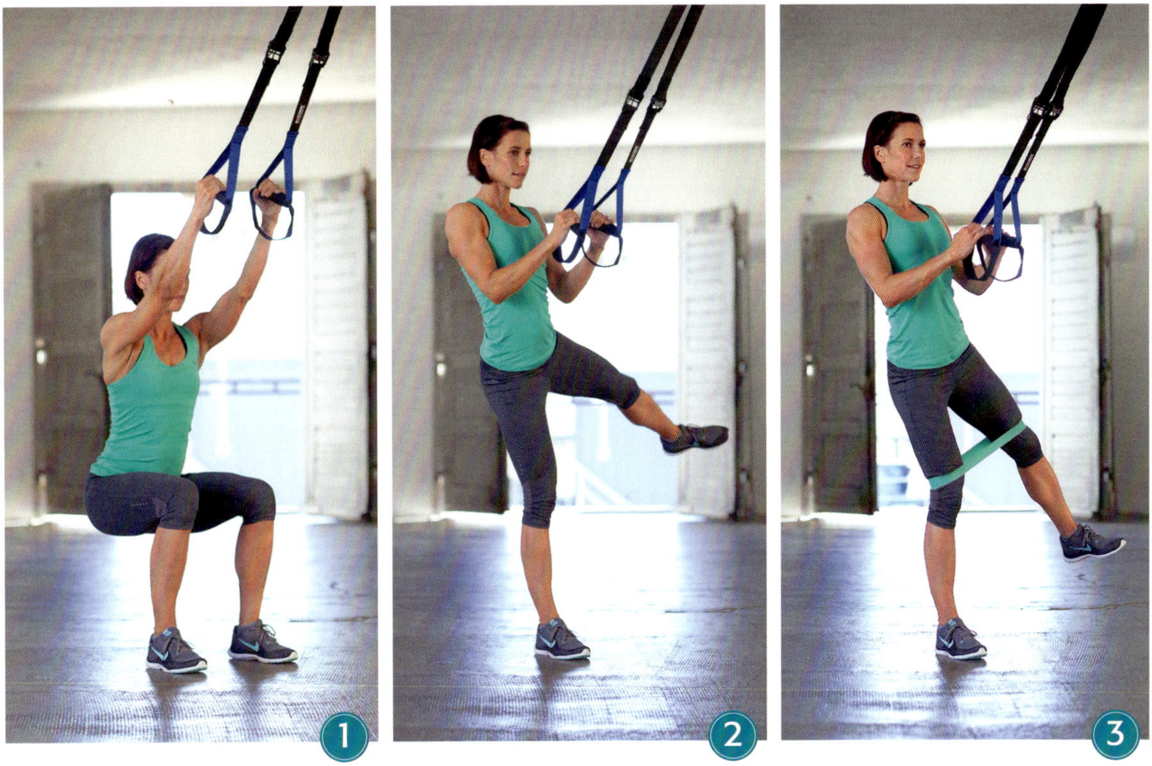

Squat Side Kick

Nutzen
Kräftigung von Gesäß- und Beinmuskulatur, Verbesserung der Balance

Ausgangsposition
Stand-Up – halblange Slings, Füße schulterbreit aufgestellt, Hände im Close Grip

Übungsausführung
Mit der Einatmung beugen Sie die Knie und lassen Ihr Gesäß Richtung Fersen sinken. Das Gesäß so weit absenken wie Sie die Wirbelsäule gerade und das Becken stabil halten können 1. Mit der Ausatmung drücken Sie sich wieder nach oben in den Stand und lösen dabei das linke Bein vom Boden. Ziehen Sie dieses Bein so weit wie möglich gestreckt seitlich neben Ihrem Körper nach oben. Mit der Einatmung kommen Sie zurück in die Ausgangsposition und beginnen mit der nächsten Kniebeuge. Die Arme sollen dabei möglichst wenig unterstützen 2.

Wiederholungszahl/Übungsdauer
20 Wiederholungen wechselseitig

Intensivierung
Reduzieren Sie die Unterstützung durch Ihre Arme, indem Sie vom Close Grip in den Loose Grip wechseln.

Variante
Schlingen Sie ein kräftiges Mini-Band knapp oberhalb Ihrer Knie um die Oberschenkel 3.

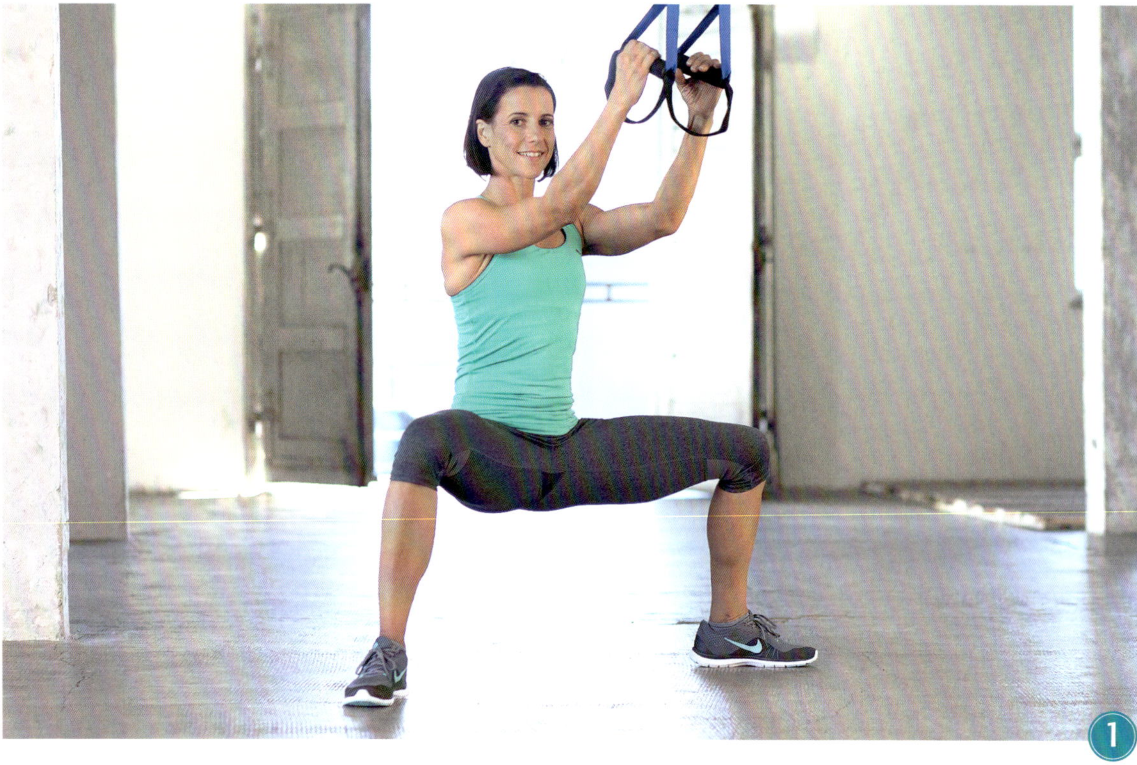

Bouncing Sumo Squat

Nutzen

Kräftigung der Bein- und Gesäßmuskulatur, Straffung der Oberschenkelinnenseite

Ausgangsposition

Stand-Up – halblange Slings, Füße mehr als schulterbreit aufgestellt, Zehenspitzen nach außen rotiert, Hände im Close Grip.

Übungsausführung

Mit der Einatmung beugen Sie die Knie und lassen Ihr Gesäß so weit wie möglich Richtung Fersen sinken, schieben Sie dabei die Knie nach außen (1). Halten Sie diese tiefe Kniebeuge und federn Sie 3-mal etwas weiter mit dem Gesäß nach unten, bevor Sie sich wieder nach oben in den Stand drücken. Am oberen Umkehrpunkt sollten die Beine gestreckt, das Becken aufgerichtet und der Gesäßmuskel maximal angespannt sein.

Wiederholungszahl/Übungsdauer

10 Wiederholungen

Intensivierung

Je schneller Sie diese Übung ausführen, umso stärker wird Ihr Herz-Kreislauf-System gefordert.

Achtung

Die Knie während der Beugung immer Richtung Zehenspitzen schieben.

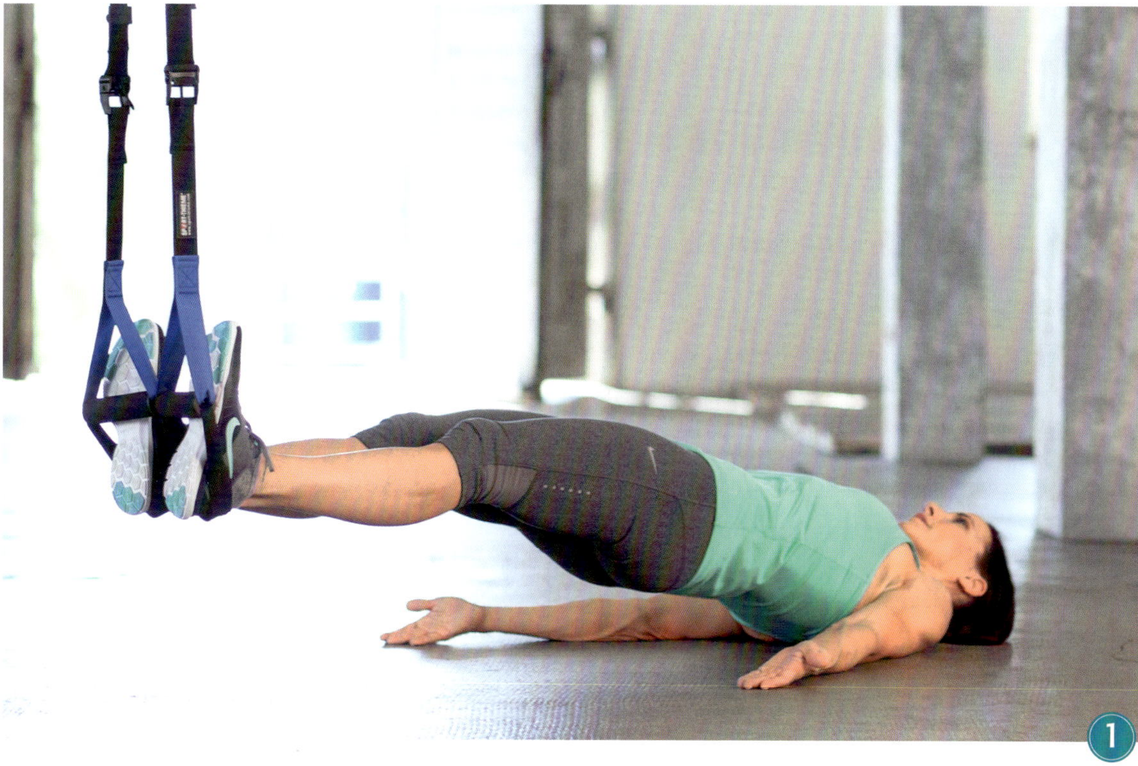

Shoulder Bridge I

Nutzen

Kräftigung der gesamten rückwärtigen Muskulatur, insbesondere der Oberschenkelrückseite, Verbesserung der Beckenstabilisation

Ausgangsposition

Rückenlage - lange Slings, Füße unter dem Ankerpunkt, Arme seitlich neben dem Oberkörper ausgestreckt, Handflächen zur Decke.

Übungsausführung

Mit der Ausatmung das Becken vom Boden anheben, dabei Gesäß und Bauch anspannen und die Arme sowie den oberen Rücken kräftig in den Boden drücken. Heben Sie das Becken nur so weit, bis der gesamte Körper eine Linie bildet (1). Halten Sie die obere Position 1 bis 2 Sekunden lang und bringen Sie das Becken dann ausatmend wieder langsam zum Boden. Kurz absetzen, einatmen und dann wiederholen.

Wiederholungszahl/Übungsdauer

10 Wiederholungen

Intensivierung

Zur Intensivierung die gestreckten Beine langsam öffnen und schließen, während Sie das Gesäß ununterbrochen in der Luft halten.

Achtung

Während Sie das Becken nach oben schieben, unbedingt die Bauchmuskulatur anspannen, damit Sie sich nicht ins Hohlkreuz drücken.

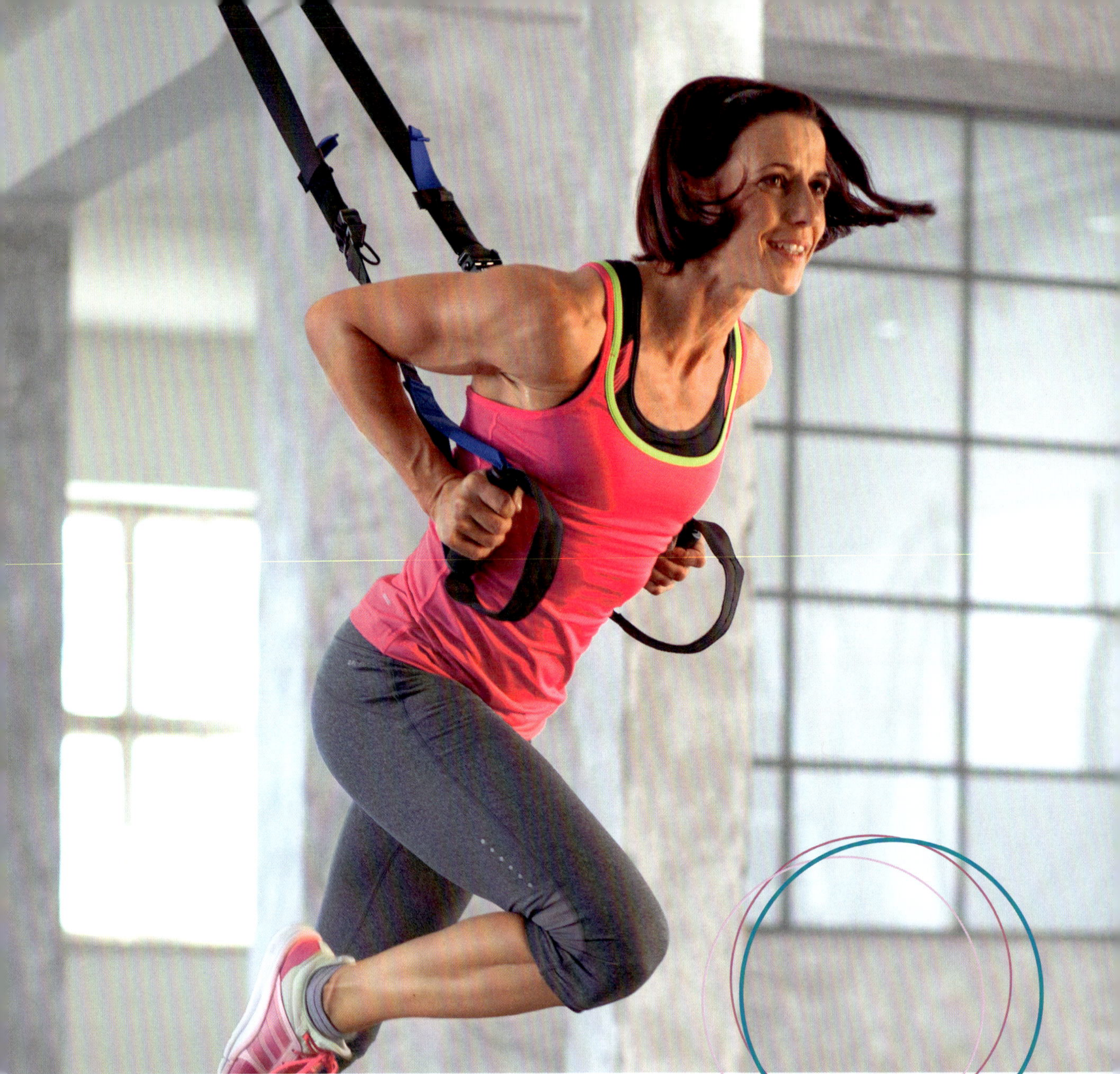

BUTT LIFTER – FORTGESCHRITTENE

Nach 6 Wochen Training mit dem Einsteiger-Programm finden Sie hier 5 anspruchsvollere Übungsvarianten für Bein- und Gesäßmuskulatur. Mit diesem Programm können Sie sowohl Ihre Kraft als auch Ihr Herz-Kreislauf-System stärken und somit Ihre Ausdauer verbessern. Halten Sie dafür die Pausen zwischen den Übungen relativ kurz und führen Sie jede Übung in zügigem Tempo durch. Insgesamt sollten Sie eine Workoutrunde in ca. 7 Minuten managen. 3 bis 5 Runden sind zu empfehlen.

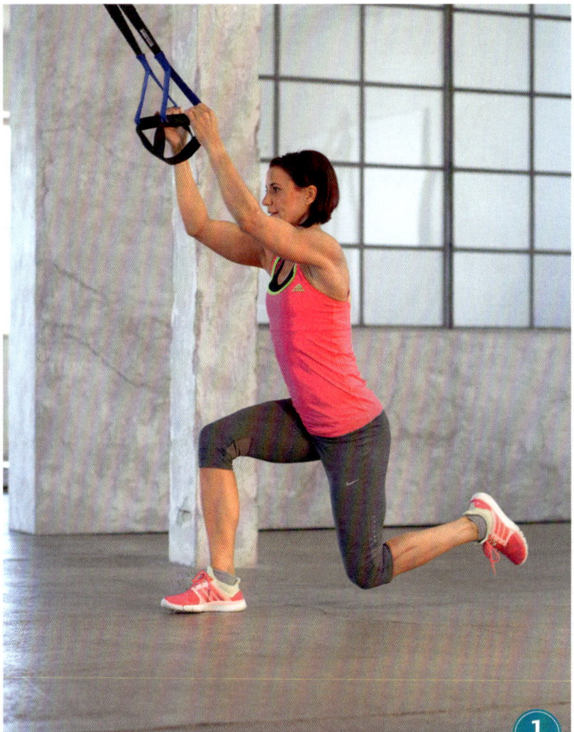

1

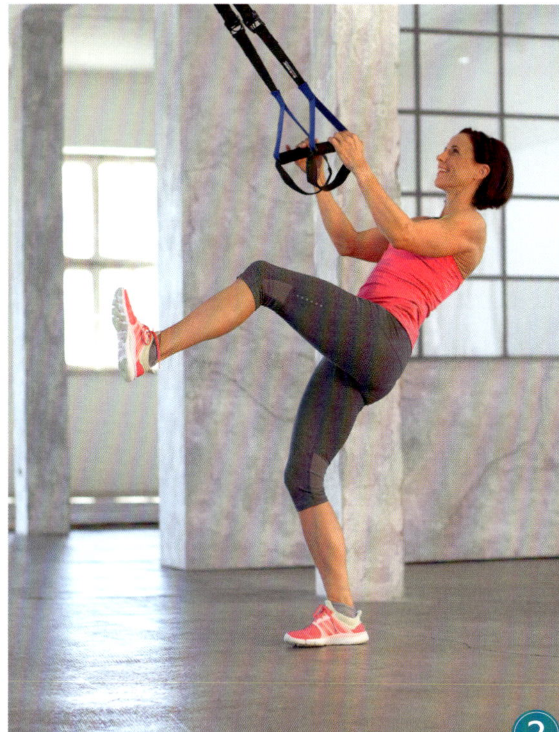

2

Kicking Back Lunge

Nutzen

Kräftigung der Bein- und Gesäßmuskulatur, Verbesserung der Balance

Ausgangsposition

Stand-Up – halblange Slings, Füße hüftbreit aufgestellt, Hände im Close Grip

Übungsausführung

Verlagern Sie Ihr Gewicht auf das rechte Bein. Mit der Einatmung führen Sie das linke Bein in einen großen Ausfallschritt nach hinten, ohne jedoch den Fuß abzusetzen. Das Standbein sollte dabei bis auf 90 Grad gebeugt werden 1. Mit der Ausatmung strecken Sie das Standbein wieder. Das linke Bein ziehen Sie während der Aufrichtung gerade nach vorn und führen dabei einen explosiven Kick Richtung Ankerpunkt aus 2. Kommen Sie dann zurück in die Ausgangsposition, ohne das linke Bein ganz abzusetzen. Einatmend starten Sie mit der nächsten Wiederholung.

Wiederholungszahl/Übungsdauer

15 Wiederholungen rechts, dann 15 Wiederholungen links – Pause so kurz wie möglich

Intensivierung

Um Gesäß- und Oberschenkelmuskulatur stärker zu fordern, reduzieren Sie die Unterstützung durch Ihre Arme, indem Sie vom Close Grip in den Loose Grip wechseln.

Achtung

Bei den Kicks das Bein nicht ganz durchstrecken, um das Kniegelenk zu schonen.

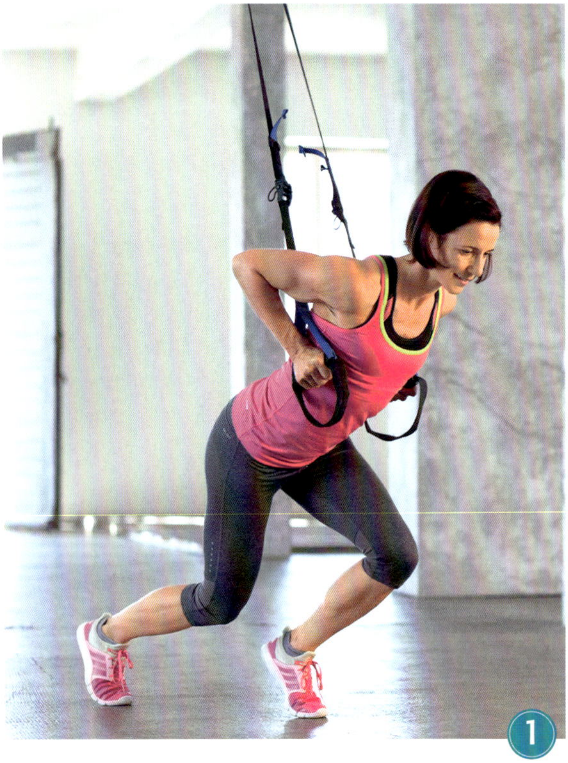

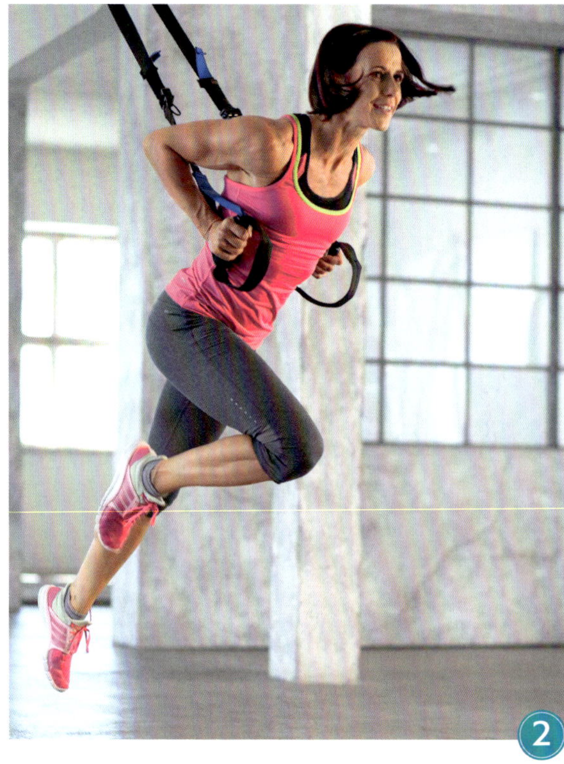

Sprinter´s Start high

Nutzen

Kräftigung der Oberschenkel- und Gesäßmuskulatur, Training des Herz-Kreislauf-Systems, Verbesserung von Koordination und Balance

Ausgangsposition

Lean Front – halblange Slings unter den Achseln durchgezogen, Arme gebeugt mit den Händen im Close Grip seitlich am Brustkorb, Oberkörper weit nach vorn gelehnt, Füße in Schrittstellung, rechter Fuß hinten, unter dem Ankerpunkt, Knie gebeugt (1).

Übungsausführung

Mit der Einatmung verlagern Sie Ihr Gewicht auf das linke Bein. Ausatmend springen Sie mit diesem Standbein ab und ziehen gleichzeitig das rechte Knie von hinten schwungvoll so weit wie möglich nach vorn oben. Ihr Oberkörper bleibt dabei in leichter Schräglage (2). Während der Landung bringen Sie das rechte Bein gleich wieder nach hinten in die Startposition – Schrittstellung mit gebeugten Knien.

Wiederholungszahl/Übungsdauer

15 Wiederholungen rechts, dann 15 Wiederholungen links – Pause so kurz wie möglich

Achtung

Die Hände bleiben während der gesamten Übung unverändert seitlich am Brustkorb.

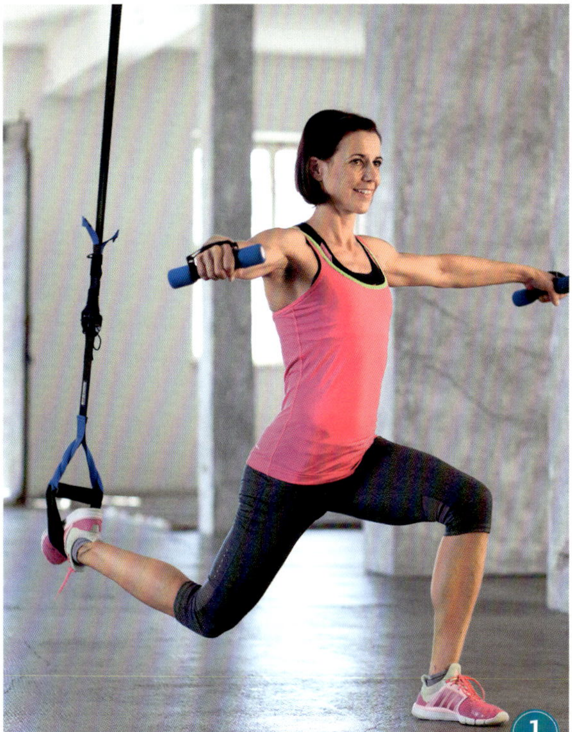

1

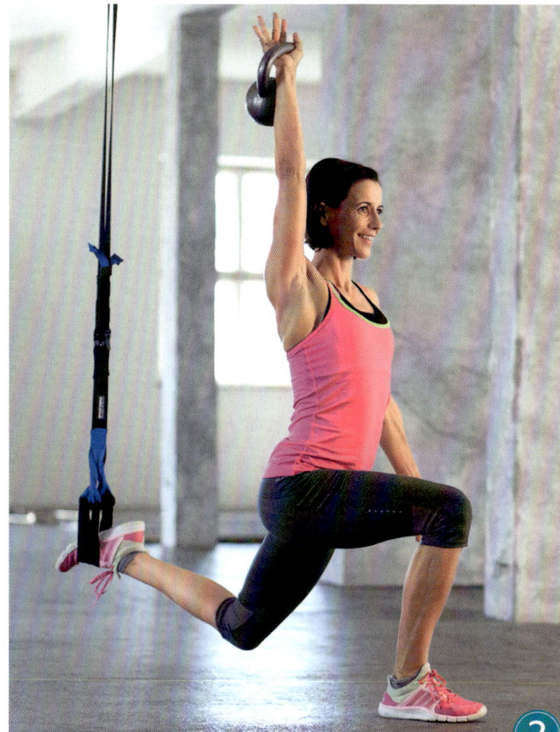

2

Suspended Lunge

Nutzen
Kräftigung von Gesäß- und Beinmuskulatur, Verbesserung von Balance und Koordination

Ausgangsposition
Suspended Single Leg Stand – lange Slings, Griffe im Single Mode, Arme locker neben dem Körper, rechter Fuß in den Fußschlaufen, Standfuß ca. eine Schrittlänge vom Ankerpunkt entfernt, Oberkörper aufrecht, beide Knie nebeneinander.

Übungsausführung
Stehen Sie frei auf dem linken Bein. Mit der Einatmung schieben Sie den rechten Fuß in den Slings so weit wie möglich nach hinten Richtung Ankerpunkt und beugen gleichzeitig das linke Bein bis auf 90 Grad. Die Arme können genutzt werden, um den Körper auszubalancieren. Wenn Sie mit Hanteln arbeiten, heben Sie beide Arme bis zur Waagerechten (1). Mit der Ausatmung drücken Sie sich wieder nach oben in die Ausgangsposition und lassen dabei die Arme absinken.

Wiederholungszahl/Übungsdauer
15 Wiederholungen rechts, dann 15 Wiederholungen links – Pause so kurz wie möglich

Intensivierung
Suspended Lunge Overhead Press: Zur Steigerung Ihrer Koordination, Schulter- und Armkraft drücken Sie während der Kniebeuge die Hand auf Standbeinseite mit einem leichten Gewicht über Kopf. Wenn Sie mit dem Kettlebelltraining vertraut sind, können Sie dieses hier mit dem Slingtraining verknüpfen (2). Für mehr Stabilisationsfähigkeit drücken Sie die Kettlebell auf Spielbeinseite über Kopf.

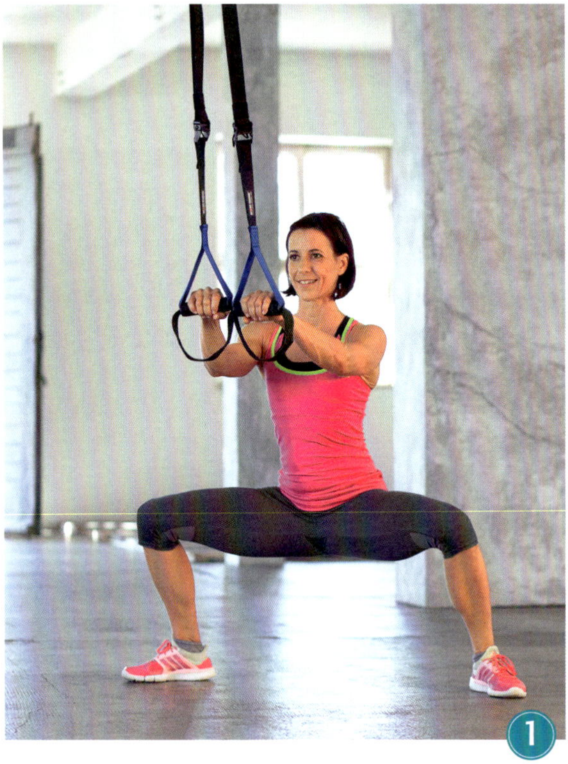

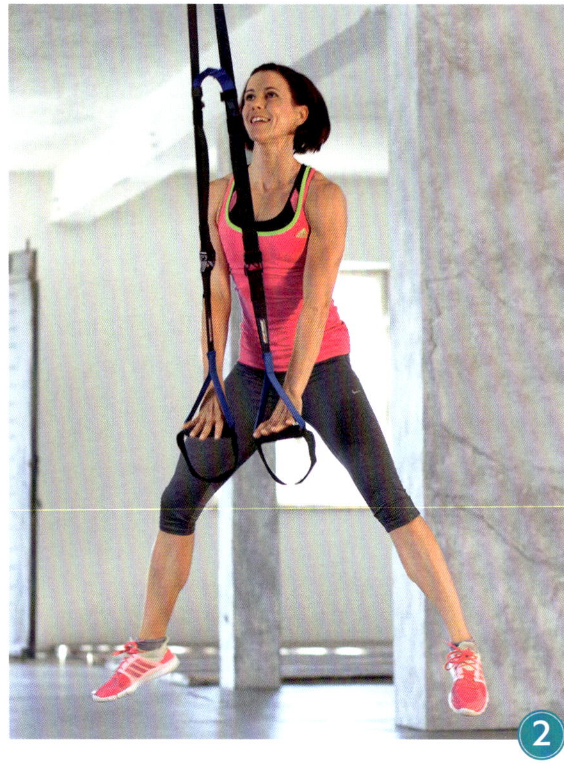

Jumping Sumo Squats

Nutzen

Kräftigung der Bein- und Gesäßmuskulatur, Straffung der Oberschenkelinnenseiten, Verbesserung der Sprungkraft

Ausgangsposition

Stand-Up – halblange Slings, Füße mehr als schulterbreit, Zehenspitzen nach außen rotiert, Hände im Wide Grip.

Übungsausführung

Mit der Einatmung beugen Sie die Knie und lassen Ihr Gesäß so weit wie möglich Richtung Fersen sinken, die Knie schieben Sie dabei nach außen Richtung Zehenspitzen. 1. Halten Sie diese tiefe Kniebeuge und federn Sie 3-mal etwas weiter mit dem Po nach unten, bevor Sie sich mit einem kraftvollen Sprung nach oben abdrücken. Strecken Sie dabei Ihre Fußgelenke möglichst vollständig 2. Landen Sie sanft in der Ausgangsposition.

Wiederholungszahl/Übungsdauer

15 Wiederholungen

Intensivierung

Je schneller Sie diese Übung ausführen, umso stärker wird Ihr Herz-Kreislauf-System gefordert.

Tipp

Wenn Sie genug Raum zum Trainieren haben und die Wechsel zwischen den Übungen kurz halten möchten, können Sie diese Übung auch mit den langen Slings aus der Vorübung ausführen. Wählen Sie Ihren Standpunkt einfach weit genug vom Ankerpunkt entfernt, um sich während der Sprünge gut abdrücken zu können.

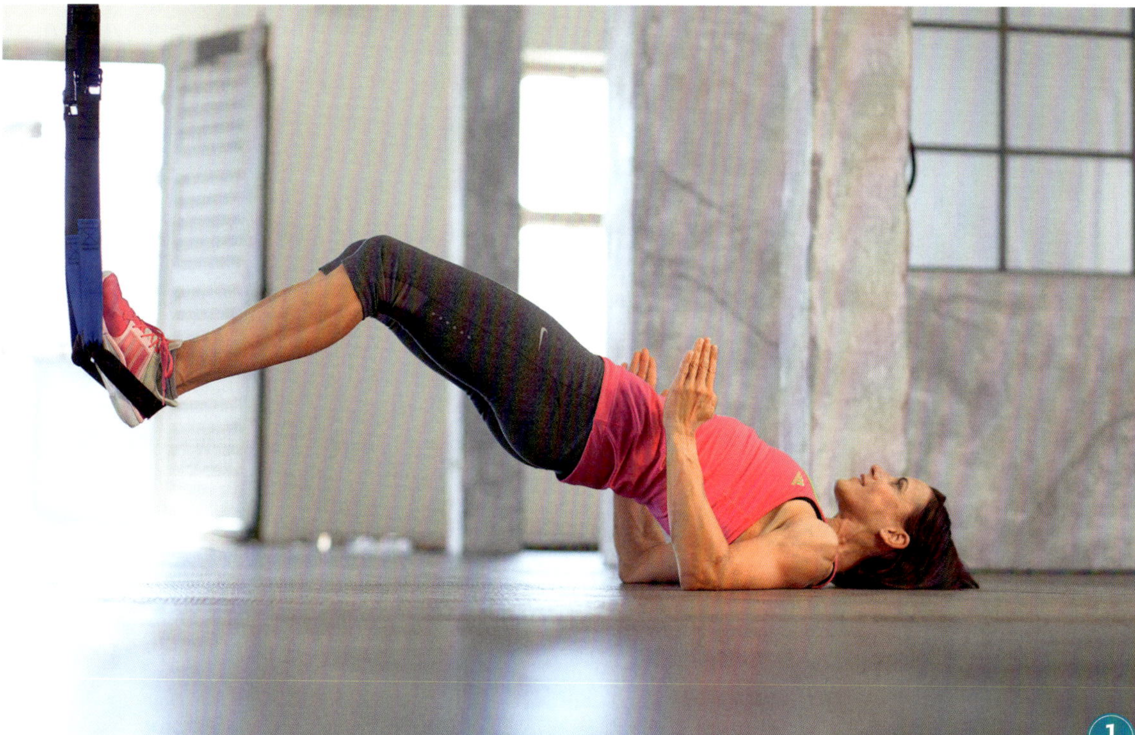

1

Shoulder Bridge II

Nutzen

Kräftigung der gesamten rückwärtigen Muskulatur, insbesondere der Oberschenkelrückseite, Verbesserung der Beckenstabilisation.

Ausgangsposition

Rückenlage – lange Slings, mit angewinkelten Beinen, Fersen in den Fußschlaufen, Füße unter dem Ankerpunkt, Arme im rechten Winkel, Ellbogen drücken in den Boden, Hände gestreckt, Fingerspitzen zeigen zur Decke.

Übungsausführung

Tief einatmen und mit der Ausatmung das Becken vom Boden anheben, dabei Gesäß und Bauch anspannen und die Ellbogen sowie den Schultergürtel kräftig in den Boden drücken. Heben Sie das Becken nur so weit, bis Oberkörper und Oberschenkel eine Linie bilden 1. Halten Sie die obere Position 1 bis 2 Sekunden lang und bringen Sie das Becken dann ausatmend wieder langsam zum Boden. Kurz absetzen, einatmen und dann wiederholen.

Wiederholungszahl/Übungsdauer

15 Wiederholungen

Tipp

Sollte sich die Muskulatur der Oberschenkelrückseite während der Übung verkrampfen, einfach kurz mit dem Becken am Boden pausieren und die Beine locker ausschütteln.

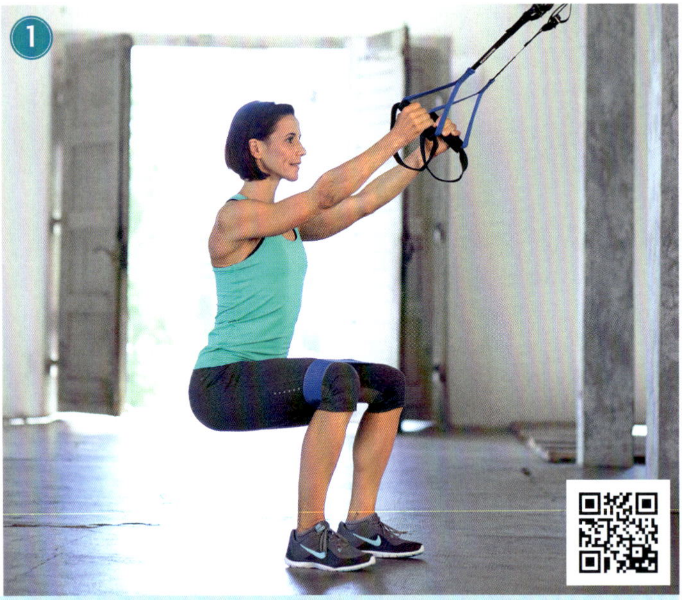

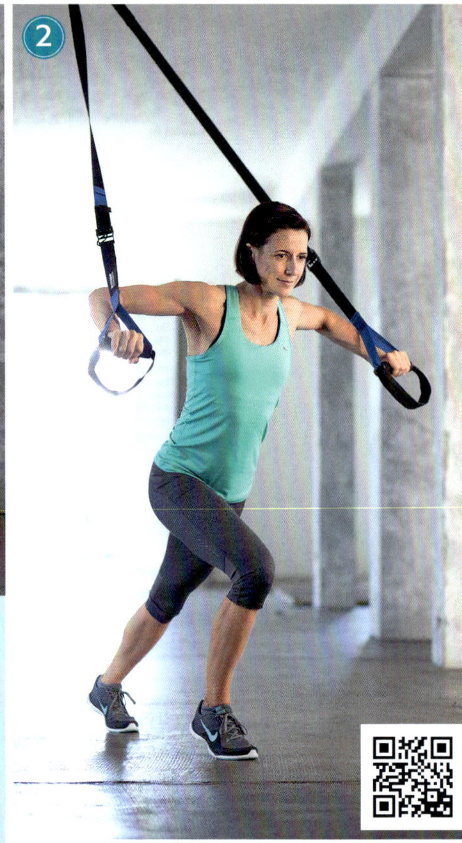

FATBURNING – EINSTEIGER

Seite 78 bis Seite 83

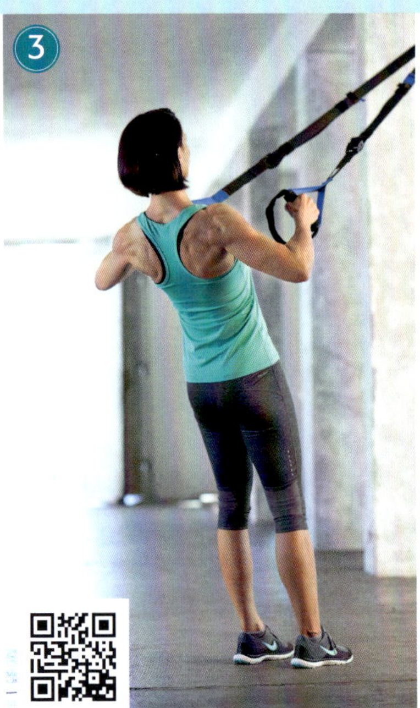

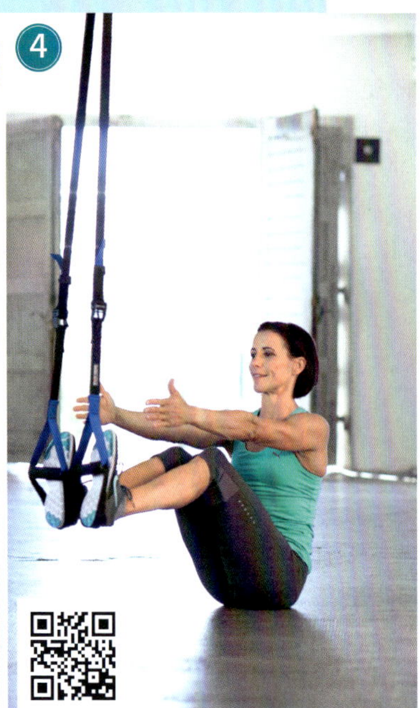

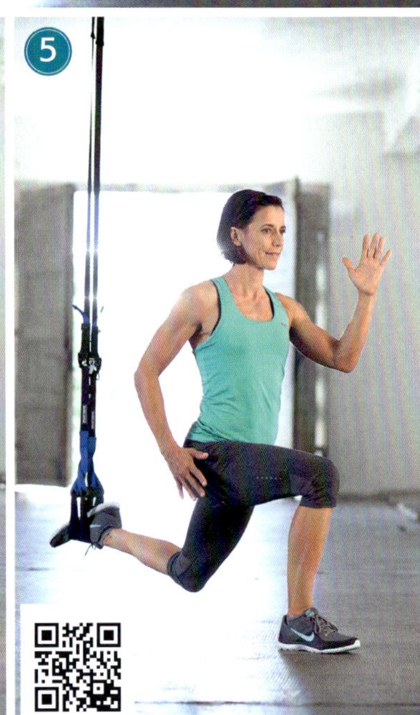

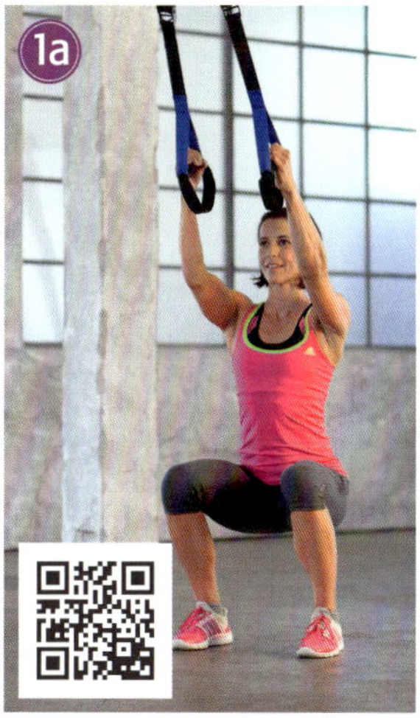

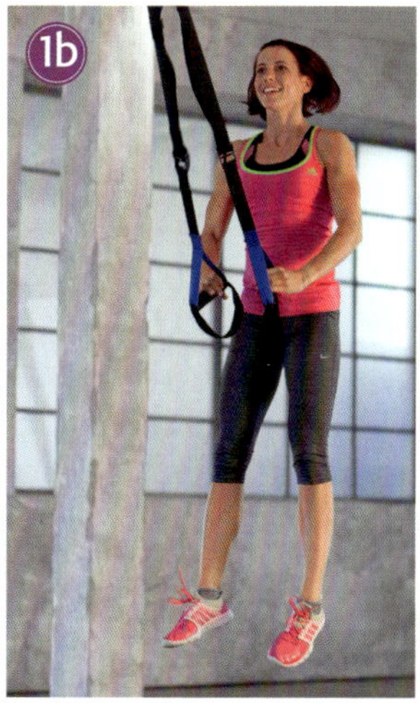

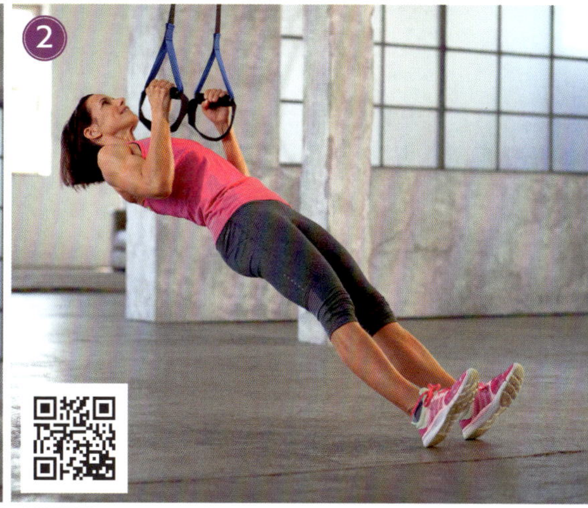

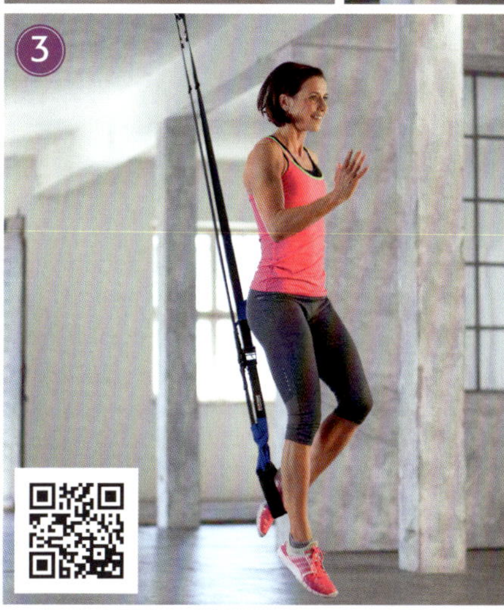

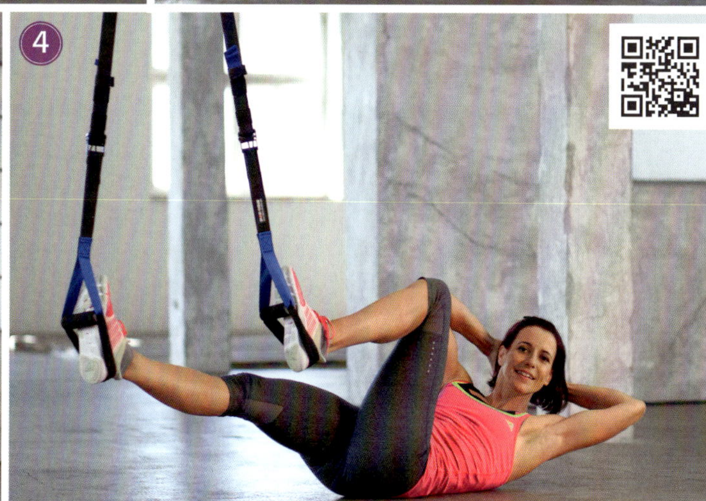

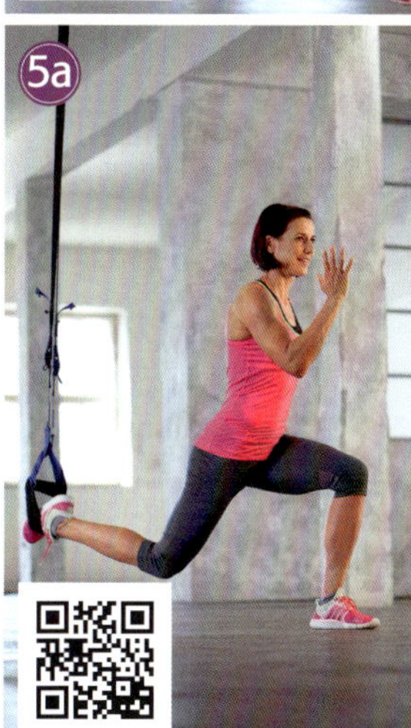

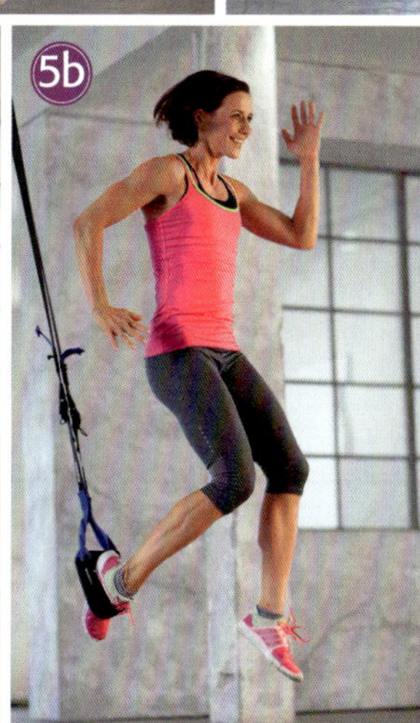

FATBURNING – FORTGESCHRITTENE

Seite 84 bis Seite 89

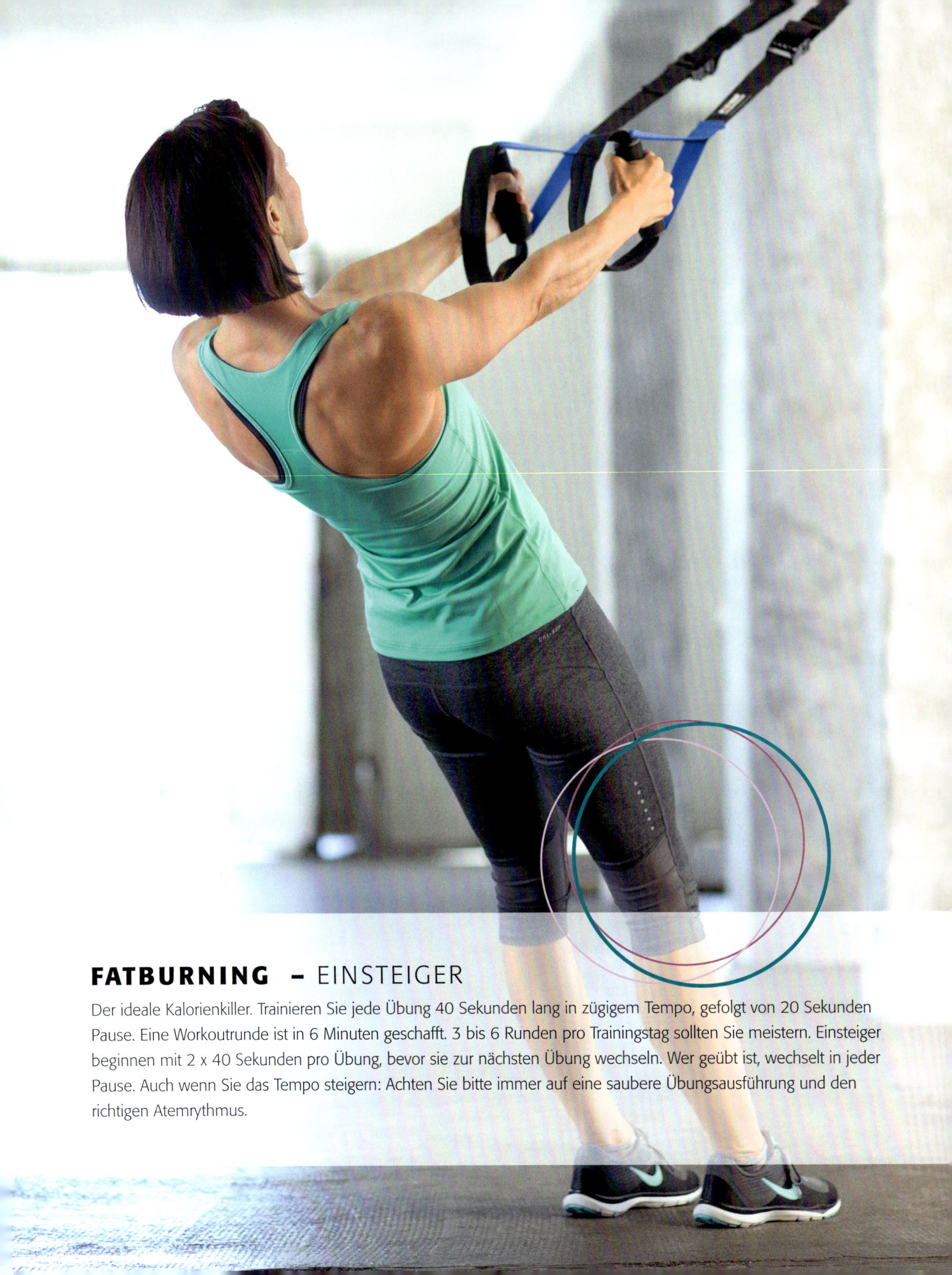

FATBURNING – EINSTEIGER

Der ideale Kalorienkiller. Trainieren Sie jede Übung 40 Sekunden lang in zügigem Tempo, gefolgt von 20 Sekunden Pause. Eine Workoutrunde ist in 6 Minuten geschafft. 3 bis 6 Runden pro Trainingstag sollten Sie meistern. Einsteiger beginnen mit 2 x 40 Sekunden pro Übung, bevor sie zur nächsten Übung wechseln. Wer geübt ist, wechselt in jeder Pause. Auch wenn Sie das Tempo steigern: Achten Sie bitte immer auf eine saubere Übungsausführung und den richtigen Atemrythmus.

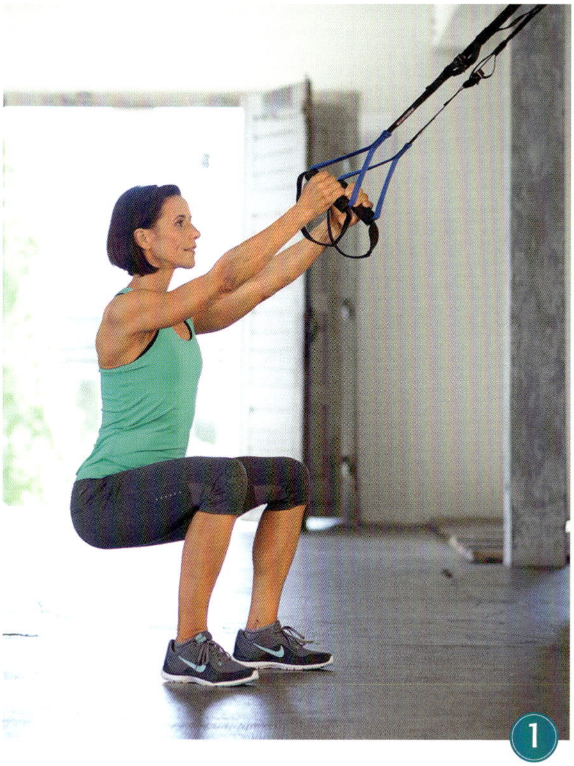

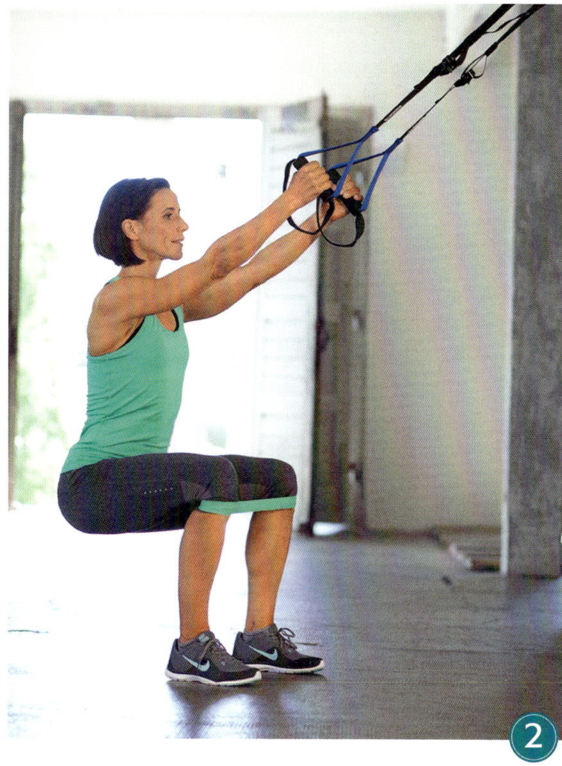

⚓ Fast Squat

Nutzen

Kräftigung der Bein- und Gesäßmuskulatur, Training des Herz-Kreislauf-Systems

Ausgangsposition

Stand-Up – halblange Slings, aufrechter Stand, Füße schulterbreit, Hände im Close Grip.

Übungsausführung

Einatmend beugen Sie die Knie und lassen Ihr Gesäß Richtung Fersen sinken, so weit, wie Sie die Wirbelsäule gerade und das Becken stabil halten können. Ihr Körpergewicht sollte auf den Fersen lasten, um die Gesäßmuskulatur stärker zu fordern (1). Mit der Ausatmung drücken Sie sich wieder nach oben in den Stand. Die Arme sollten dabei möglichst wenig unterstützen. Führen Sie die Squats so schnell wie möglich durch.

Wiederholungszahl/Übungsdauer

40 Sekunden Training, 20 Sekunden Pause

Intensivierung

Platzieren Sie ein starkes Mini-Band knapp unterhalb der Knie und halten Sie es kontinuierlich unter Spannung (2).

Tipp

Je schneller Sie die Übung ausführen, desto mehr Kalorien werden verbrannt. Ziel: zwischen 20 und 25 Wiederholungen in 40 Sekunden.

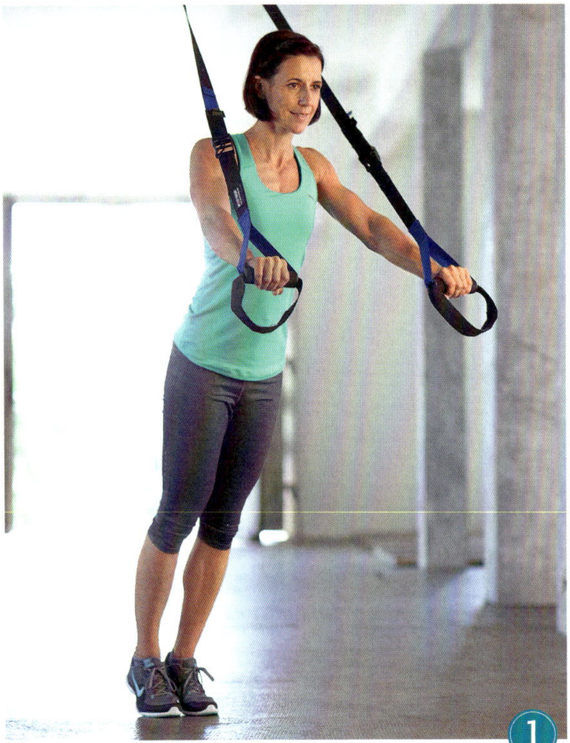

1

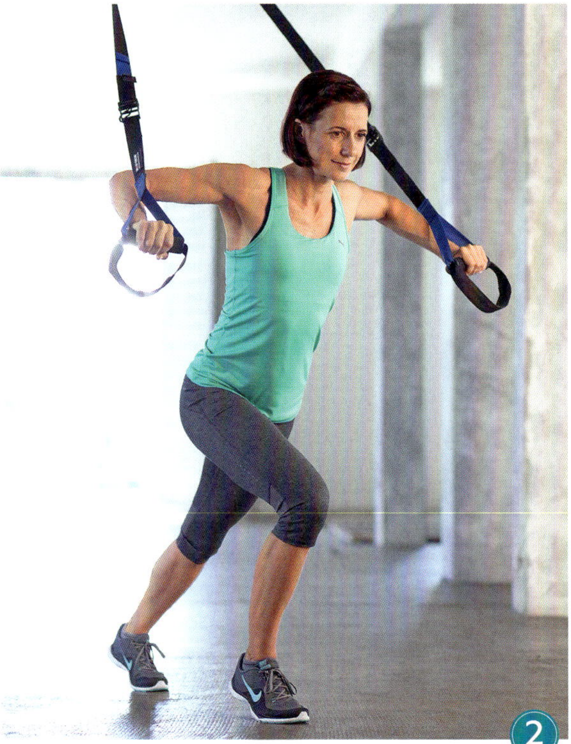

2

Wide Push-Up – Leg Switch

Nutzen

Kräftigung von Brust- und Schultermuskulatur, Straffung der Armstrecker (Trizeps)

Ausgangsposition

Lean Front – Wide Grip – lange Slings, leichte Schräglage weg vom Ankerpunkt, Füße eng nebeneinander, Hände im Wide Grip 1.

Übungsausführung

Mit der Einatmung verlagern Sie Ihr Gewicht auf das linke Bein. Während Sie das rechte Bein einen kleinen Schritt nach vorn setzen, ziehen Sie die Hände leicht auseinander, beugen Sie beide Arme und lehnen Sie sich gleichzeitig mit dem gesamten Körper so weit nach vorn, bis Sie ein leichtes Ziehen in der Brustmuskulatur spüren. Die Unterarme wandern dabei parallel zueinander am Oberkörper vorbei 2. Achten Sie darauf, dass die Ellbogen immer senkrecht zu den Handgelenken stehen. Mit der Ausatmung strecken Sie Ihre Arme wieder, drücken Ihren Körper von den Griffen weg Richtung Ankerpunkt und bringen auch Ihr Spielbein wieder zurück in die Ausgangsposition. Wechseln Sie bei jeder Wiederholung das Bein.

Wiederholungszahl/Übungsdauer

40 Sekunden Training (ca. 17 Wiederholungen),
20 Sekunden Pause

Intensivierung

Einbeiniger Push-Up: Zur Intensivierung das Knie des Spielbeins während der Vorneige so nah wie möglich zur Brust ziehen und nicht vorn am Boden absetzen.

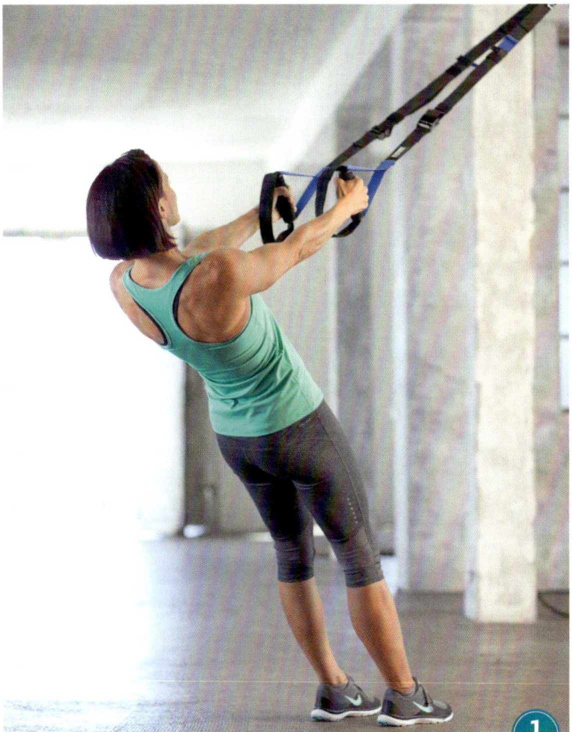

1

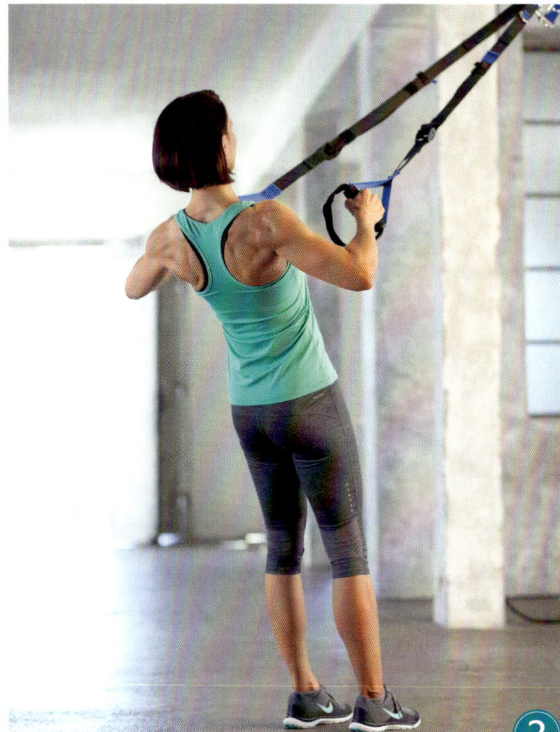

2

45° Row

Nutzen

Kräftigung der Rückenmuskulatur und der Armbeuger

Ausgangsposition

Lean Back – halblange Slings, Füße hüftbreit, Arme gestreckt und Hände im Close Grip 1.

Übungsausführung

Aus der Lean-Back-Position ziehen Sie sich mit der Ausatmung kraftvoll Richtung Ankerpunkt. Die Ellbogen ziehen Sie dabei leicht schräg nach hinten unten, sodass zwischen Oberkörper und Oberarmen ein 45-Grad-Winkel entsteht. Die Hände rotieren dabei ebenfalls vom Close Grip ca. 45 Grad zueinander 2. Gesäß-, Bauch- und Beinmuskulatur sind angespannt, Ihr ganzer Körper bildet eine gerade Linie. Mit der Einatmung lassen Sie sich wieder langsam in die Ausgangsposition absinken.

Wiederholungszahl/Übungsdauer

40 Sekunden Training (ca. 20 Wiederholungen), 20 Sekunden Pause

Intensivierung

Je näher Sie mit den Füßen an den Ankerpunkt kommen, desto mehr Zugkraft ist gefordert. Besonders anspruchsvoll wird es, wenn Sie die Füße gegen die Tür stemmen und die Slinglänge so einstellen, dass Sie sich fast aus der Waagerechten hochziehen müssen.

Achtung

Während der gesamten Übungsausführung auf eine gute Rumpfspannung achten, damit der Rücken nicht ins Hohlkreuz gezogen wird.

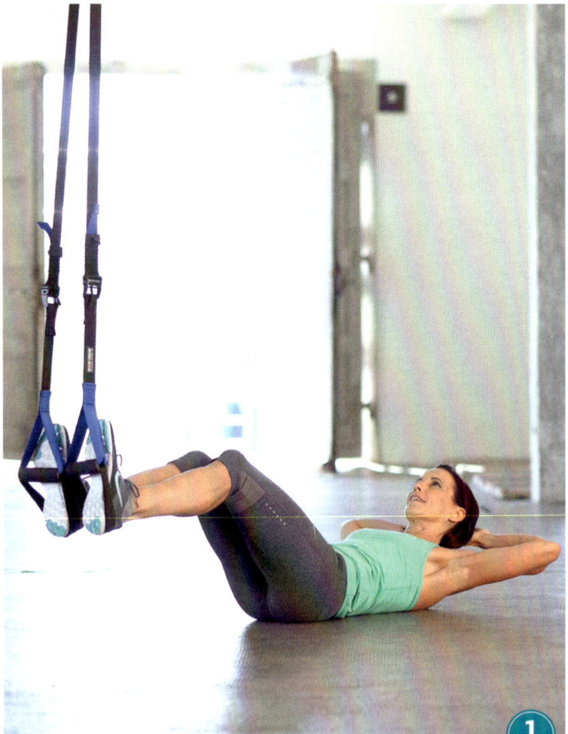

1

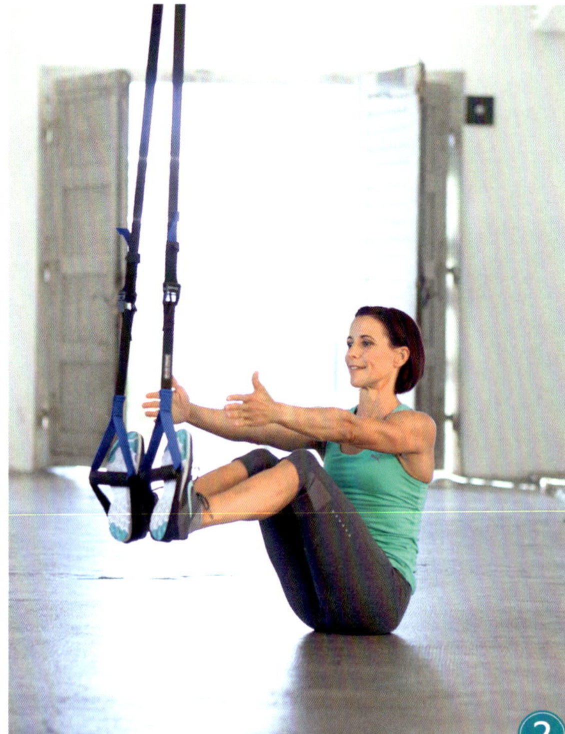

2

Suspended Sit-Up

Nutzen

Kräftigung der Bauchmuskulatur

Ausgangsposition

Rückenlage – lange Slings, Fersen in den Fußschlaufen, Füße leicht hinter oder unter dem Ankerpunkt, Knie leicht gebeugt, Arme hinter dem Kopf verschränkt 1.

Übungsausführung

Atmen Sie durch die Nase ein und richten Sie mit der Ausatmung Ihren Oberkörper so weit wie möglich auf. Dabei die Hände vom Kopf lösen und Richtung Zehenspitzen schieben 2. Berühren Sie mit den Händen kurz Ihre Zehenspitzen, atmen Sie ein und rollen Sie den Oberkörper mit der Ausatmung wieder zurück in die Ausgangsposition.

Wiederholungszahl/Übungsdauer

40 Sekunden Training (ca. 15 Wiederholungen),
20 Sekunden Pause

Variante

Suspended Sit-Up mit »W«: Während Sie Ihren Oberkörper aufrichten, ziehen Sie Ihre Arme in die »W«-Position, schieben die Schulterblätter zusammen und unterstützen so eine aufrechte Haltung. W-Position siehe Seite 111.

Tipp

Leichter wird es, wenn Sie die Füße ganz durch die Fußschlaufen schieben und/oder mit den Händen Ihre Oberschenkel umgreifen, um die Aufrichtung mit Ihrer Armkraft zu unterstützen.

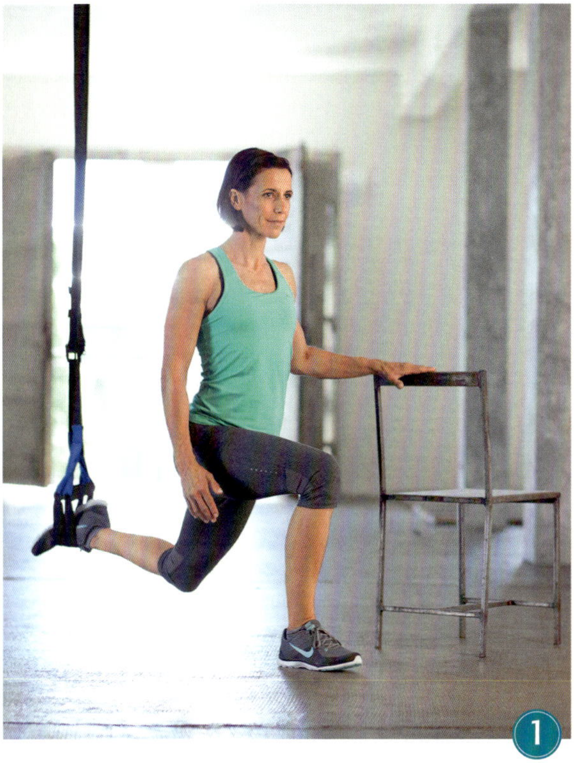

1

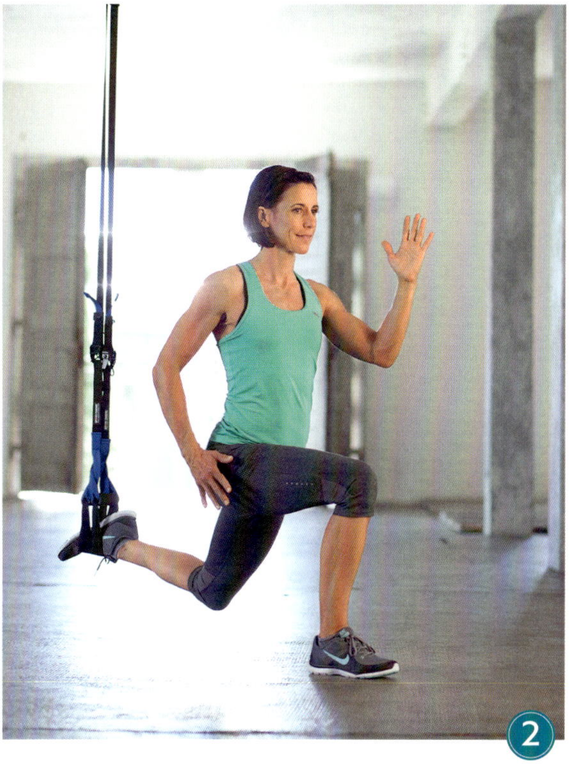

2

Suspended Lunge

Nutzen

Kräftigung von Gesäß- und Beinmuskulatur, Verbesserung der Balance

Ausgangsposition

Suspended Single Leg Stand – lange Slings, Griffe im Single Mode, Arme locker neben dem Körper, linker Fuß in den Fußschlaufen, Standfuß ca. eine Schrittlänge vom Ankerpunkt entfernt, Oberkörper aufrecht, beide Knie nebeneinander. Stellen Sie sich einen Stuhl in Reichweite.

Übungsausführung

Versuchen Sie, frei auf dem rechten Bein zu stehen. Falls Sie sich unsicher sind, nutzen Sie die Stuhllehne, um sich Halt zu geben (1). Mit der Einatmung schieben Sie das linke Bein weit nach hinten Richtung Ankerpunkt, beugen gleichzeitig das Standbein und senken Ihr Gesäß ab. Wie beim Joggen arbeiten die Arme diagonal mit, d.h., während das rechte Knie vorne ist, schieben Sie den linken Arm leicht gebeugt nach vorn, der rechte Ellbogen wird nach hinten gezogen (2). Mit der Ausatmung drücken Sie sich wieder zurück in die Ausgangsposition.

Wiederholungszahl/Übungsdauer

40 Sekunden Training auf dem rechten Bein (ca. 17 Wiederholungen), 20 Sekunden Pause, dann 40 Sekunden Training auf dem linken Bein

Achtung

Das Knie des Standbeines soll während der Übung möglichst senkrecht über dem Fußgelenk bleiben, um Gesäß- und hintere Oberschenkelmuskulatur richtig zu aktivieren.

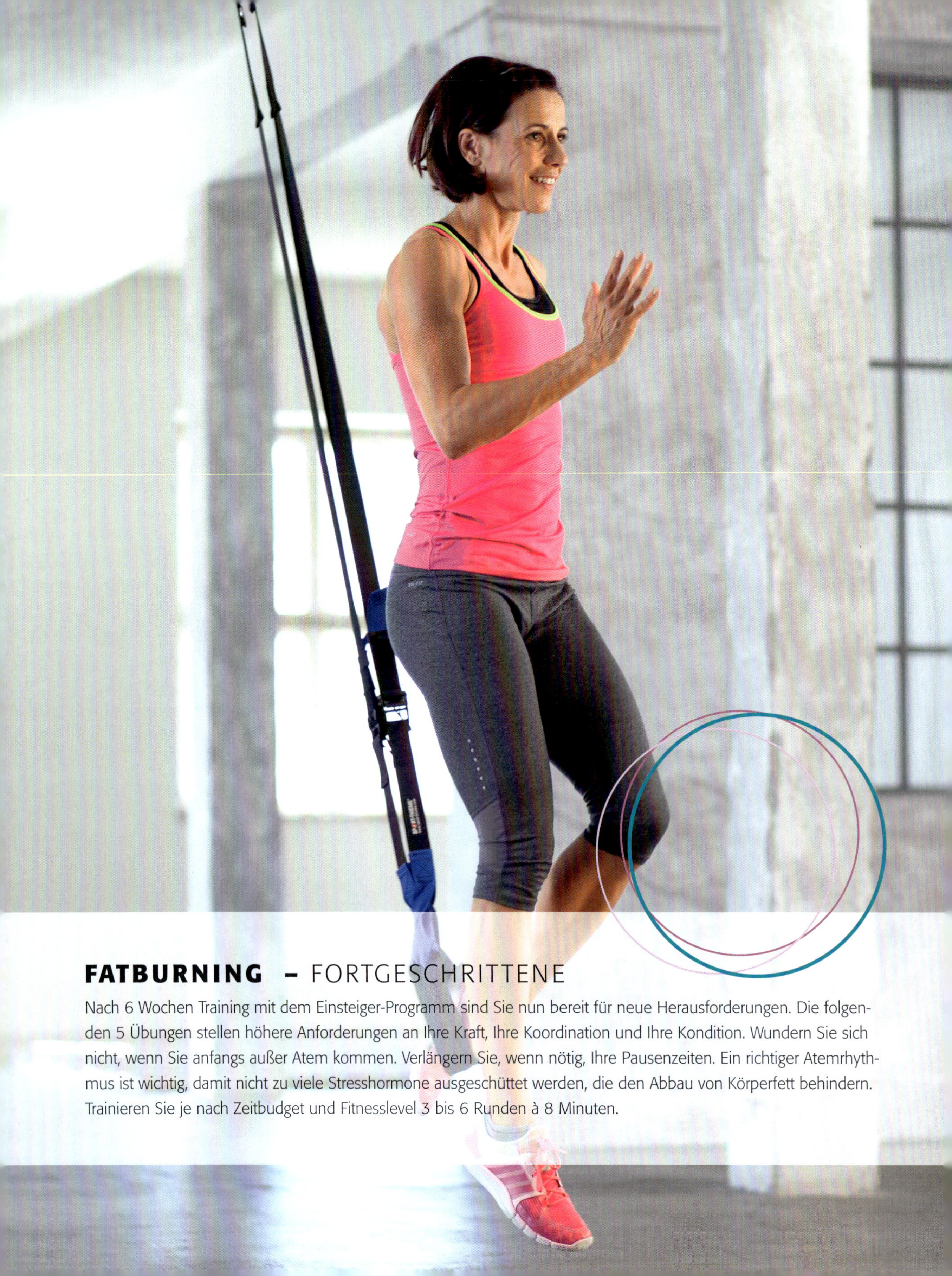

FATBURNING – FORTGESCHRITTENE

Nach 6 Wochen Training mit dem Einsteiger-Programm sind Sie nun bereit für neue Herausforderungen. Die folgenden 5 Übungen stellen höhere Anforderungen an Ihre Kraft, Ihre Koordination und Ihre Kondition. Wundern Sie sich nicht, wenn Sie anfangs außer Atem kommen. Verlängern Sie, wenn nötig, Ihre Pausenzeiten. Ein richtiger Atemrhythmus ist wichtig, damit nicht zu viele Stresshormone ausgeschüttet werden, die den Abbau von Körperfett behindern. Trainieren Sie je nach Zeitbudget und Fitnesslevel 3 bis 6 Runden à 8 Minuten.

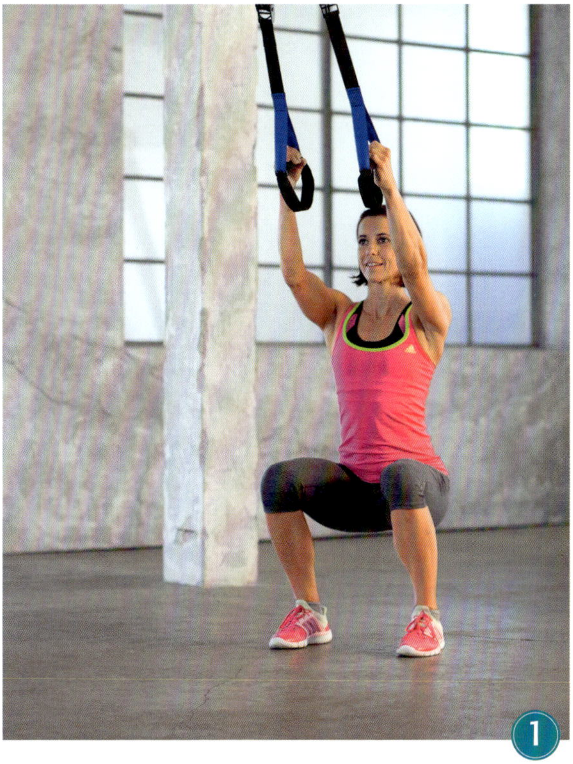

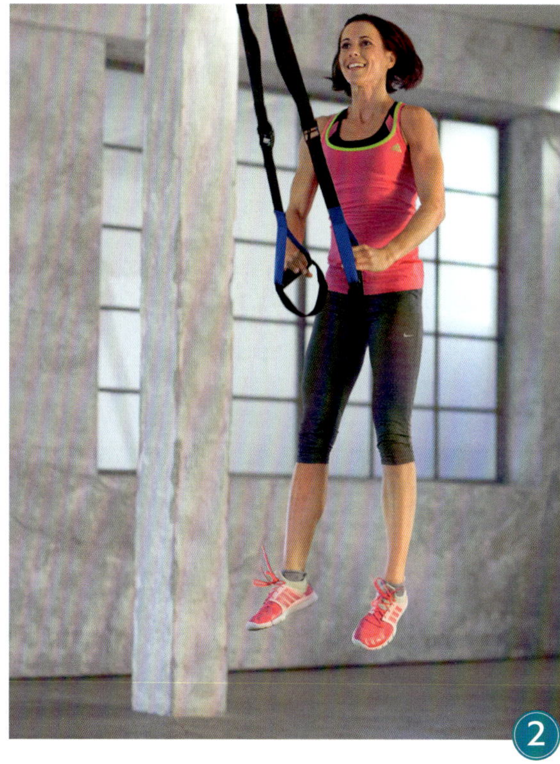

Jumping Squat

Nutzen

Kräftigung der Bein- und Gesäßmuskulatur, Training des Herz-Kreislauf-Systems

Ausgangsposition

Stand-Up – halblange Slings, Füße schulterbreit, Hände im Close Grip.

Übungsausführung

Mit der Einatmung beugen Sie die Knie und lassen Ihr Gesäß so weit wie möglich Richtung Fersen sinken (1). Mit der Ausatmung springen Sie kraftvoll nach oben, strecken Beine und Fußgelenke und drücken sich auch mit den Händen an den Griffen nach oben (2). Landen Sie dann sanft auf den Fußballen. Ihre Hände können Ihnen dabei helfen, Ihre Landung abzufedern.

Wiederholungszahl/Übungsdauer

40 Sekunden Training (ca. 22 Wiederholungen), 20 Sekunden Pause

Intensivierung

Zur stärkeren Aktivierung der Gesäßmuskulatur ein starkes Mini-Band knapp unterhalb der Knie platzieren und kontinuierlich unter Spannung halten.

Achtung

Landen Sie möglichst leise auf den Fußballen und setzen Sie dann erst sanft die Fersen auf den Boden.

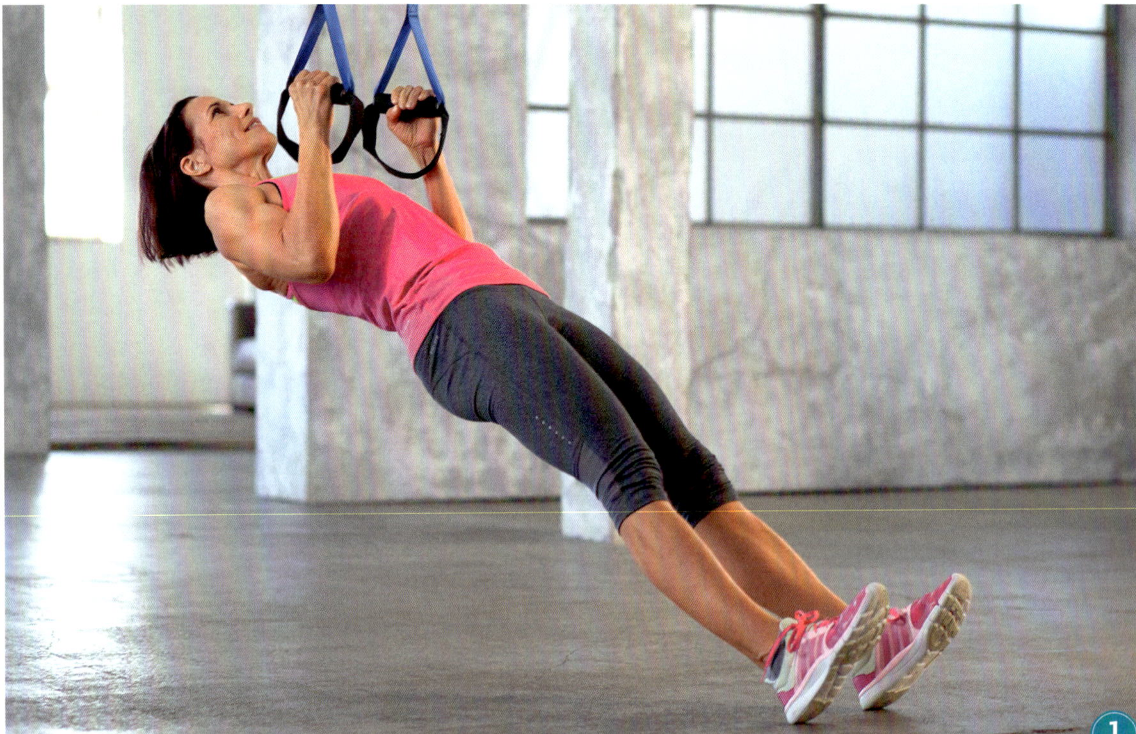

1

Inverted Rows

Nutzen

Rumpfstabilisierung, Kräftigung der Rücken- und Armbeugemuskulatur (Bizeps)

Ausgangsposition

Inverted – kurze Slings, Oberkörper unter dem Ankerpunkt, Arme gestreckt, Hände im Close Grip, Füße hüftbreit – Fersen am Boden.

Übungsausführung

Halten Sie eine gute Körperspannung, sodass Ihr ganzer Körper eine gerade Linie bildet. Atmen Sie tief durch die Nase ein und ziehen Sie sich mit der Ausatmung Richtung Ankerpunkt 1. Führen Sie dabei die Ellbogen so eng wie möglich am Oberkörper vorbei. Die Füße bleiben unverändert stehen. Mit der Einatmung den Oberkörper langsam wieder absinken lassen.

Wiederholungszahl/Übungsdauer

40 Sekunden Training (ca. 15 Wiederholungen),
20 Sekunden Pause

Achtung

Wenn Sie das Becken zu weit vorschieben und zu wenig Bauchspannung halten, geraten Sie in ein unerwünschtes Hohlkreuz.

Variante

Einarmiges Rudern Inverted (siehe auch Seite 54): Greifen Sie die Griffe der Slings im Single Mode mit einer Hand. Stützen Sie die andere Hand in die Taille und ziehen Sie sich 40 Sekunden lang so oft wie möglich mit dem rechten Arm und nach der Pause 40 Sekunden mit dem linken Arm nach oben.

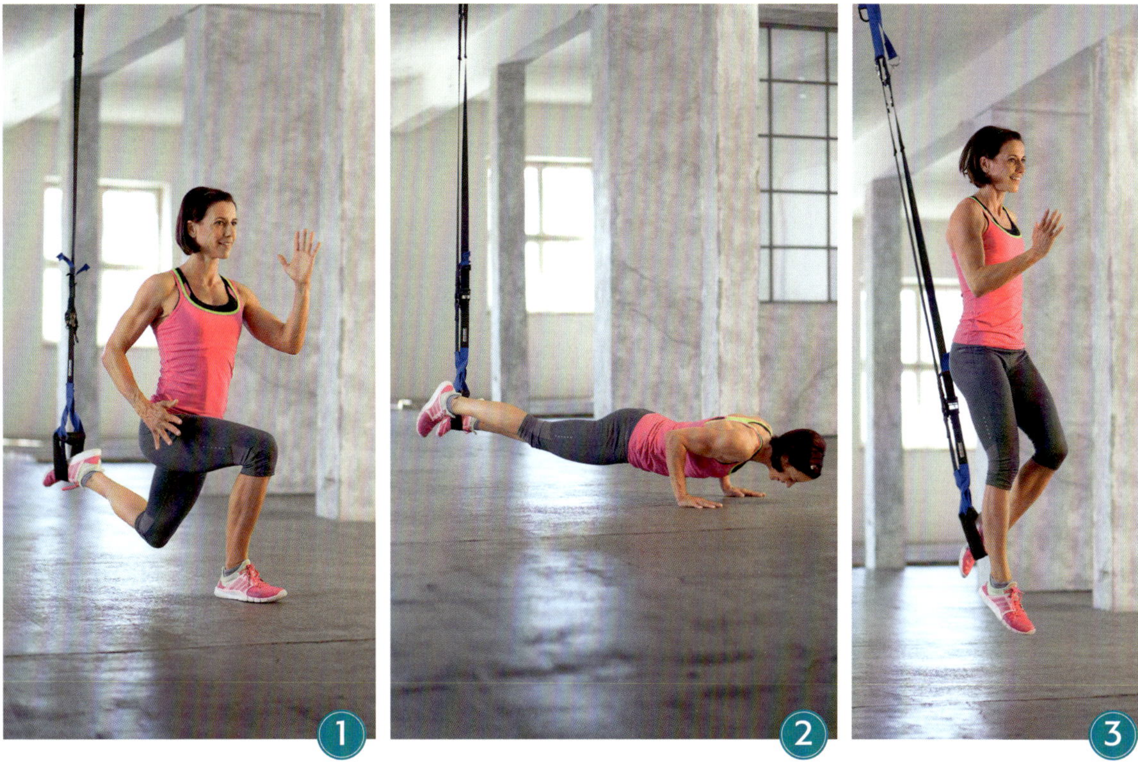

Suspended Burpees

Nutzen

Aktivierung des Stoffwechsels, Training des Herz-Kreislauf-Systems, Kräftigung von Rumpf-, Gesäß-, Bein-, Brust- und Armmuskulatur

Ausgangsposition

Suspended Single Leg Stand – lange Slings, Griffe im Single Mode, Arme locker neben dem Körper, linker Fuß in den Fußschlaufen, Standfuß ca. eine Schrittlänge vom Ankerpunkt entfernt, Oberkörper aufrecht, beide Knie nebeneinander.

Übungsausführung

Mit der Einatmung schieben Sie das linke Bein weit nach hinten Richtung Ankerpunkt, beugen gleichzeitig Ihr Standbein 1, senken Ihren Oberkörper ab, setzen beide Hände schulterbreit auf dem Boden auf, halten die Arme gestreckt und lösen nun auch noch das Standbein vom Boden, um in den Frontstütz zu kommen. Einatmend beugen Sie beide Arme und senken Ihren Körper in einer Linie bis knapp über den Boden ab 2. Mit der Ausatmung strecken Sie Ihre Arme wieder in den Frontstütz – halten Sie beide Beine dabei parallel nebeneinander –, ziehen den rechten Fuß unter Ihre Körpermitte, strecken schnell und kraftvoll Ihr rechtes Bein und drücken sich so mit einem kraftvollen Sprung nach oben 3 und landen wieder im Stand 1.

Wiederholungszahl/Übungsdauer

40 Sekunden Training auf dem rechten Bein (ca. 10 Wiederholungen), 20 Sekunden Pause, dann 40 Sekunden Training auf dem linken Bein

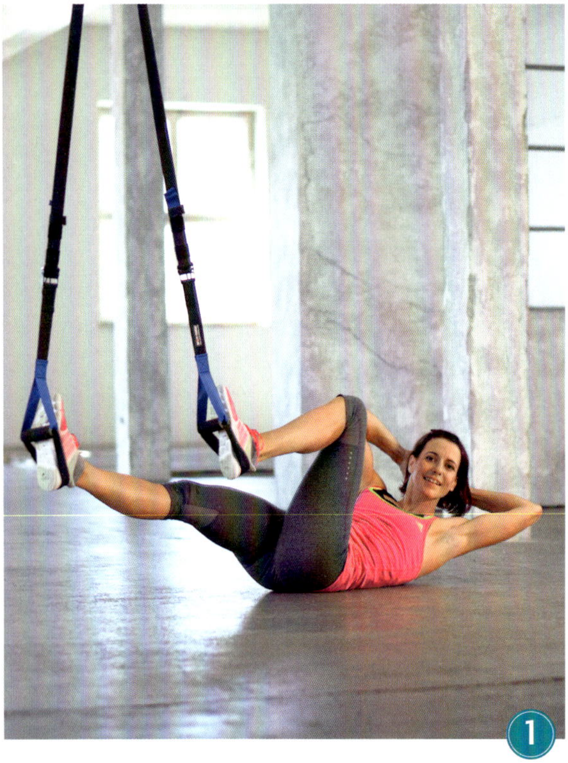

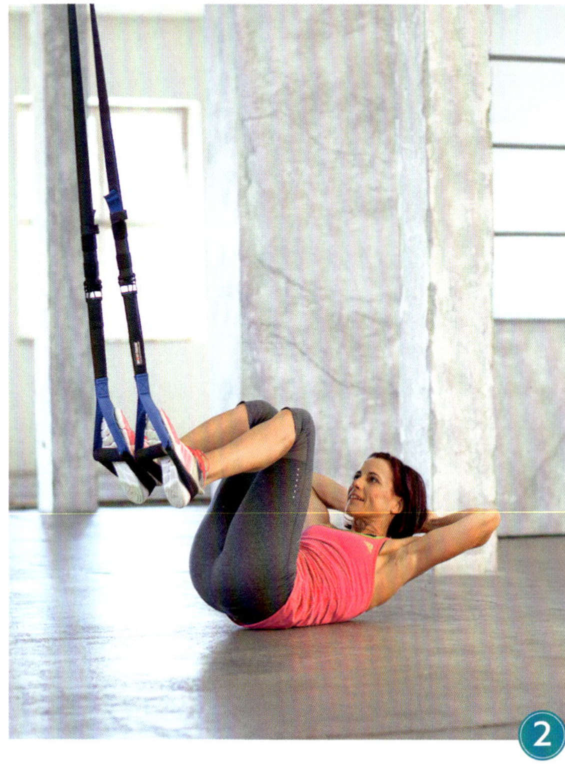

Criss Cross

Nutzen

Kräftigung der Bauchmuskulatur und der Beinrückseiten

Ausgangsposition

Rückenlage – lange Slings, Fersen in den Fußschlaufen, Beine leicht gebeugt, Füße unter dem Ankerpunkt, Hände hinter dem Kopf verschränkt.

Achtung

Zwischen Kinn und Brust sollte immer faustbreit Platz bleiben! Vermeiden Sie es, mit den Händen am Kopf zu ziehen.

Übungsausführung

Heben Sie den Oberkörper leicht vom Boden ab und bringen Sie diagonal Knie und Ellbogen zueinander, indem Sie den Oberkörper nach links eindrehen und das linke Knie zur Brust ziehen 1, Arbeiten Sie wechselseitig, ohne den Oberkörper zwischendurch abzulegen. Atmen Sie dabei gleichmäßig.

Wiederholungszahl/Übungsdauer

40 Sekunden Training (ca. 35 Wiederholungen), 20 Sekunden Pause

Variante

In – Out: Ziehen Sie bei leicht angehobenem Oberkörper beide Knie gleichzeitig Richtung Brust und strecken Sie sie wieder, ohne den Oberkörper abzulegen 2.

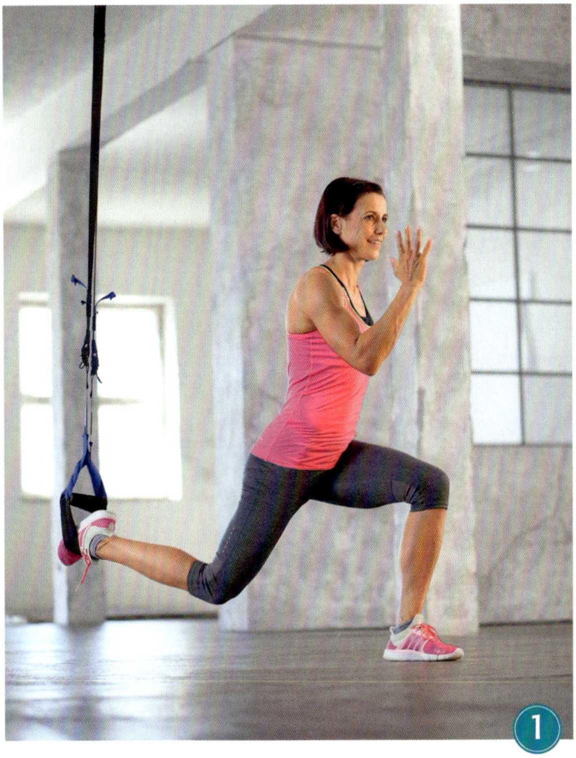

1

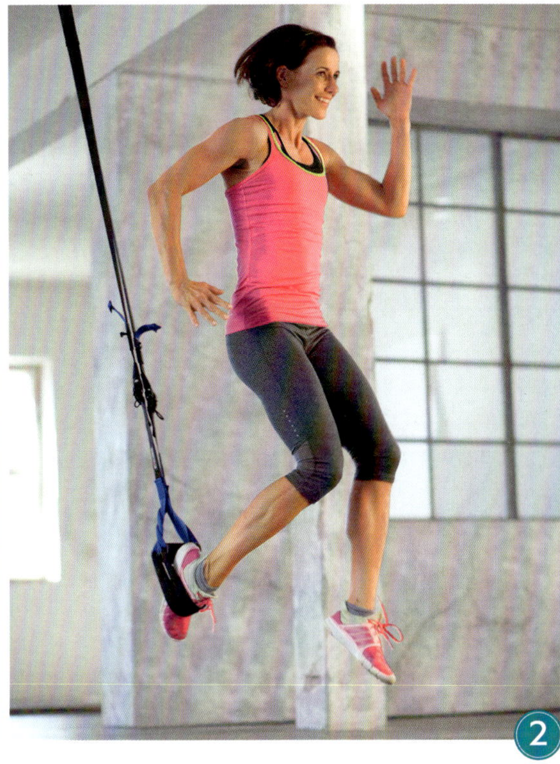

2

Suspended Jumping Lunge

Nutzen

Kräftigung von Gesäß- und Beinmuskulatur, Herz-Kreislauf-Training, Verbesserung der Balance

Ausgangsposition

Suspended Single Leg Stand – lange Slings, Griffe im Single Mode, rechter Fuß in den Fußschlaufen, Standfuß ca. eine Schrittlänge vom Ankerpunkt entfernt, beide Knie nebeneinander, Oberkörper aufrecht, Arme locker neben dem Körper.

Übungsausführung

Mit der Einatmung schieben Sie das rechte Bein weit nach hinten Richtung Ankerpunkt, beugen gleichzeitig das linke Bein und senken Ihr Gesäß ab 1, Wie beim Joggen arbeiten die Arme diagonal mit, d.h., während das linke Knie vorn steht, schieben Sie den rechten Arm leicht gebeugt nach vorn, während der linke Ellbogen nach hinten gezogen wird. Mit der Ausatmung drücken Sie sich mit dem Standbein kräftig vom Boden ab 2 und landen dann sanft wieder in der Ausgangsposition.

Wiederholungszahl/Übungsdauer

40 Sekunden Training auf dem linken Bein (ca. 17 Wiederholungen), 20 Sekunden Pause, dann 40 Sekunden Training auf dem rechten Bein

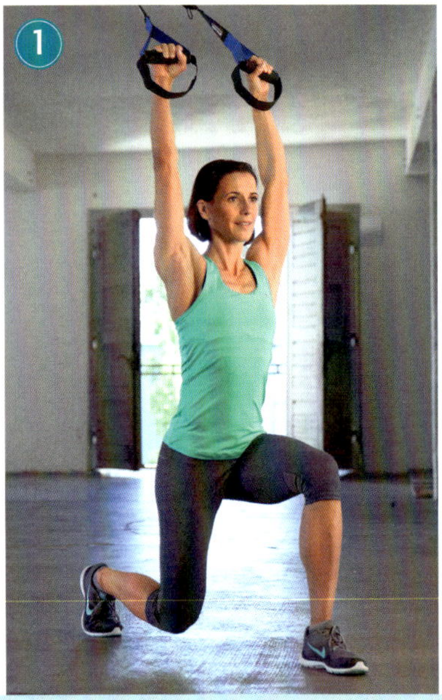

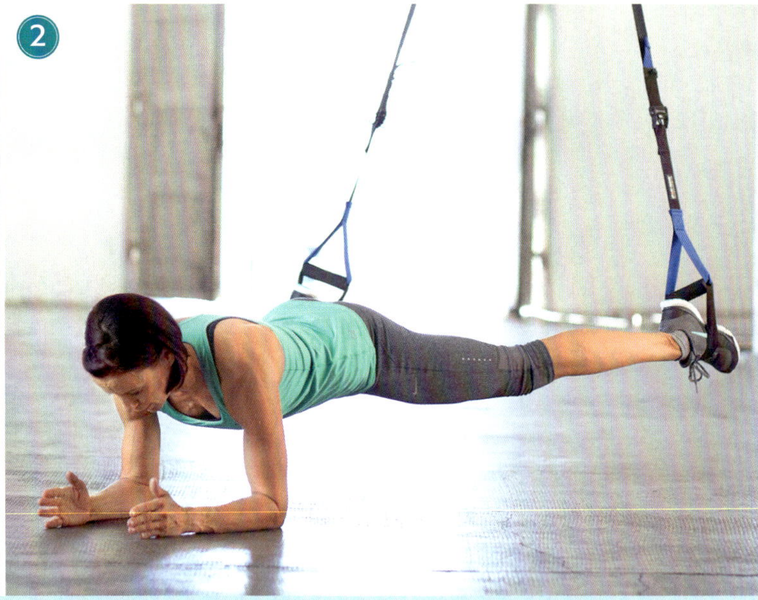

TABATA – EINSTEIGER

Seite 92 bis Seite 97

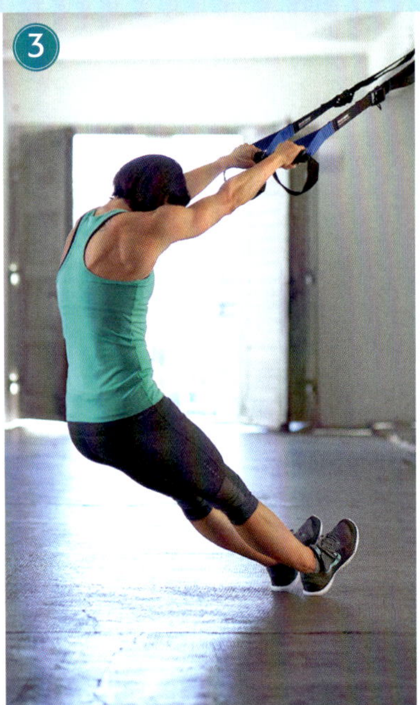

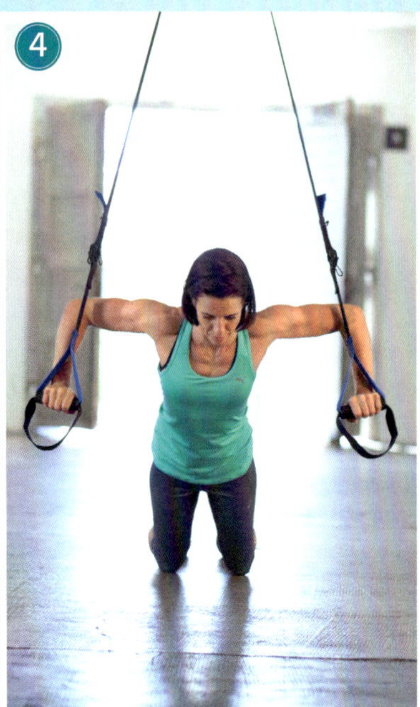

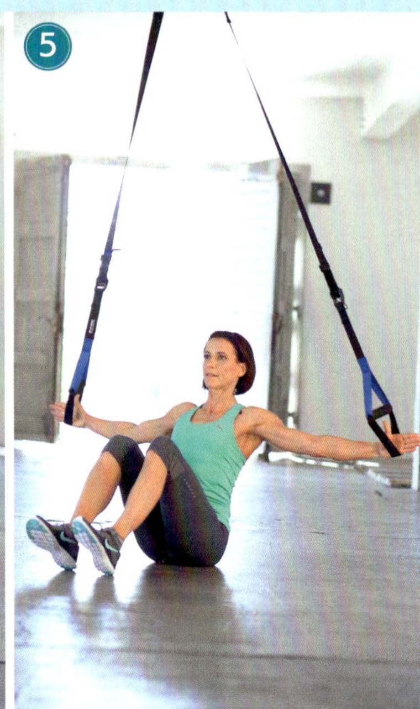

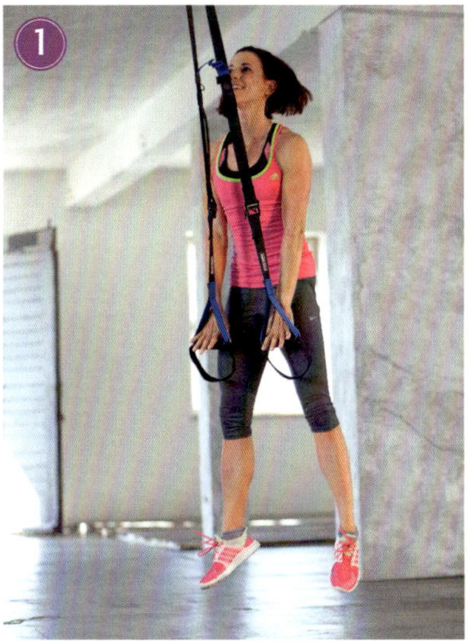

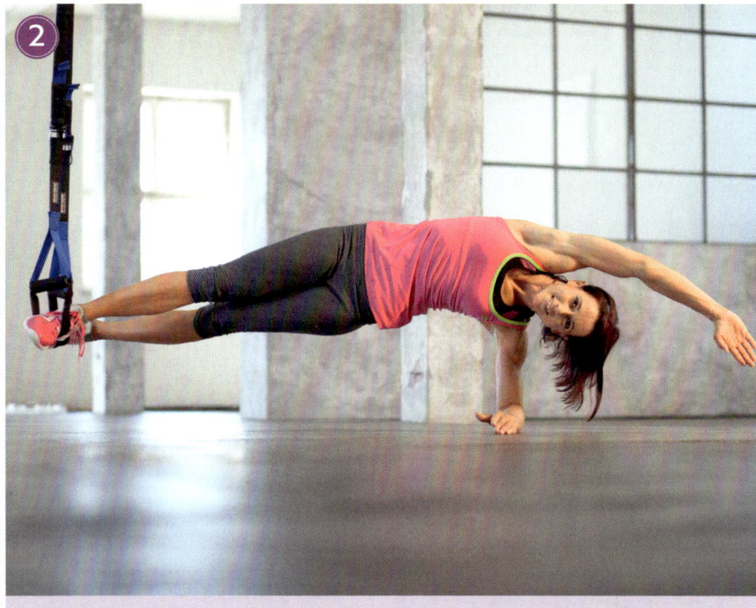

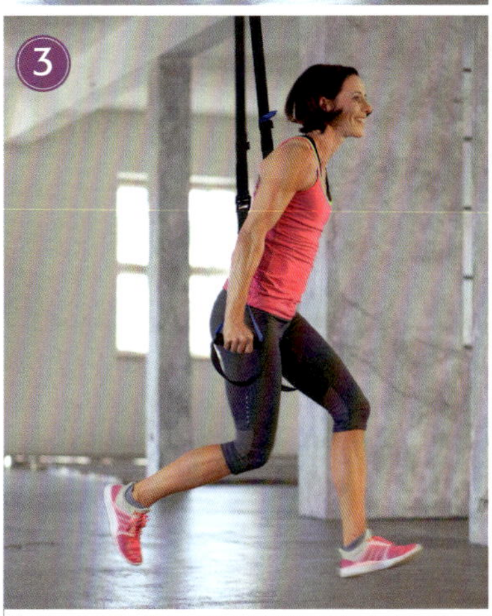

TABATA – FORTGESCHRITTENE

Seite 98 bis Seite 105

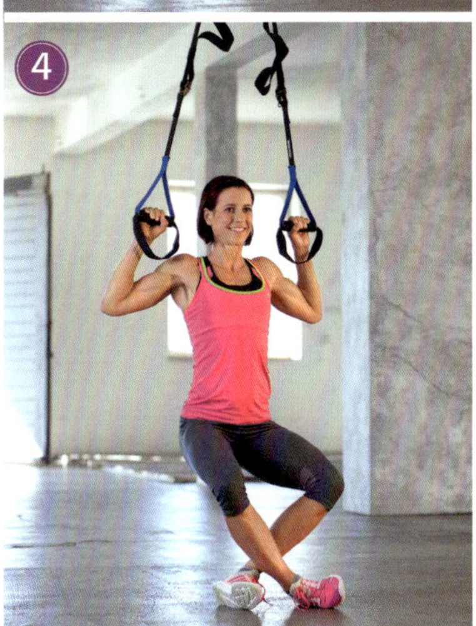

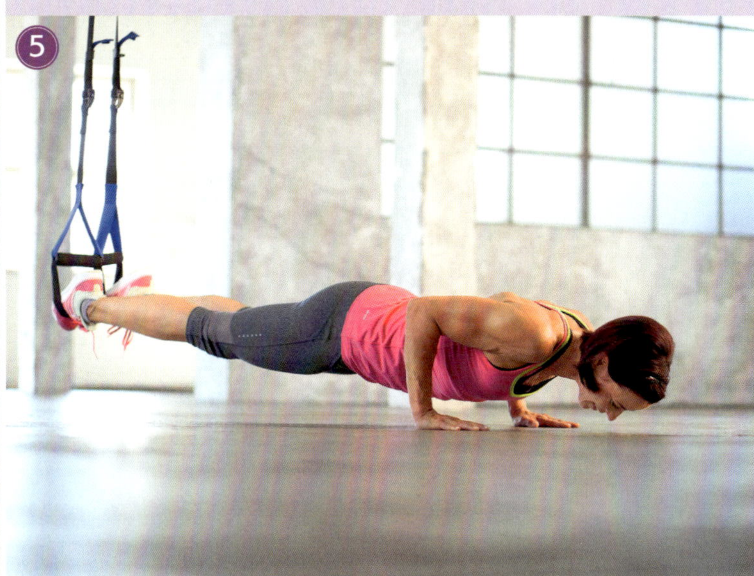

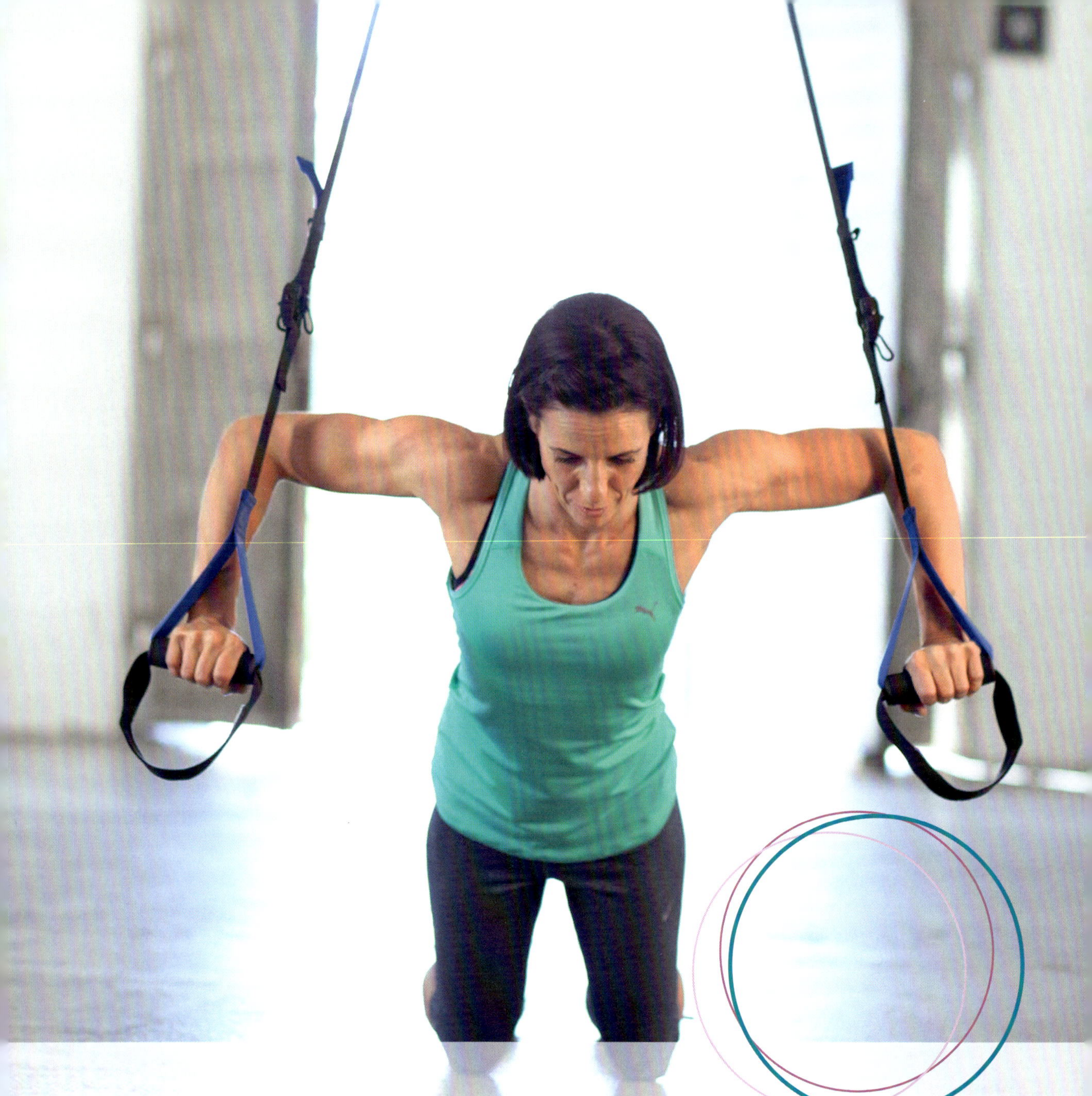

TABATA – EINSTEIGER

In diesem ca. 25-minütigen Workout nutzen wir das TABATA-Protokoll für ein effektives Ganzkörper-Workout, das vor allem Ihre Kraftausdauer steigert. Die Kraftausdauer ist zum Beispiel im unteren Rücken viel wichtiger als die Maximalkraft, wenn es um die Vermeidung von Rückenschmerzen geht. Trainiert wird jede Übung über 8 Runden, wobei auf 20 Sekunden Übungszeit jeweils 10 Sekunden Pause folgen. 4 Minuten lang an einer Übung zu arbeiten, verbessert zudem Ihre Technik bei der Übungsausführung.

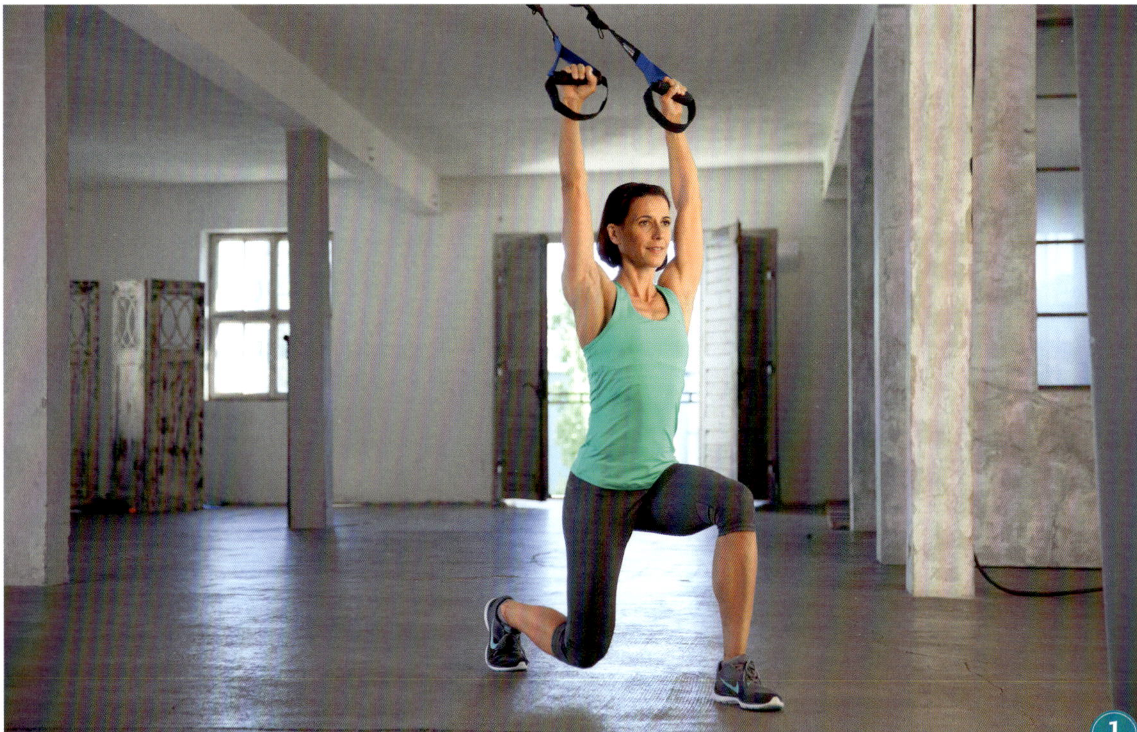

1

Isometric Lunge

Nutzen

Kräftigung von Gesäß- und Beinmuskulatur, Aufrichtung, Verbesserung der Balance

Ausgangsposition

Stand-Up Reverse – kurze Slings, mit dem Rücken zum Ankerpunkt, Hände im Wide Grip.

Übungsausführung

Gehen Sie mit dem linken Bein in einen weiten Ausfallschritt nach vorn, weg vom Ankerpunkt. Strecken Sie zeitgleich beide Arme über den Kopf, sodass die Slings gespannt sind. Das hintere Knie berührt fast den Boden (1). Halten Sie diese Position für 20 Sekunden. Drücken Sie sich dann mit dem vorderen Fuß zurück Richtung Ankerpunkt und senken Sie dabei auch die Arme.

Wiederholungszahl/Übungsdauer

8 Runden, wechselseitig je 20 Sekunden halten + 10 Sekunden Pause

Achtung

Beide Knie sollten in der Halteposition rechtwinklig gebeugt sein.

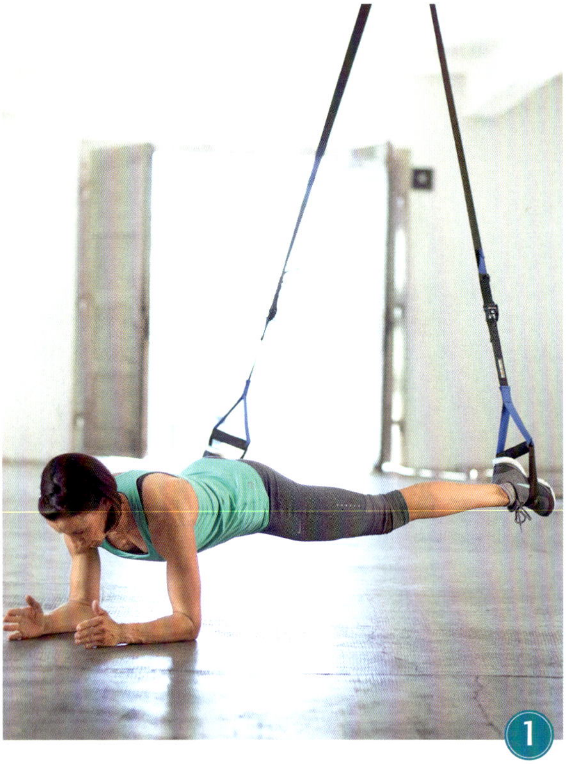

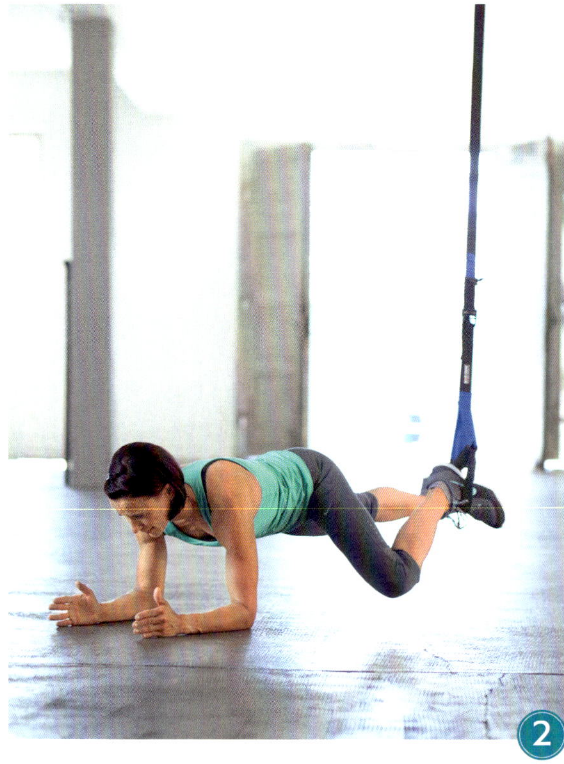

Plank Jack

Nutzen
Kräftigung der gesamten Rumpfmuskulatur

Ausgangsposition
Plank – lange Slings, Füße unterhalb des Ankerpunkts in den Fußschlaufen, Beine gestreckt eng nebeneinander, Arme 90 Grad gebeugt, Ellbogen direkt unter den Schultern, Handaußenkanten zum Boden.

Übungsausführung
Halten Sie Ihr Gesäß auf Schulterhöhe und Ihre Bauchmuskulatur auch während der Einatmung unter Spannung, damit kein Hohlkreuz entsteht. Mit der Ausatmung öffnen Sie Ihre Beine so weit wie möglich 1. Mit der Einatmung Beine wieder zusammenbringen. Öffnen und schließen Sie Ihre Beine in diesem Atemrhythmus langsam und kontrolliert.

Wiederholungszahl/Übungsdauer
8 Runden, je 20 Sekunden Training + 10 Sekunden Pause

Variante I
Spiderman-Plank: Während Sie die Plank halten, drehen Sie wechselseitig ein Knie nach außen und ziehen es Richtung Ellbogen 2.

Intensivierung
Um die Gesäßmuskulatur stärker zu fordern, schlingen Sie sich ein starkes Mini-Band um die Fußgelenke.

Tipp
Wenn Schmerzen im unteren Rücken auftreten, die Übung zur Plank-Pike abwandeln – siehe Seite 114.

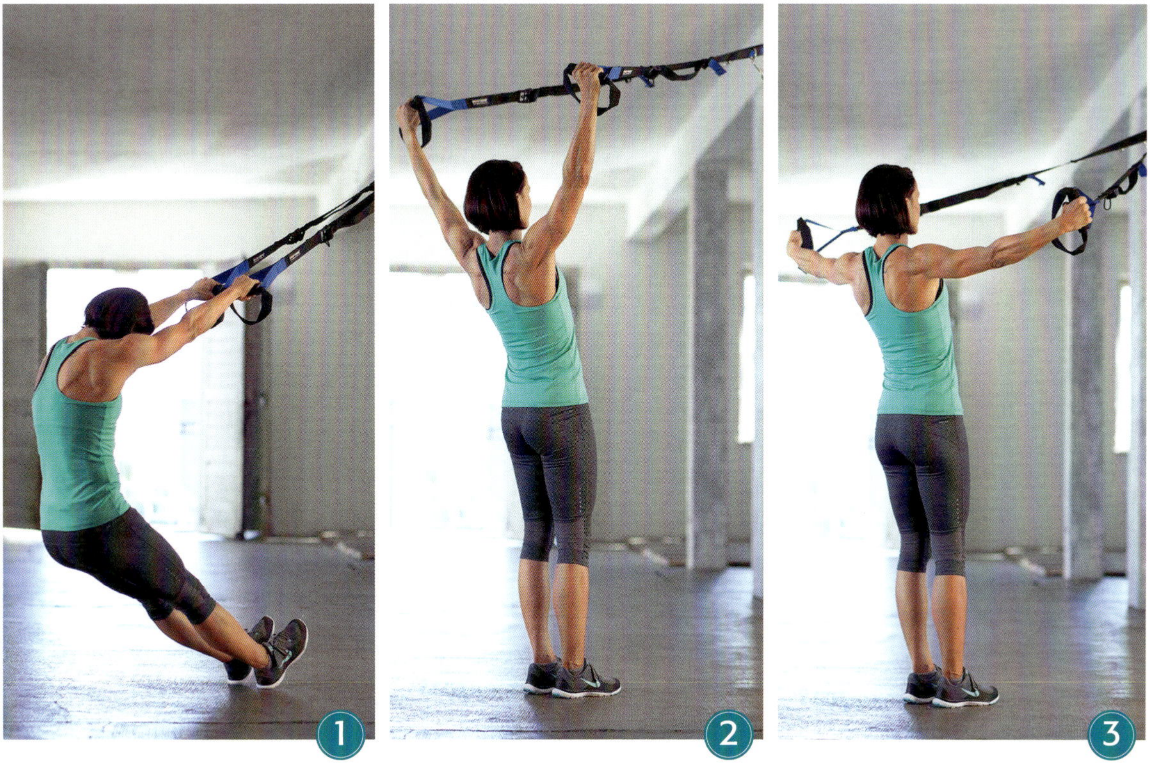

C-Y, C-I, C-T

Nutzen

Mobilisation und Kräftigung der gesamten Rückenmuskulatur, Aufrichtung

Ausgangsposition

Lean Back – halblange Slings, Füße hüftbreit aufgestellt, gestreckte Arme, Hände im Wide Grip.

Übungsausführung

Mit der Einatmung schieben Sie Ihr Gesäß so weit nach hinten, wie es Ihnen mit gestreckten Beinen möglich ist. Lassen Sie den Rücken rund werden und senken Sie den Kopf etwas nach vorn ab durch die Arme, sodass Ihr Körper von der Seite wie ein C aussieht (1). Mit der Ausatmung bringen Sie Spannung in Ihr Gesäß, schieben Ihr Becken leicht nach vorn und ziehen gleichzeitig die gestreckten Arme schräg nach oben über Kopf in die »Y« Position (2). Beim Einatmen sinken Sie wieder zurück ins »C«. Mit der Ausatmung Spannung in den Körper bringen und die Arme nun gerade über Kopf ins »I« ziehen. Wieder zurück ins »C« und dann die Arme zur Seite öffnend ins »T« ziehen (3). Dieser Reihenfolge wiederholen, bis die Zeit abgelaufen ist.

Wiederholungszahl/Übungsdauer

8 Runden, je 20 Sekunden Training + 10 Sekunden Pause

Achtung

Schieben Sie das Becken während der Aufrichtung nicht zu stark nach vorn und halten Sie die Bauchmuskulatur unter Spannung, damit kein Hohlkreuz entsteht.

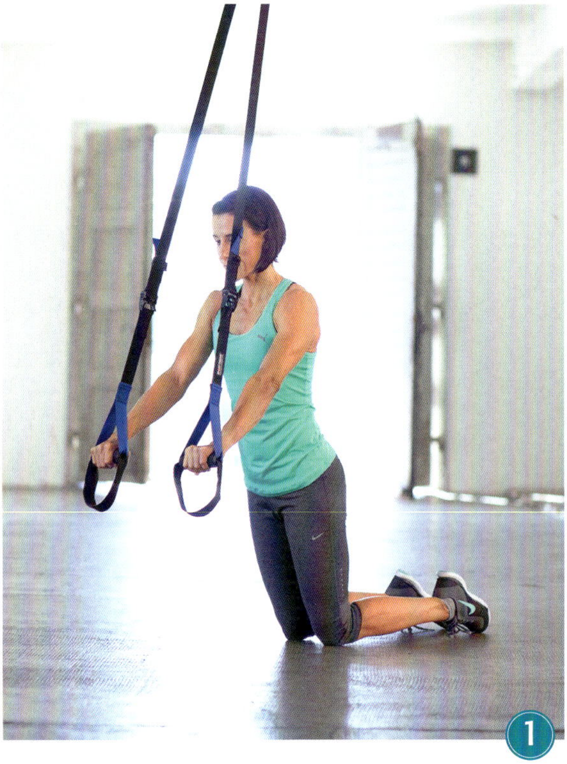

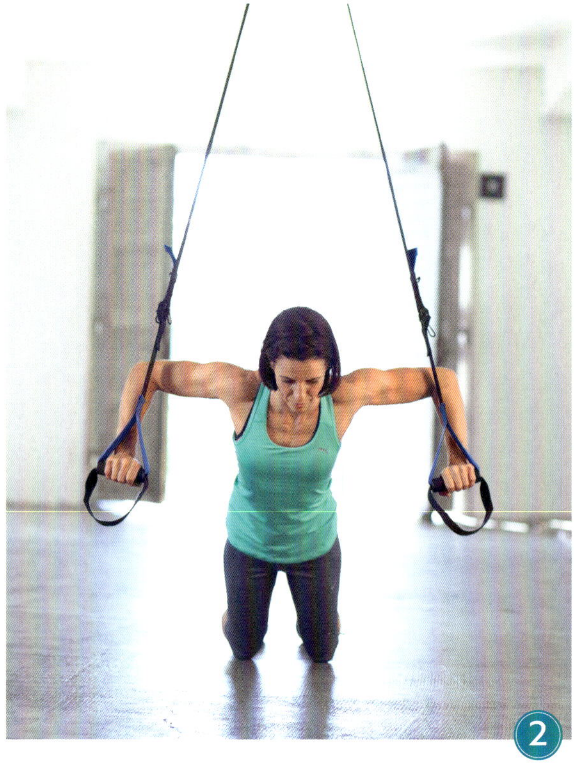

Wide Grip Push-Up on Knees

Nutzen

Kräftigung der Brust- und Armstreckermuskulatur, Verbesserung der Rumpfstabilität

Ausgangsposition

Lean Front – Wide Grip – lange Slings, mit den Füßen unter dem Ankerpunkt kniend, Arme gestreckt vor der Hüfte (1).

Übungsausführung

Mit der Einatmung ziehen Sie die Hände leicht auseinander, beugen beide Arme und lehnen sich gleichzeitig mit dem gesamten Körper so weit nach vorn, bis Sie ein leichtes Ziehen in der Brustmuskulatur spüren. Die Ellbogen dabei über den rechten Winkel nach hinten führen (2). Mit der Ausatmung Arme wieder strecken und so Ihren Körper von den Griffen weg Richtung Ankerpunkt drücken.

Wiederholungszahl/Übungsdauer

8 Runden, je 20 Sekunden Training + 10 Sekunden Pause

Intensivierung

Die Intensität der Übung nimmt zu, je näher die Knie am Ankerpunkt sind – bei Fortgeschrittenen können sie sogar hinter dem Ankerpunkt sein.

Achtung

Oberkörper, Gesäß und Oberschenkel bilden während der gesamten Übung eine Linie. Falls die Slings an den Oberarmen reiben, die Hände etwas weiter nach vorn schieben.

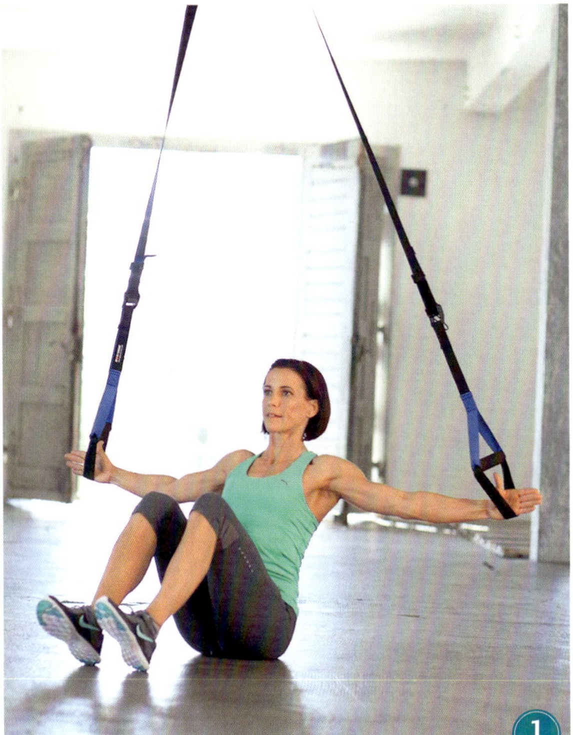

1

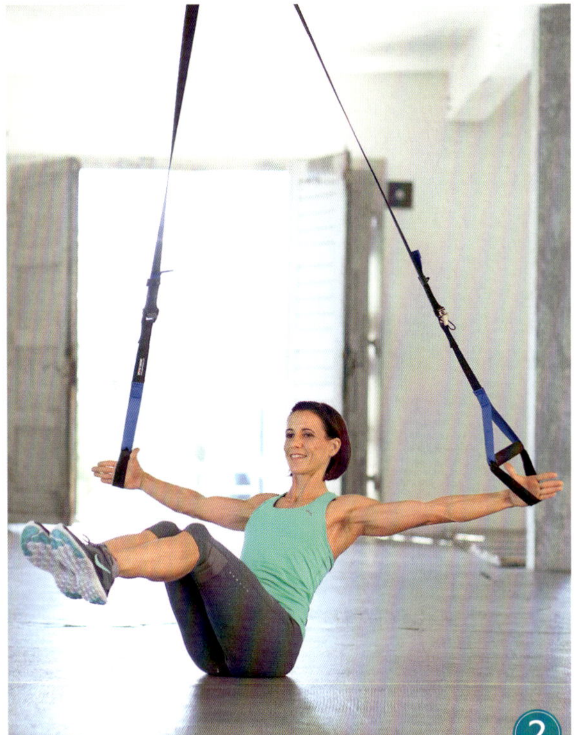

2

T-Sit-Up

Nutzen

Kräftigung der Bauchmuskulatur sowie der hinteren Schulter- und oberen Rückenmuskulatur

Ausgangsposition

Rückenlage – lange Slings, Knie unter dem Ankerpunkt, Beine im 90-Grad-Winkel aufgestellt, Arme locker neben dem Körper, Hände mit den Handaußenkanten in den Fußschlaufen.

Übungsausführung

Während Ihr Oberkörper am Boden aufliegt, atmen Sie tief durch die Nase ein. Mit der Ausatmung drücken Sie die Fersen fest in den Boden, ziehen den Bauchnabel nach innen und rollen den Oberkörper langsam auf. Ziehen Sie während der Aufrichtung die gestreckten Arme auseinander und seitlich so weit wie möglich am Oberkörper vorbei ins »T« (1). Die Handkanten dabei kräftig in die Fußschlaufen drücken, um die Slings kontinuierlich unter Spannung zu halten. Richten Sie Ihren Oberkörper so weit wie möglich auf, atmen Sie tief ein und beginnen Sie mit der Ausatmung den Oberkörper wieder langsam zum Boden abzurollen. Auch die Arme kommen zurück nach vorn in die Ausgangsposition.

Wiederholungszahl/Übungsdauer

8 Runden, je 20 Sekunden Training + 10 Sekunden Pause

Intensivierung

Beine in der Luft: Halten Sie während der Übung die gebeugten Beine in der Luft (2). Je weiter Sie die Knie dabei vom Bauchnabel entfernt halten, desto anstrengender wird die Übung.

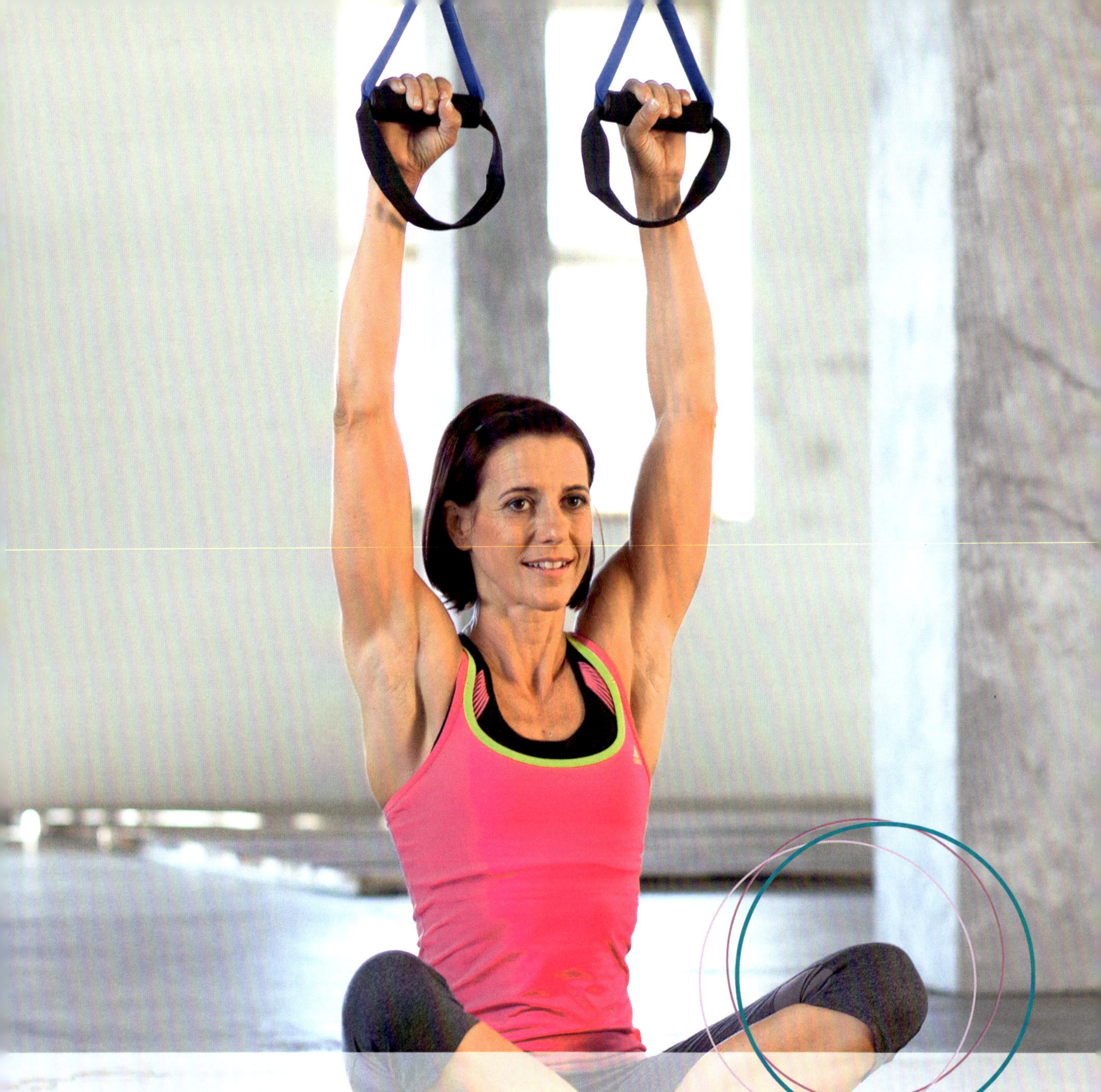

TABATA – FORTGESCHRITTENE

Mit dem TABATA-Programm für Fortgeschrittene können Sie sich in ca. 25 Minuten richtig auspowern. Das folgende Ganzkörper-Workout stellt höchste Ansprüche an Kraft und Ausdauer. Falls Sie am Anfang nicht alle 8 Runden in schnellem Tempo schaffen, gönnen Sie sich etwas mehr Zeit zwischen den einzelnen Wiederholungen. Notieren Sie Ihre Wiederholungszahlen bei jeder Runde, dann haben Sie Ihren Trainingsfortschritt im Blick. Achten Sie stets auf eine saubere Übungsausführung.

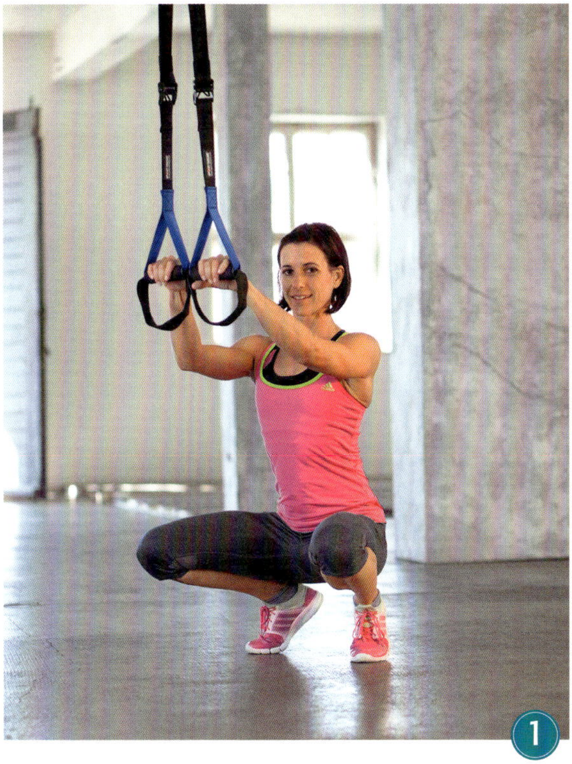

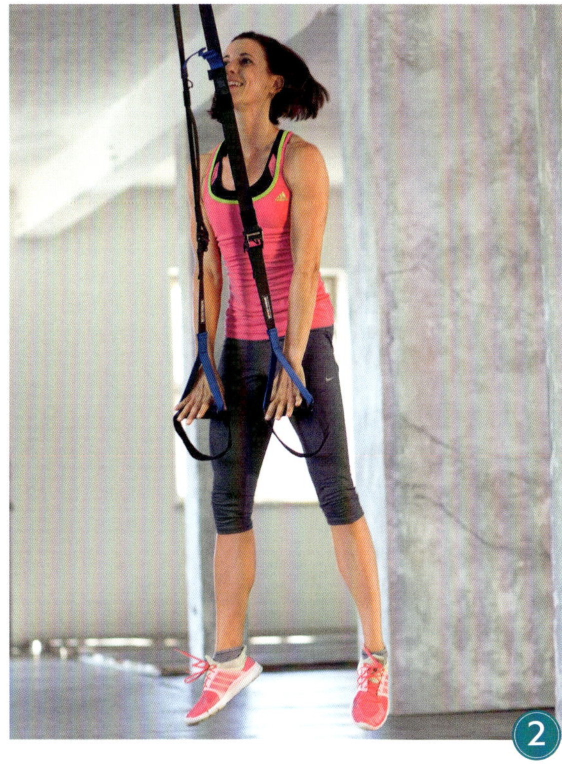

Frog Jumps

Nutzen

Kräftigung der Bein- und Gesäßmuskulatur, Verbesserung der Sprungkraft, Training des Herz-Kreislauf-Systems

Ausgangsposition

Stand-Up - kurze Slings, Füße hüftbreit aufgestellt, Hände im Wide Grip.

Übungsausführung

Gehen Sie in eine tiefe Kniebeuge auf den Zehenspitzen. Knie und Zehenspitzen werden dabei ca. 45 Grad nach außen gedreht. Ihr Oberkörper ist ganz aufrecht (1). Atmen Sie ein und springen Sie mit der Ausatmung kraftvoll nach oben. Strecken Sie Beine und Fußgelenke und drücken Sie sich mit den Händen an den Griffen ab (2). Nutzen Sie Ihre Hände auch, um Ihr Körpergewicht bei der Landung abzufedern.

Wiederholungszahl/Übungsdauer

8 Runden je 20 Sekunden Training + 10 Sekunden Pause

Achtung

Führen Sie diese Übung nur aus, wenn Sie keine Probleme mit den Kniegelenken haben. Landen Sie möglichst leise auf den Fußballen.

Tipp

Trainierende mit starkem Übergewicht oder Schmerzen in den Knien ersetzen diese Übung durch Bouncing Sumo Squats (siehe Seite 68).

Side Hip Raise

Nutzen

Kräftigung der seitlichen Bauchmuskulatur, Verbesserung der Rumpfstabilität, Kräftigung der Schultermuskulatur

Ausgangsposition

Seitstütz – lange Slings, linker Ellbogen direkt unter der Schulter am Boden, rechte Hand an der Taille, Füße seitwärts in je einer Fußschlaufe direkt unter dem Ankerpunkt, rechter Fuß vor dem linken, Hüfte in der Luft.

Übungsausführung

Lassen Sie einatmend das Becken kurz Richtung Boden sinken. Mit der Ausatmung drücken Sie Ihre Hüfte so weit wie möglich nach oben und strecken Ihren rechten Arm zeitgleich in einem großen Bogen über den Kopf hinweg, bis die Hand fast den Boden berührt (1). Mit der Einatmung die Hüfte wieder Richtung Boden absenken. Die Hüfte nicht komplett absetzen, sondern nur kurz den Boden berühren lassen, dann gleich mit der nächsten Wiederholung beginnen.

Wiederholungszahl/Übungsdauer

8 Runden, je 20 Sekunden Training + 10 Sekunden Pause; nach jeder Runde die Seite wechseln

Tipp

Wenn es Ihnen anfangs schwerfällt, den Seitstütz zu halten, können Sie den oberen Arm zum Abstützen am Boden nutzen.

Intensivierung

Seitstütz mit Rotation: Um die Rumpfmuskulatur noch stärker zu fordern, wird der obere Arm bei dieser Variante, während Sie die Hüfte heben, so weit wie möglich unter dem Körper durchgeschoben (2). Wenn die Hüfte abgesenkt wird, den Arm senkrecht nach oben strecken.

1

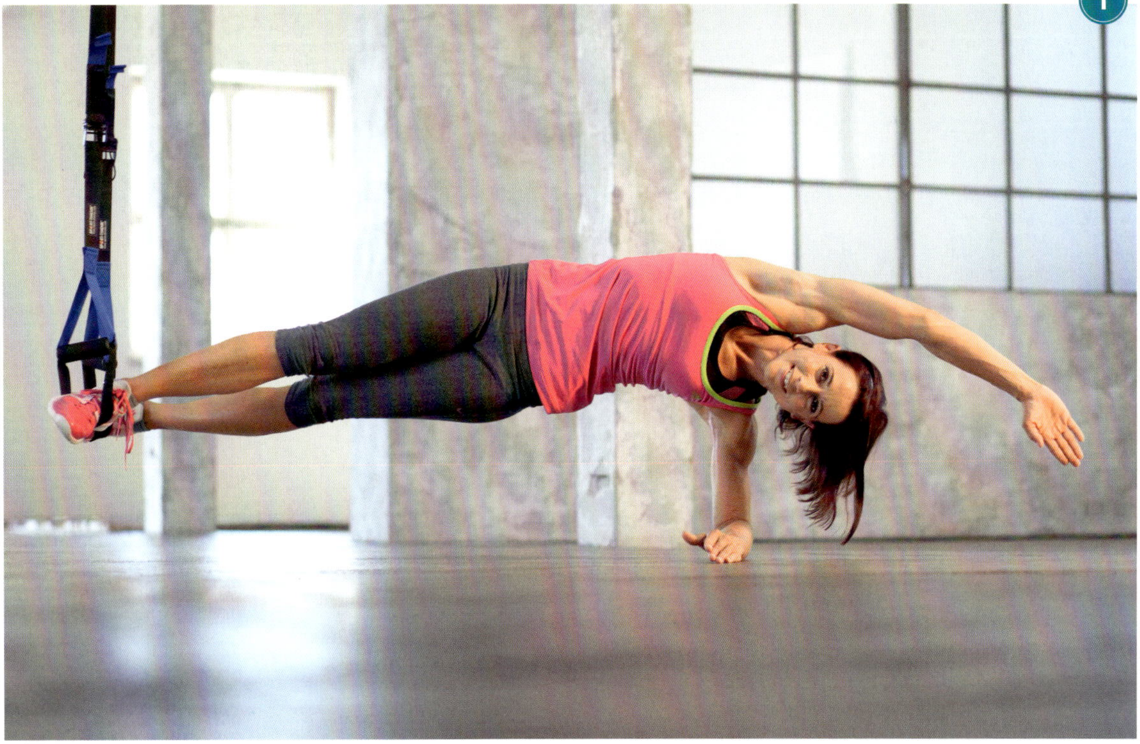

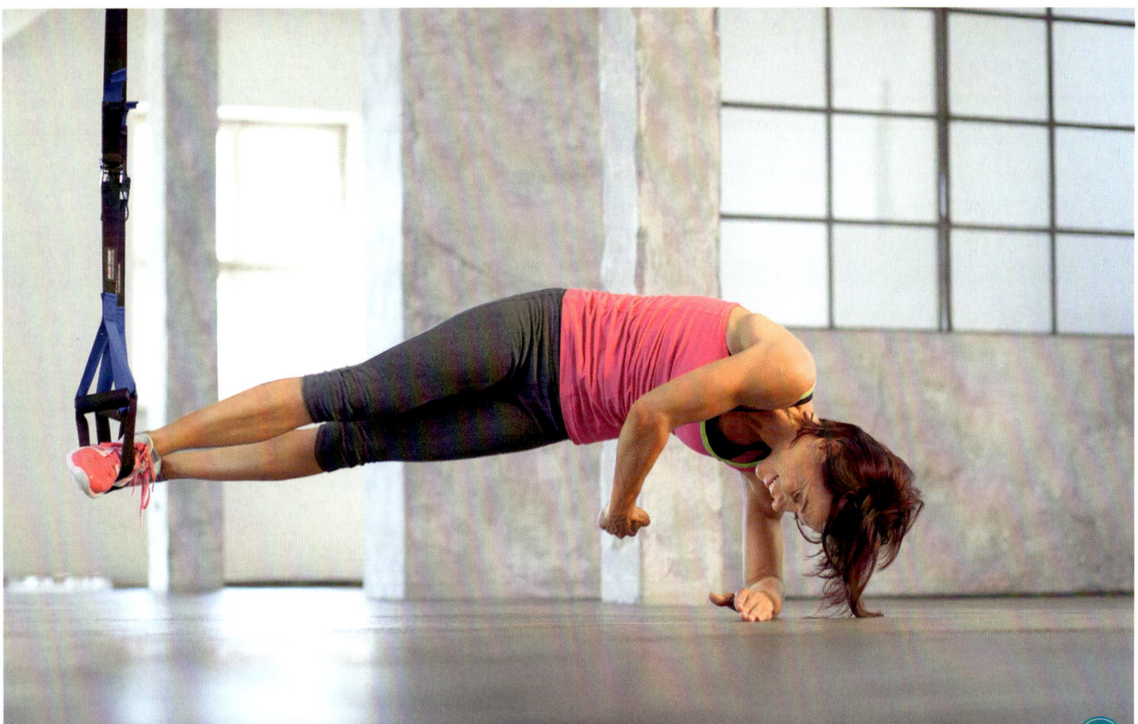

2

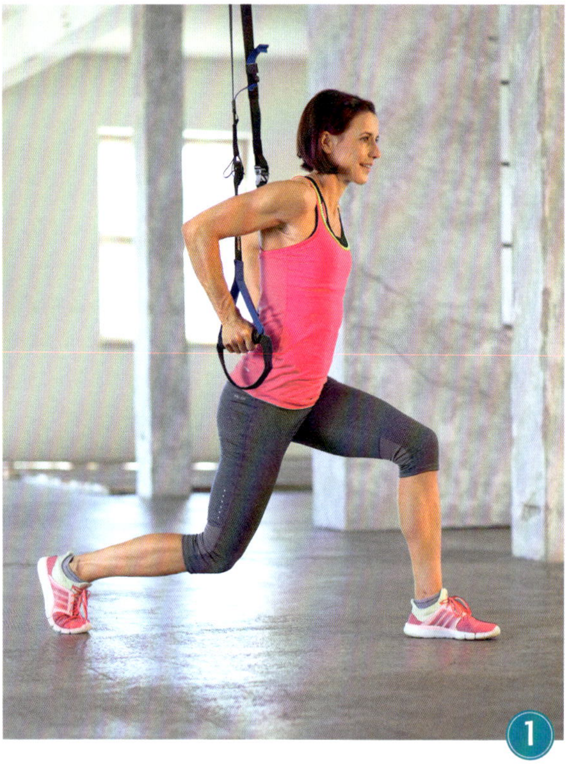

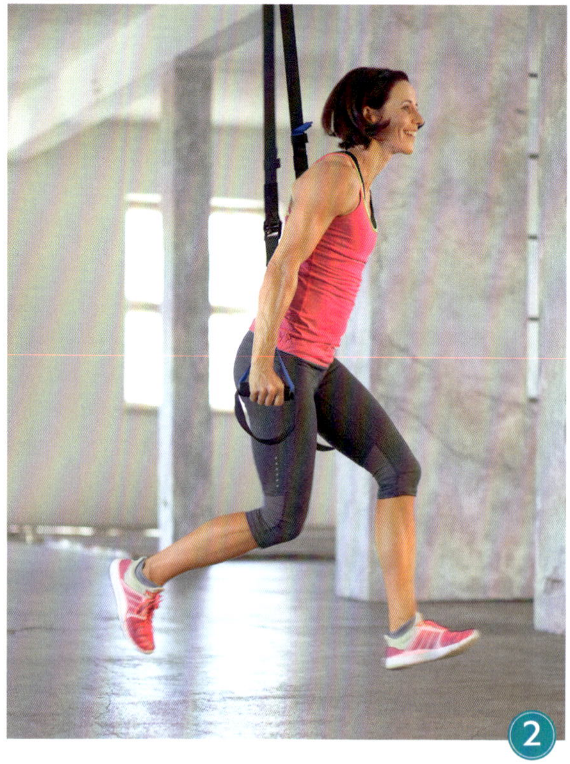

Scissor Jump

Nutzen

Kräftigung der Oberschenkel- und Gesäßmuskulatur, Sprungkraft- und Herz-Kreislauf-Training, Straffung der Armstrecker (Trizeps)

Ausgangsposition

Lean Front – Close Grip – halblange Slings, unter den Achseln durchgezogen, Arme im 90-Grad-Winkel gebeugt, Ellbogen nach hinten ausgerichtet, Oberkörper leicht nach vorn gelehnt, tiefe Schrittstellung unter dem Ankerpunkt, rechter Fuß hinten (1).

Übungsausführung

In der tiefen Ausgangsposition (1) einatmen und mit der Ausatmung kräftig nach oben abspringen. Die Sprungkraft wird durch die Arme unterstützt, die sich explosiv gerade strecken. Ihr Oberkörper bleibt in leichter Schräglage (2). Während des Sprungs die Beine wechseln und sanft wieder im tiefen Ausfallschritt landen, wobei nun der rechte Fuß vorn steht.

Wiederholungszahl/Übungsdauer

8 Runden, je 20 Sekunden Wechselsprünge + 10 Sekunden Pause

Tipp

Falls Sie mit dem Türanker arbeiten, bietet der Sprinter's Start high (siehe Seite 72) eine gute Alternative zu dieser Übung.

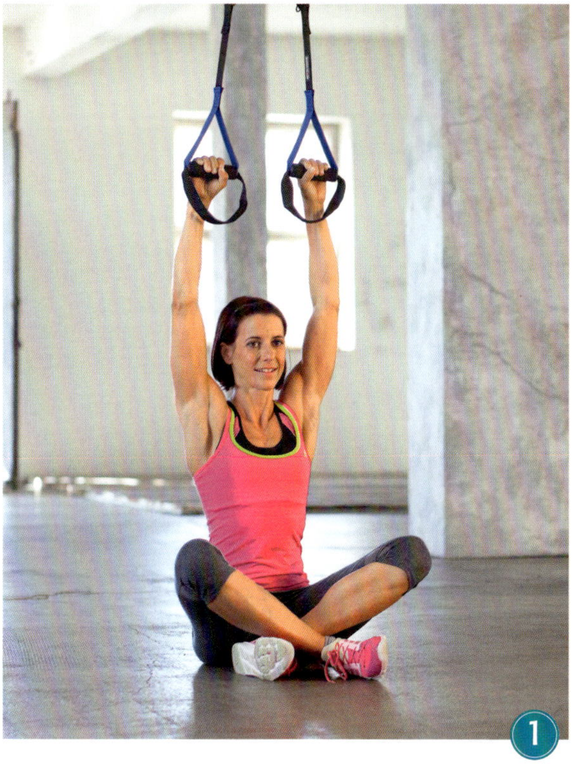

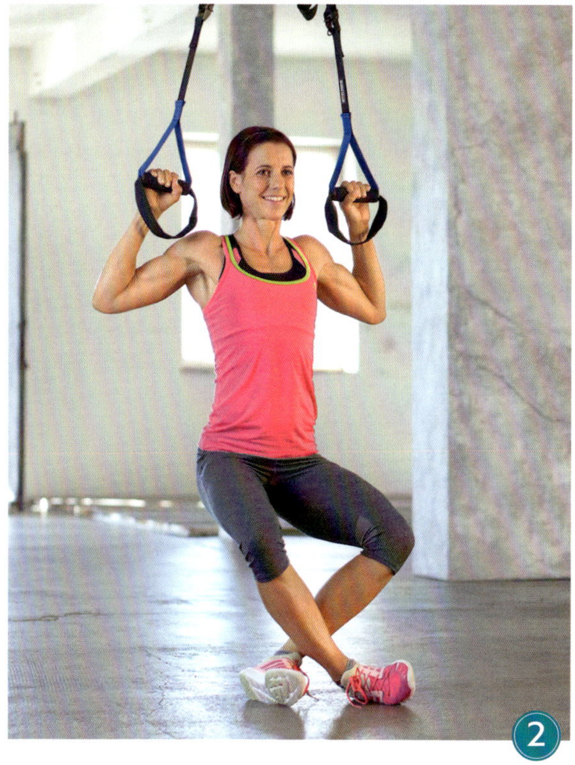

Seated Pull-Up

Nutzen
Kräftigt Armbeuger (Bizeps) und Rückenmuskulatur

Ausgangsposition
Sehr kurze Slings, im Schneidersitz unter dem Ankerpunkt sitzend, Hände im Wide Grip (1).

Übungsausführung
Atmen Sie tief durch die Nase ein und ziehen Sie sich mit der Ausatmung wie bei einem Klimmzug nach oben. Sie können dabei die Kraft Ihrer Beine unterstützend nutzen, indem Sie sich über die Außenkanten der Füße vom Boden abdrücken. Ziehen Sie die Ellbogen seitlich am Oberkörper vorbei und aktivieren Sie Ihre großen Rückenmuskeln (2). Am höchsten Punkt der Zugbewegung sollten die Griffe seitlich Ihre Schultern berühren. Senken Sie sich dann einatmend zum Boden ab.

Wiederholungszahl/Übungsdauer
8 Runden, je 20 Sekunden Training + 10 Sekunden Pause

Intensivierung
Behalten Sie den Schneidersitz während des gesamten Klimmzugs bei und lösen Sie somit auch die Füße vom Boden.

Tipp
Falls Sie mit dem Türanker arbeiten, empfiehlt sich anstelle dieser Übung der Wide Grip Row (siehe Seite 48) mit langen Slings und den Füßen gegen die Tür gestemmt, sodass Sie knapp über dem Boden hängend mit der Zugbewegung starten.

Atomic Push-Up

Nutzen

Kräftigung der Brust- und Rumpfmuskulatur, Straffung und Kräftigung der Armstrecker (Trizeps)

Ausgangsposition

Frontstütz – lange Slings, Füße unter dem Ankerpunkt eng nebeneinander in den Slings, Beine und Arme gestreckt, Hände unter den Schultern am Boden.

Übungsausführung

Starten Sie aus dem Frontstütz mit gestreckten Armen und beugen Sie mit der Einatmung Ihre Ellbogen, um Ihren Körper bis knapp über den Boden abzusenken 1. Mit der Ausatmung drücken Sie sich wieder explosiv nach oben und ziehen beide Knie Richtung Ellbogen. Öffnen Sie dabei die Beine leicht und schieben Sie den Po nach oben, sodass die Knie Ihre Ellbogen kurz berühren können 2. Mit der nächsten Einatmung strecken und schließen Sie Ihre Beine wieder, zurück in die Ausgangsposition, beugen erneut Ihre Arme und beginnen mit dem nächsten Push-Up.

Wiederholungszahl/Übungsdauer

8 Runden, je 20 Sekunden Training + 10 Sekunden Pause

Achtung

Um den Trizeps optimal zu trainieren und Schulterproblemen vorzubeugen, sollten Ihre Ellbogen während der gesamten Übungszeit immer nach hinten ausgerichtet sein.

Tipp

Wenn Ihre Arme noch nicht stark genug sind, halten Sie den Frontstütz mit gestreckten Armen und arbeiten nur mit Rumpf und Beinen. Noch leichter wird es im Unterarmstütz auf einem Step-Brett.

Variante

Um die schräge Bauchmuskulatur stärker zu fordern, werden die Beine nicht geöffnet, sondern geschlossen gebeugt und beide Knie nach jedem Push-Up wechselseitig zu einem Ellbogen gezogen 3.

1

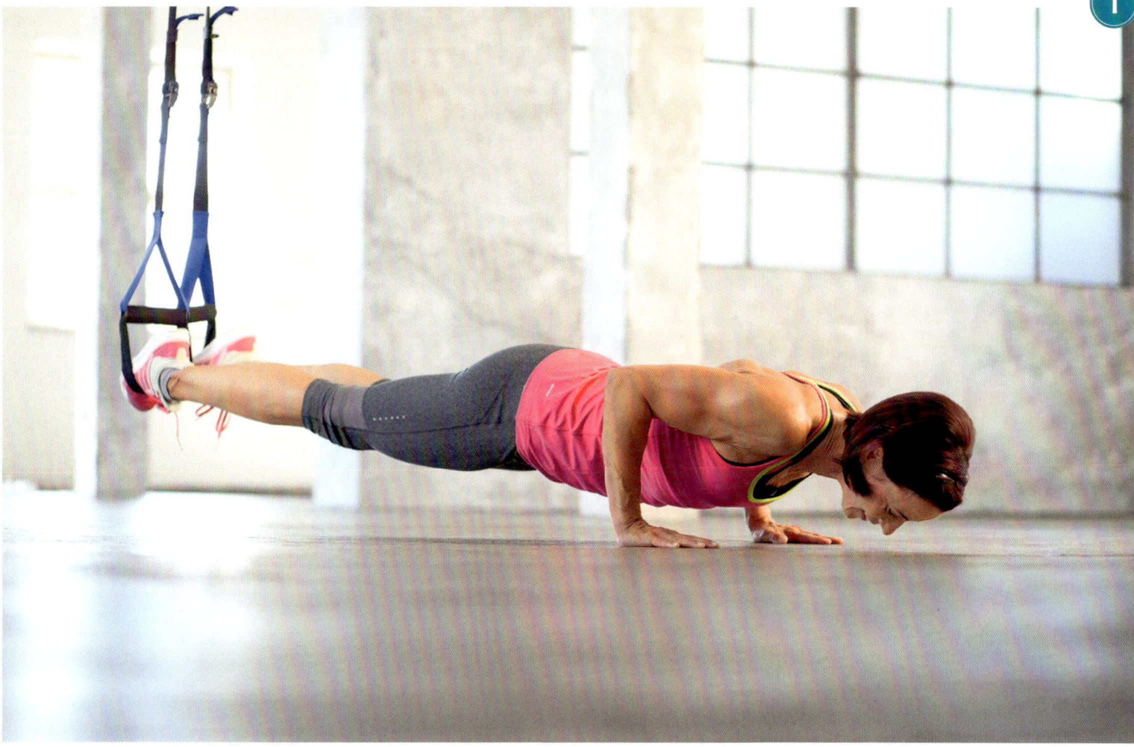

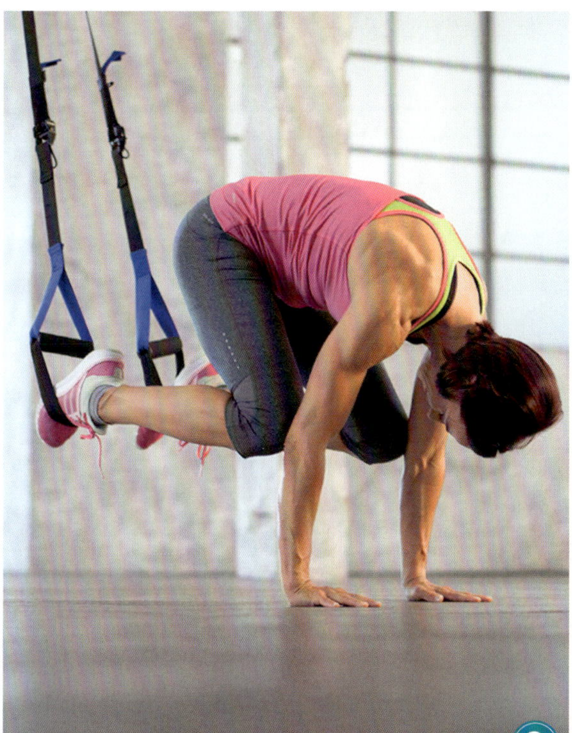

2

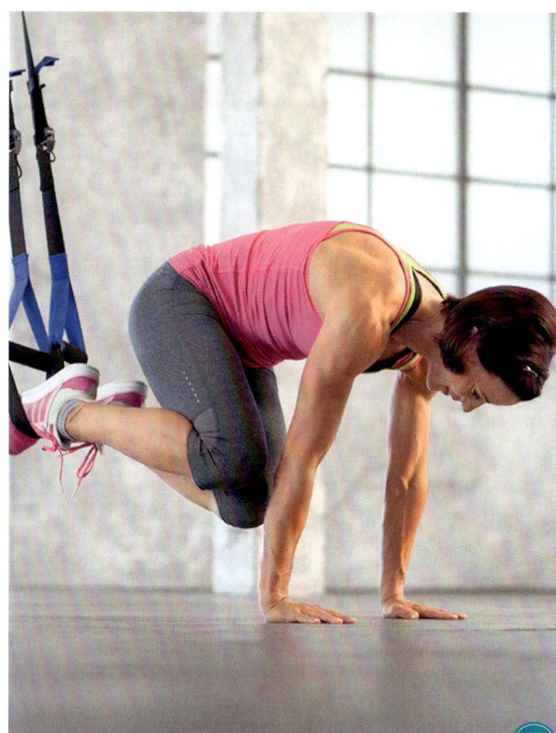

3

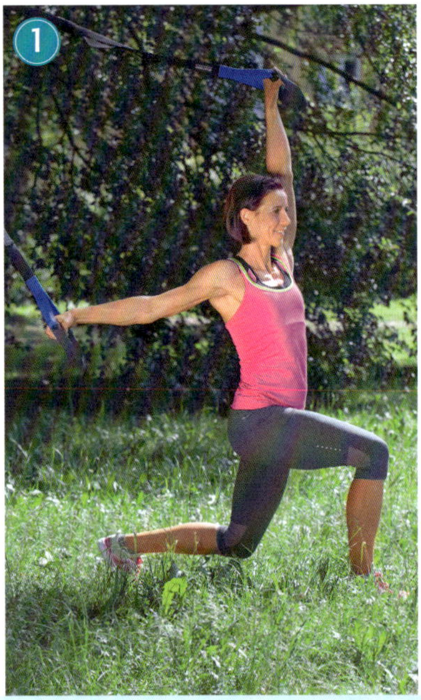

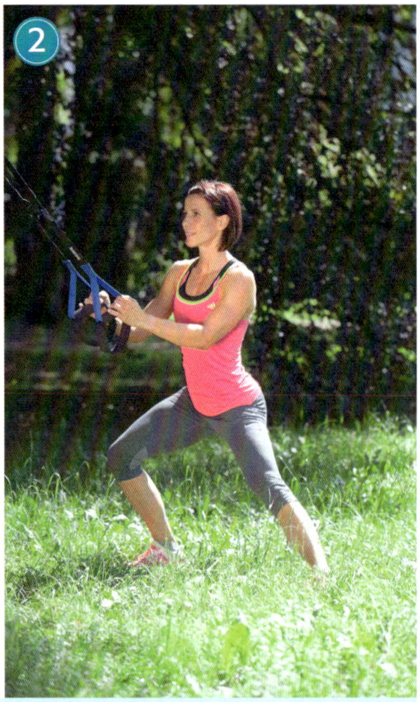

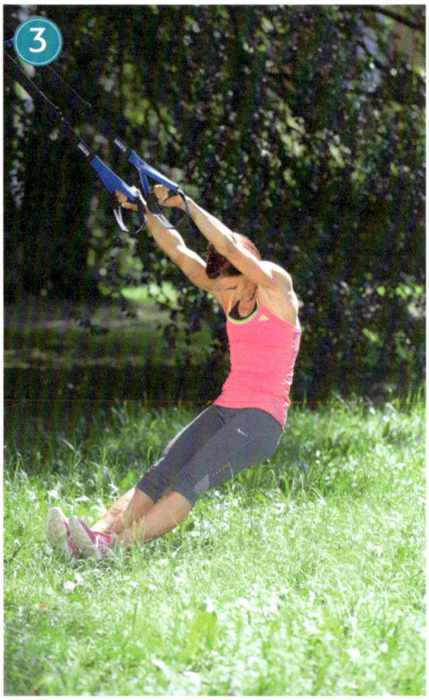

ON THE ROAD – EINSTEIGER

Seite 108 bis Seite 115

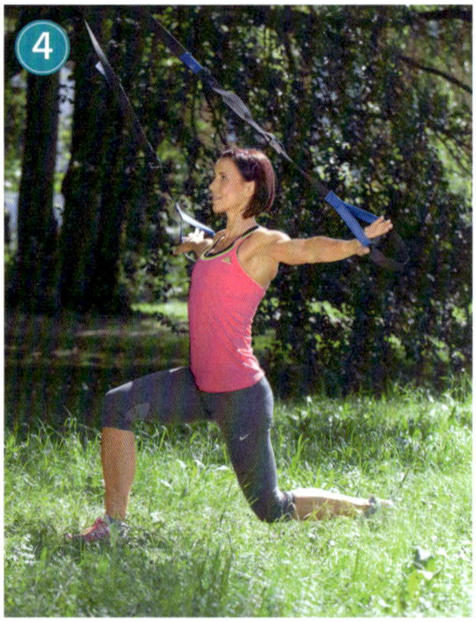

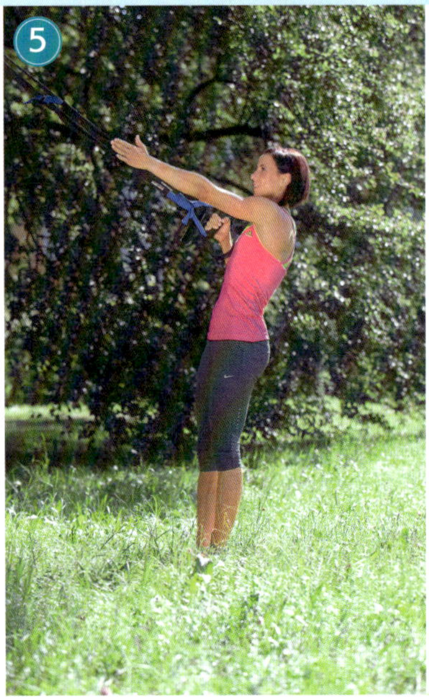

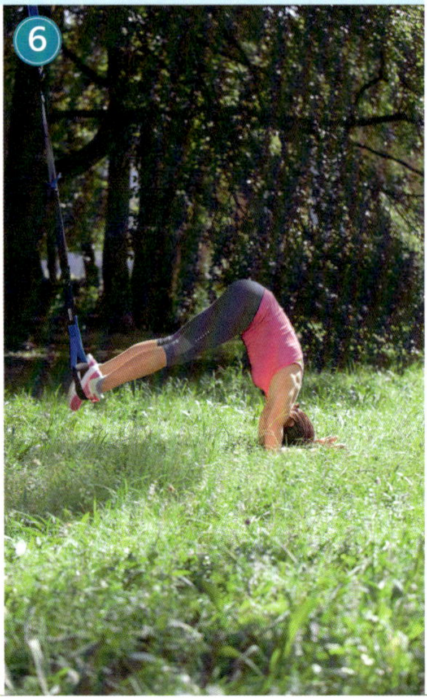

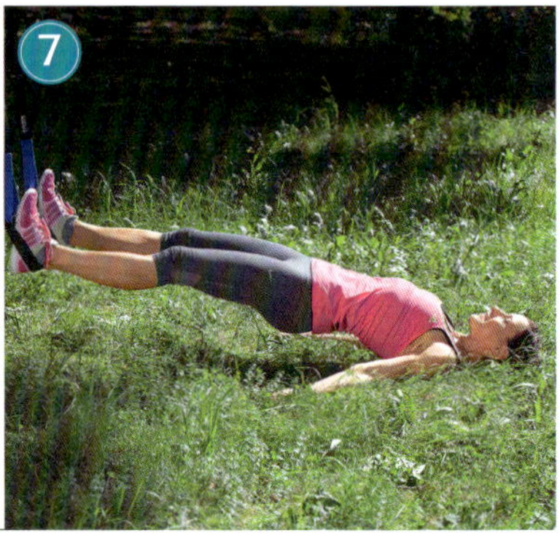

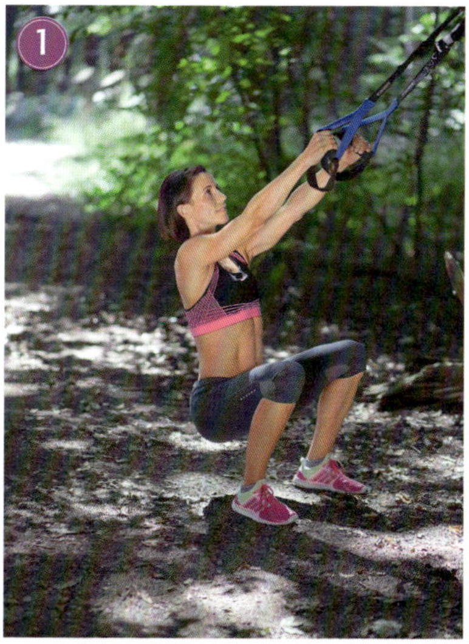

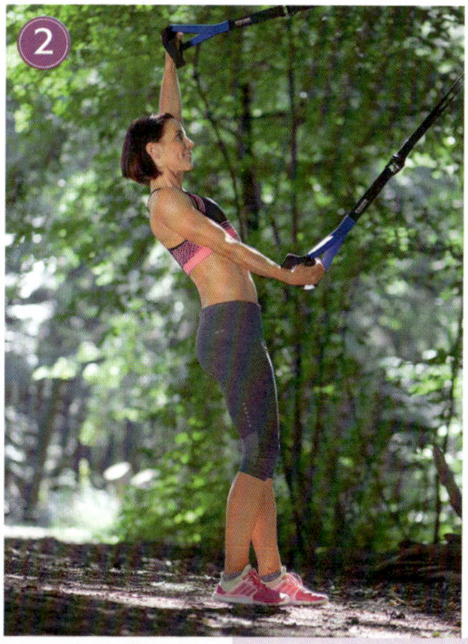

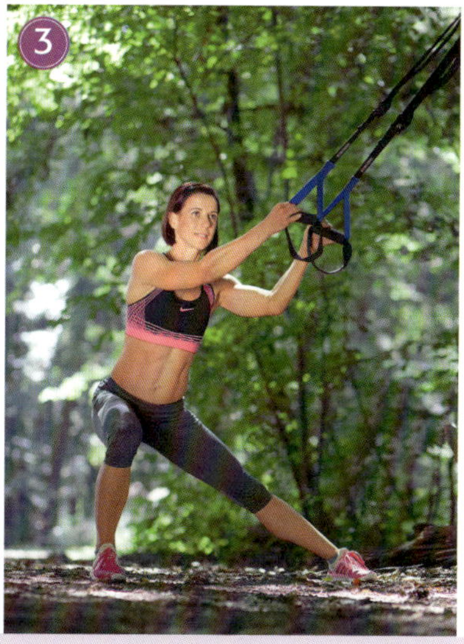

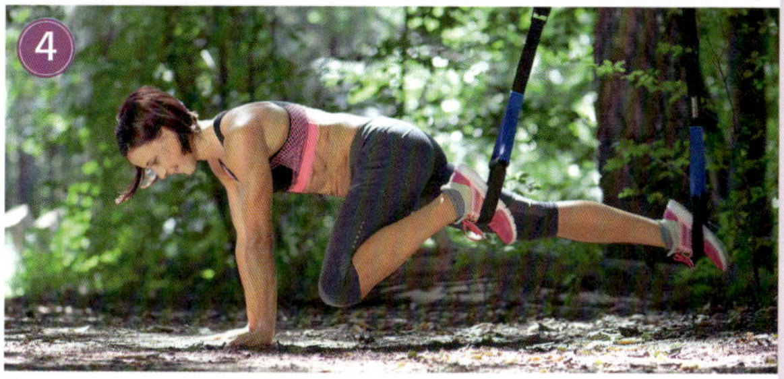

ON THE ROAD – FORTGESCHRITTENE

Seite 116 bis Seite 121

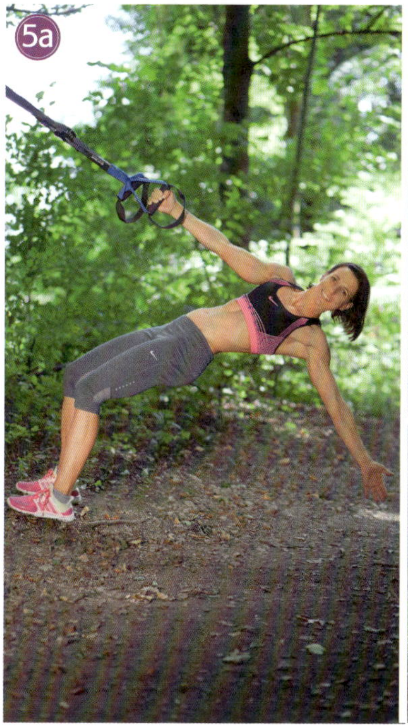

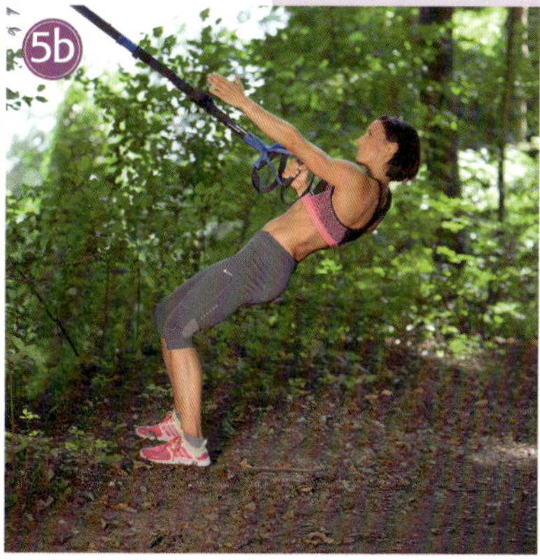

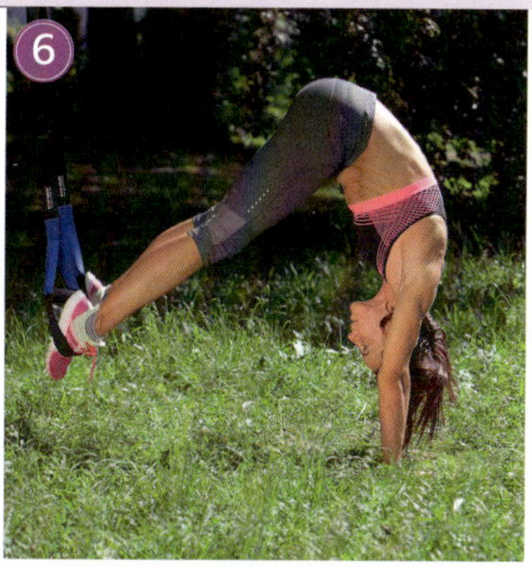

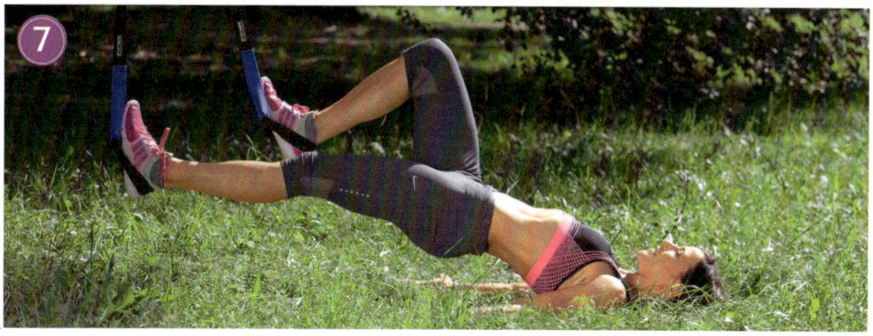

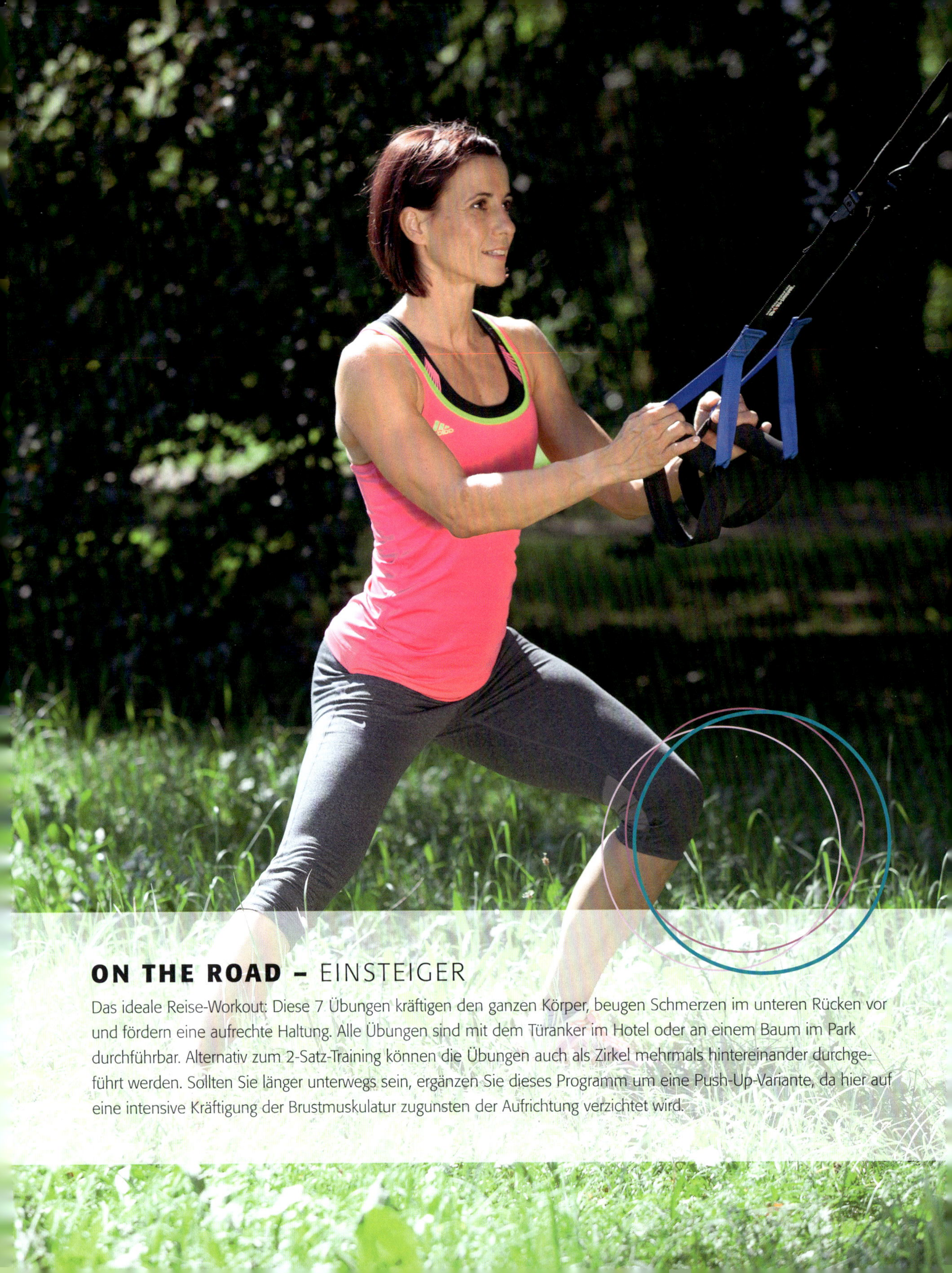

ON THE ROAD – EINSTEIGER

Das ideale Reise-Workout: Diese 7 Übungen kräftigen den ganzen Körper, beugen Schmerzen im unteren Rücken vor und fördern eine aufrechte Haltung. Alle Übungen sind mit dem Türanker im Hotel oder an einem Baum im Park durchführbar. Alternativ zum 2-Satz-Training können die Übungen auch als Zirkel mehrmals hintereinander durchgeführt werden. Sollten Sie länger unterwegs sein, ergänzen Sie dieses Programm um eine Push-Up-Variante, da hier auf eine intensive Kräftigung der Brustmuskulatur zugunsten der Aufrichtung verzichtet wird.

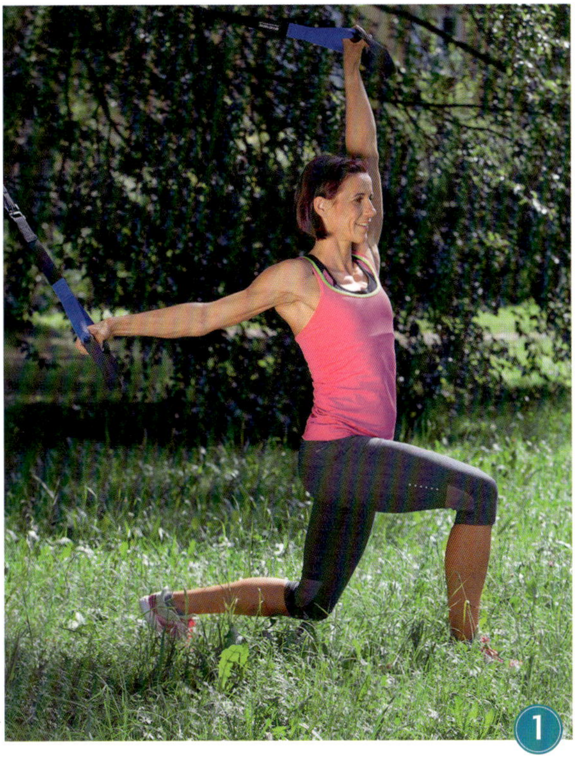

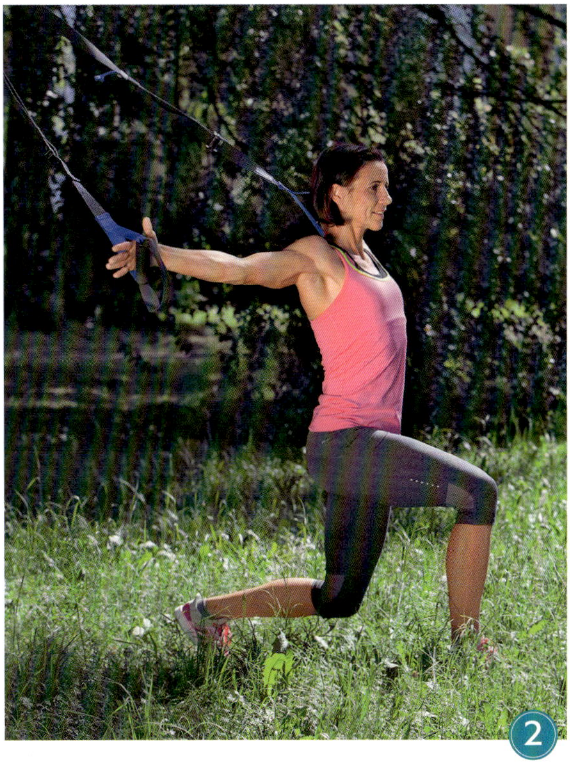

L-Front Lunge

Nutzen

Dehnung der Brust- und vorderen Schultermuskulatur, Aktivierung der Gesäßmuskulatur

Ausgangsposition

Stand-Up Reverse – halblange Slings, Arme locker hinter dem Körper, Füße hüftbreit, Hände an den Griffen

Übungsausführung

Mit der Einatmung setzen Sie das rechte Bein einen großen Schritt nach vorn, beugen beide Knie bis auf 90 Grad und ziehen gleichzeitig den linken Arm gestreckt über den Kopf. Die Hand dabei gerade nach vorn ausrichten (1). Mit der Ausatmung drücken Sie sich anschließend mit Kraft aus der Ferse des vorderen Fußes zurück in die Ausgangsposition und senken Sie zeitgleich den linken Arm.

Wiederholungszahl/Übungsdauer

2 Sätze wechselseitig, je Seite 10 Wiederholungen, dazwischen ca. 45 Sekunden Pause

Variante

T-Front Lunge: Strecken Sie beide Arme seitlich auf Schulterhöhe in die T-Position, während Sie den Ausfallschritt nach vorn machen. Dabei die Hände bis in die Fingerspitzen strecken, um die Dehnung zu verstärken (2). Mit der Ausatmung bringen Sie das Bein wieder zurück in die Ausgangsposition und die Arme vor der Brust so weit zusammen, wie es die Slings zulassen. Je stärker Sie dabei Ihren Körper aus den Armen heraus zurück drücken, desto intensiver wird die Brustmuskulatur aktiviert.

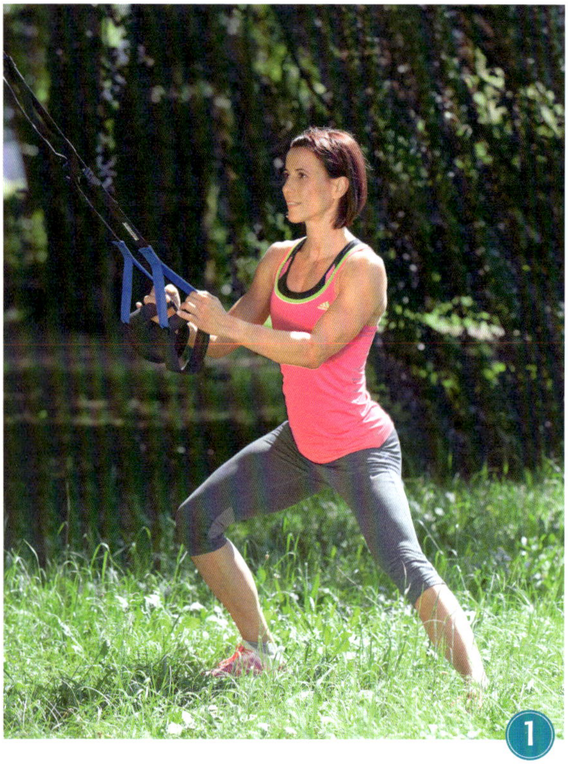

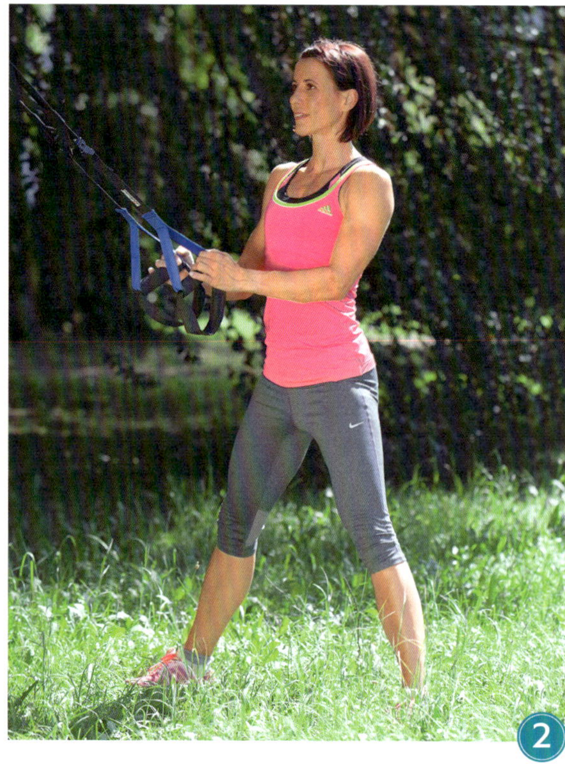

Lateral Squats

Nutzen

Kräftigung von Gesäß- und Oberschenkelmuskulatur, Straffung der Oberschenkelinnenseiten

Ausgangsposition

Stand-Up – halblange Slings, Füße mehr als schulterbreit nach vorn ausgerichtet, Hände im Close Grip.

Übungsausführung

Mit der Einatmung beugen Sie das rechte Knie und schieben Ihr Gesäß so weit wie möglich nach rechts hinten unten (1). Im linken Bein sollten Sie nun eine leichte Dehnung in der Oberschenkelinnenseite spüren. Halten Sie diese Position 1 Sekunde und drücken Sie sich dann mit der Ausatmung kraftvoll wieder zurück in die Ausgangsposition.

Wiederholungszahl/Übungsdauer

2 Sätze wechselseitig, je Seite 10 Wiederholungen, ca. 45 Sekunden Pause

Achtung

Den Oberkörper immer aufrecht und das Bein, das nicht gebeugt wird, während der gesamten Übungsausführung ganz gestreckt halten.

Intensivierung

Griffe im Loose Grip halten (2), um die Beinarbeit weniger durch die Arme zu unterstützen.

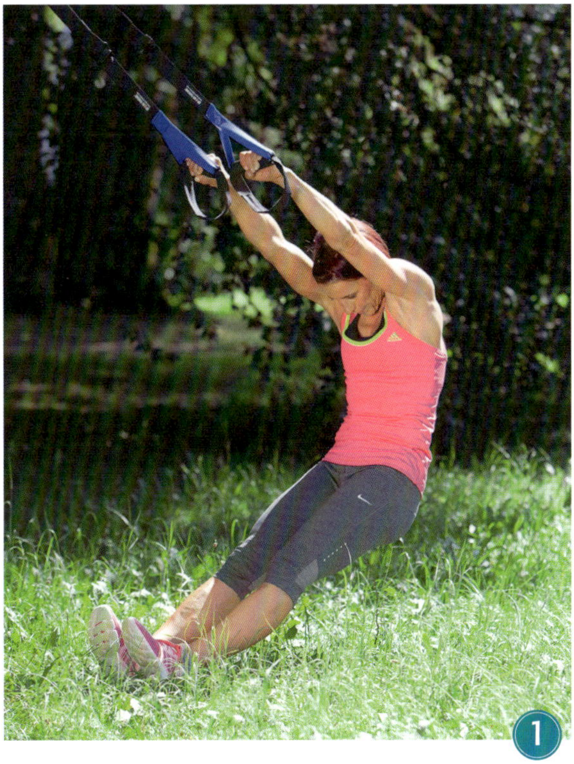

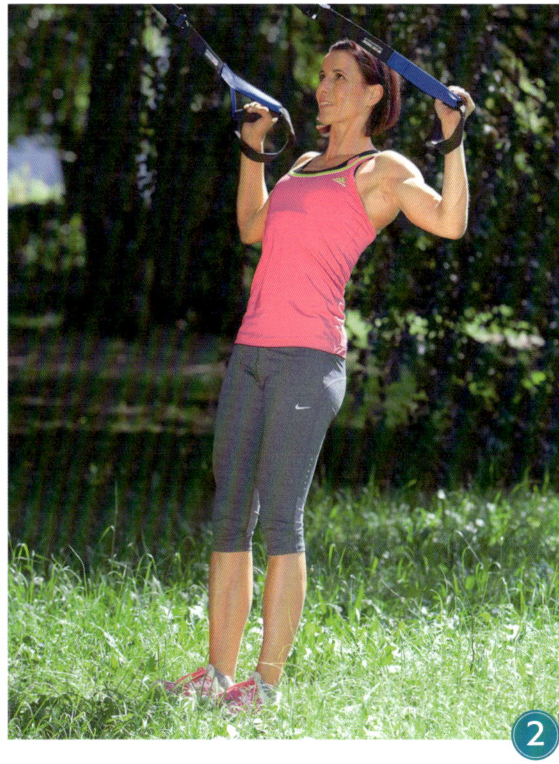

C-W

Nutzen
Mobilisation und Kräftigung der gesamten Rückenmuskulatur, Aufrichtung

Ausgangsposition
Lean Back – halblange Slings, Füße hüftbreit aufgestellt, Hände im Wide Grip.

Übungsausführung
Mit der Einatmung schieben Sie Ihr Gesäß so weit nach hinten, wie es Ihnen mit gestreckten Beinen möglich ist. Lassen Sie den Rücken rund werden und senken Sie den Kopf etwas nach vorn ab zwischen die Arme, sodass Ihr Körper von der Seite wie ein C aussieht (1). Mit der Ausatmung bringen Sie Spannung in Ihr Gesäß, schieben Ihr Becken leicht nach vorn und ziehen gleichzeitig die Arme in eine »W«-Position, indem Sie beim Anziehen die Ellbogen nach hinten unten beugen und die Schulterblätter aktiv zusammenziehen (2).

Wiederholungszahl/Übungsdauer
2 Sätze, je 15 Wiederholungen, ca. 45 Sekunden Pause

Tipp

Drücken Sie die Fersen in den Boden und ziehen Sie Ihre Zehenspitzen während der C-Position an, um nicht wegzurutschen. 3 Variationen dieser Übung finden Sie auf Seite 95.

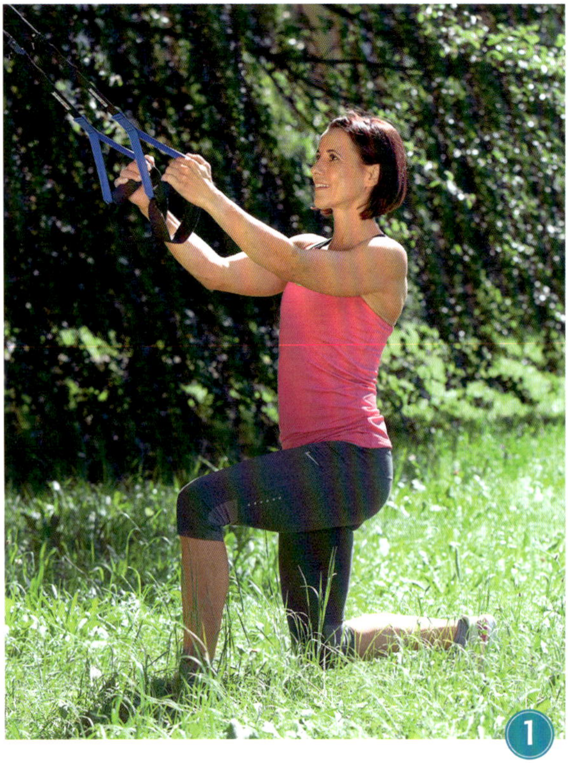

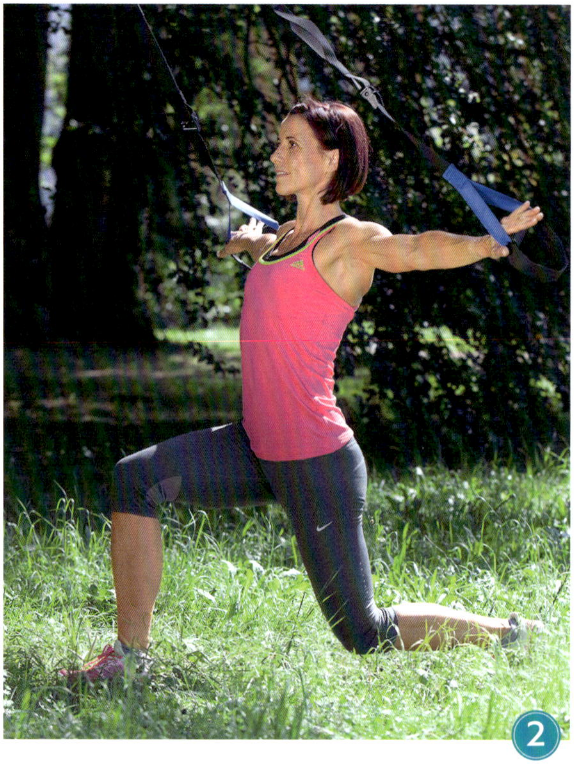

Back-/T-Front Lunge

Nutzen

Kräftigung der Bein- und Gesäßmuskulatur, Training des Herz-Kreislauf-Systems, Dehnung der Brust- und vorderen Schultermuskulatur

Ausgangsposition

Stand-Up – halblange Slings, Füße hüftbreit, Hände im Loose Grip.

Übungsausführung

Mit der Einatmung bringen Sie das rechte Bein in einem großen Ausfallschritt nach hinten und senken dabei Ihr Gesäß so tief wie möglich ab. Der rechte Fuß darf kurz den Boden berühren 1. Ausatmend drücken Sie sich mit der Kraft des linken Beines nach oben und ziehen dabei den rechten Fuß von hinten am Standbein vorbei in einen großen Ausfallschritt nach vorn. Öffnen Sie zeitgleich die gestreckten Arme so weit wie möglich und strecken Sie die Hände bis in die Fingerspitzen. Beide Knie sind auch bei diesem Ausfallschritt nach vorn bis in den rechten Winkel gebeugt. Das hintere Knie berührt fast den Boden 2. Atmen Sie tief ein. Mit der nächsten Ausatmung drücken Sie sich mit Kraft aus der rechten Ferse wieder zurück in die Ausgangsposition.

Wiederholungszahl/Übungsdauer

2 Sätze, je 10 Wiederholungen mit dem rechten Bein, dann 10 Wiederholungen mit dem linken Bein, ca. 45 Sekunden Pause

Intensivierung

Je schneller Sie diese Übung ausführen, desto stärker der Trainingseffekt für Ihr Herz-Kreislauf-System.

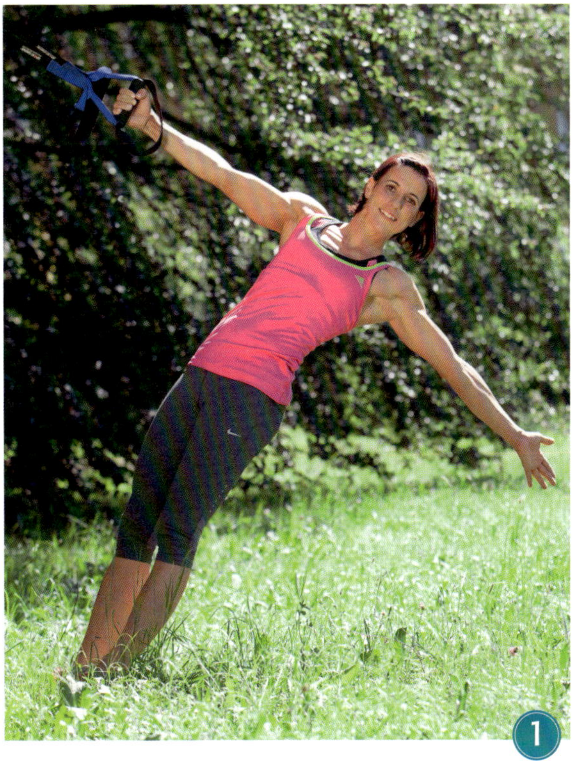

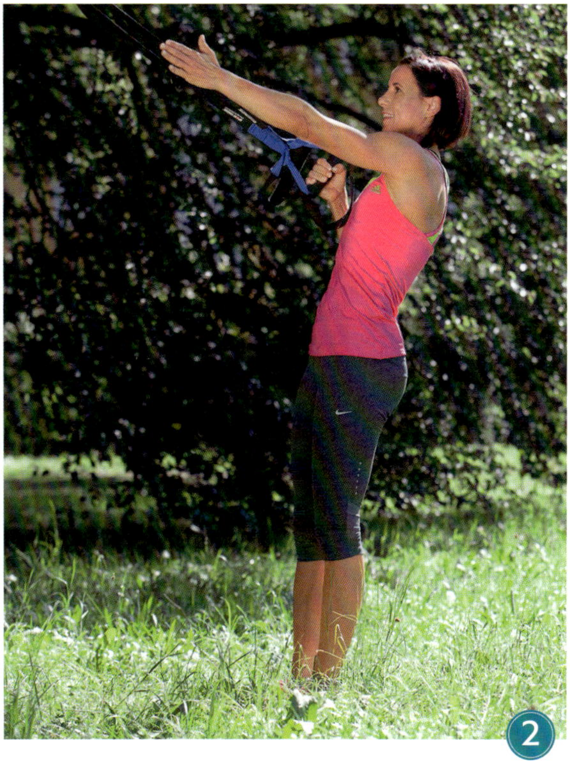

Surfer I

Nutzen

Verbesserung der Rumpfrotation, Kräftigung der Armbeuger (Bizeps) und der Rückenmuskulatur

Ausgangsposition

Lean Back – kurze Slings im Single Mode, Füße hüftbreit aufgestellt, rechte Hand im Close Grip, Arme und Beine gestreckt.

Übungsausführung

Während sich Ihre rechte Hand an den Slings hält, lassen Sie mit der Einatmung Ihren Oberkörper so weit wie möglich nach links rotieren und strecken den linken Arm dabei weit vom Körper weg. Die Fußposition bleibt unverändert (1). Mit der Ausatmung ziehen Sie sich wie beim einarmigen Rudern (siehe Seite 54) über den rechten Arm nach oben und rotieren Ihren Oberkörper zurück nach rechts, bis Sie mit dem gestreckten linken Arm die Slings berühren (2). Mit der nächsten Einatmung strecken Sie den rechten Arm langsam wieder und lassen Ihren Körper in die Ausgangsposition zurücksinken.

Wiederholungszahl/Übungsdauer

2 Sätze, je Seite 15 Wiederholungen – dazwischen möglichst kurze Pause

Achtung

Ihr Gesäß sollte während der gesamten Übungsausführung leicht angespannt sein, damit das Becken stabil bleibt und nicht absinkt.

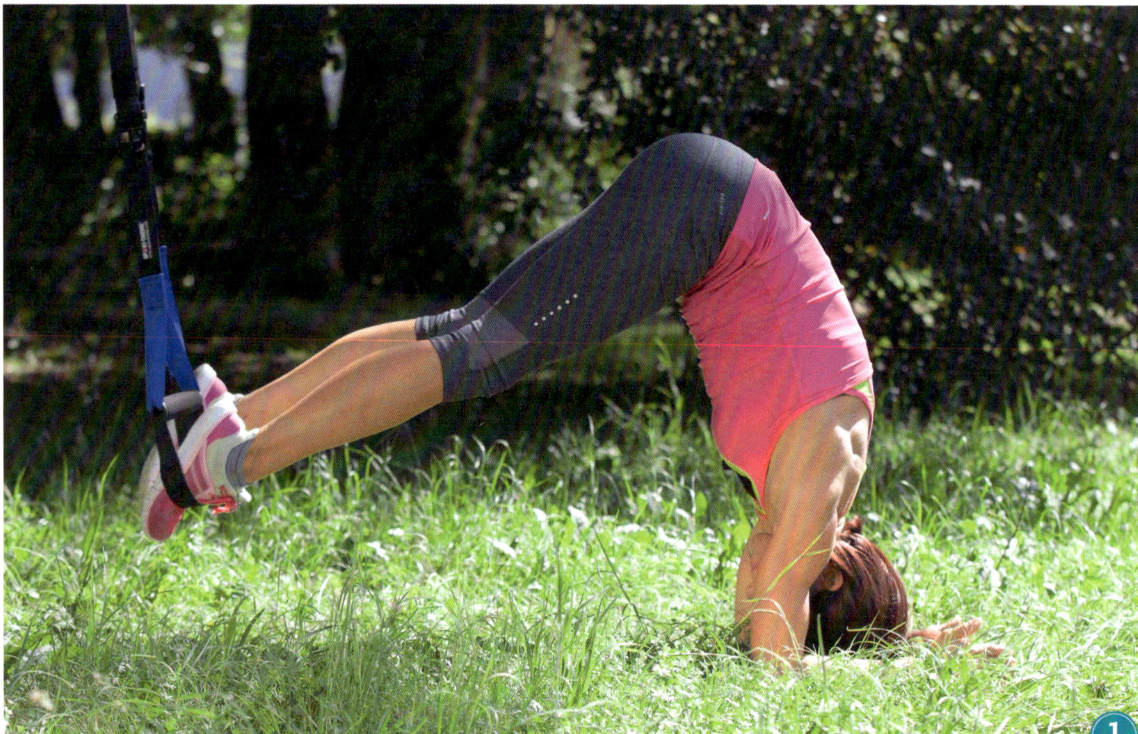

1

Plank Pike

Nutzen

Kräftigung der gesamten Rumpfmuskulatur

Ausgangsposition

Frontstütz (Plank) – lange Slings, Füße annähernd unterhalb des Ankerpunktes in den Fußschlaufen, Arme 90 Grad gebeugt.

Übungsausführung

Mit der Ausatmung drücken Sie Ihr Gesäß so weit wie möglich nach oben und ziehen Ihr Becken gleichzeitig nach vorn Richtung Schultergürtel, als wollten Sie einen Kopfstand machen. Die Beine bleiben dabei gestreckt. Diese Pike-Position 1–2 Sekunden halten (1). Mit der nächsten Einatmung senken Sie Ihr Gesäß wieder zurück in die Plank-Position.

Wiederholungszahl/Übungsdauer

2 Sätze je 3–5 Wiederholungen, dazwischen ca. 45 Sekunden Pause

Variante

Little Plank-Pike: aus der Plank-Position heraus heben Sie Ihr Gesäß mit jeder Ausatmung nur leicht nach oben und senken es mit der nächsten Einatmung wieder ab. Je langsamer Sie diese Übung ausführen, umso intensiver die Wirkung

Tipp

Stellen Sie die Hände während der Übungsausführung auf die Handaußenkanten, um die Außenrotation der Schultern zu unterstützen. Weitere Variationen dieser Übung finden Sie auf Seite 94.

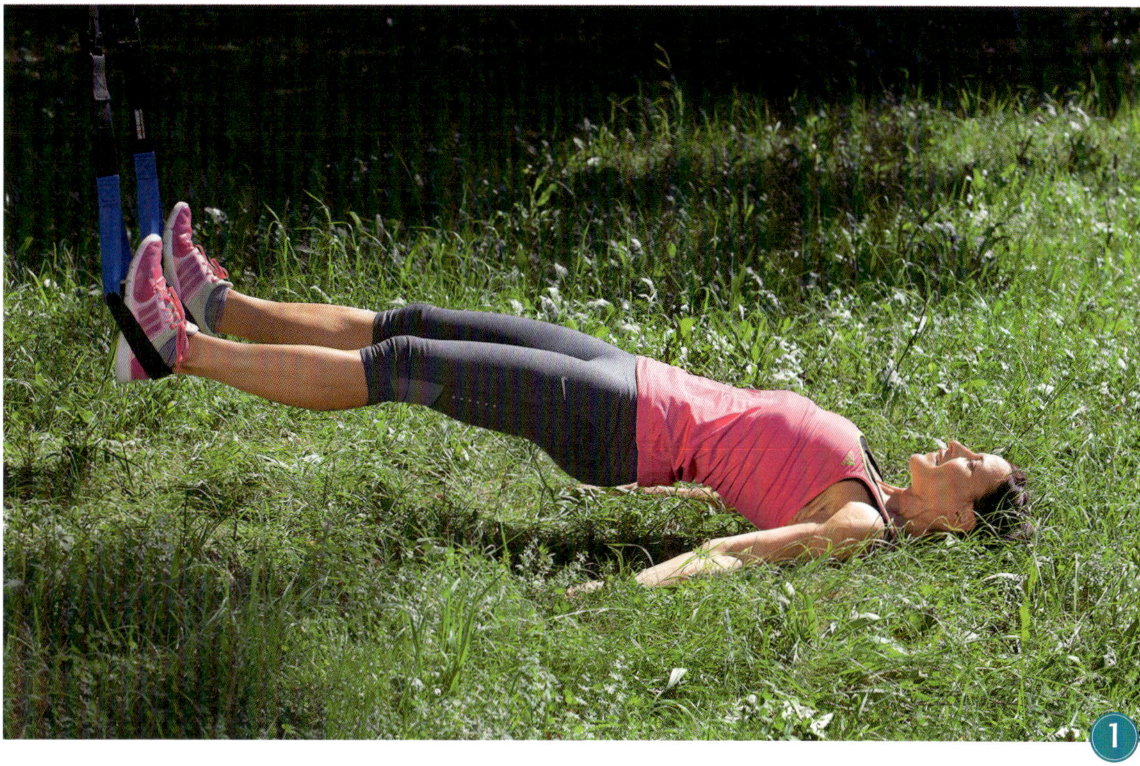

Shoulder Bridge III

Nutzen

Kräftigung der gesamten rückwärtigen Muskulatur, insbesondere der Oberschenkel- und Gesäßmuskulatur, Verbesserung der Beckenstabilisation

Ausgangsposition

Rückenlage – lange Slings, Arme im 45-Grad-Winkel neben dem Körper abgelegt, Fersen in den Fußschlaufen annähernd unterhalb des Ankerpunktes.

Übungsausführung

Ausatmend drücken Sie die Arme und den oberen Rücken kräftig in den Boden, bringen Spannung in die Gesäß- und Bauchmuskulatur und heben Ihr Becken so weit nach oben, dass der gesamte Körper eine Linie bildet. Halten Sie diese Position, während Sie die gestreckten Beine einmal öffnen und wieder schließen 1.

Dann bringen Sie ausatmend das Becken wieder langsam zum Boden. Kurz einatmen und mit der nächsten Wiederholung starten.

Wiederholungszahl/Übungsdauer

2 Sätze, je 15 Wiederholungen, dazwischen ca. 45 Sekunden Pause

Intensivierung

Um die Gesäßmuskulatur stärker zu fordern, schlingen Sie ein mittelstarkes Mini-Band um Ihre Fußgelenke.

Achtung

Ziehen Sie den Bauchnabel ein, während Sie die Beine öffnen, damit Sie sich nicht ins Hohlkreuz drücken.

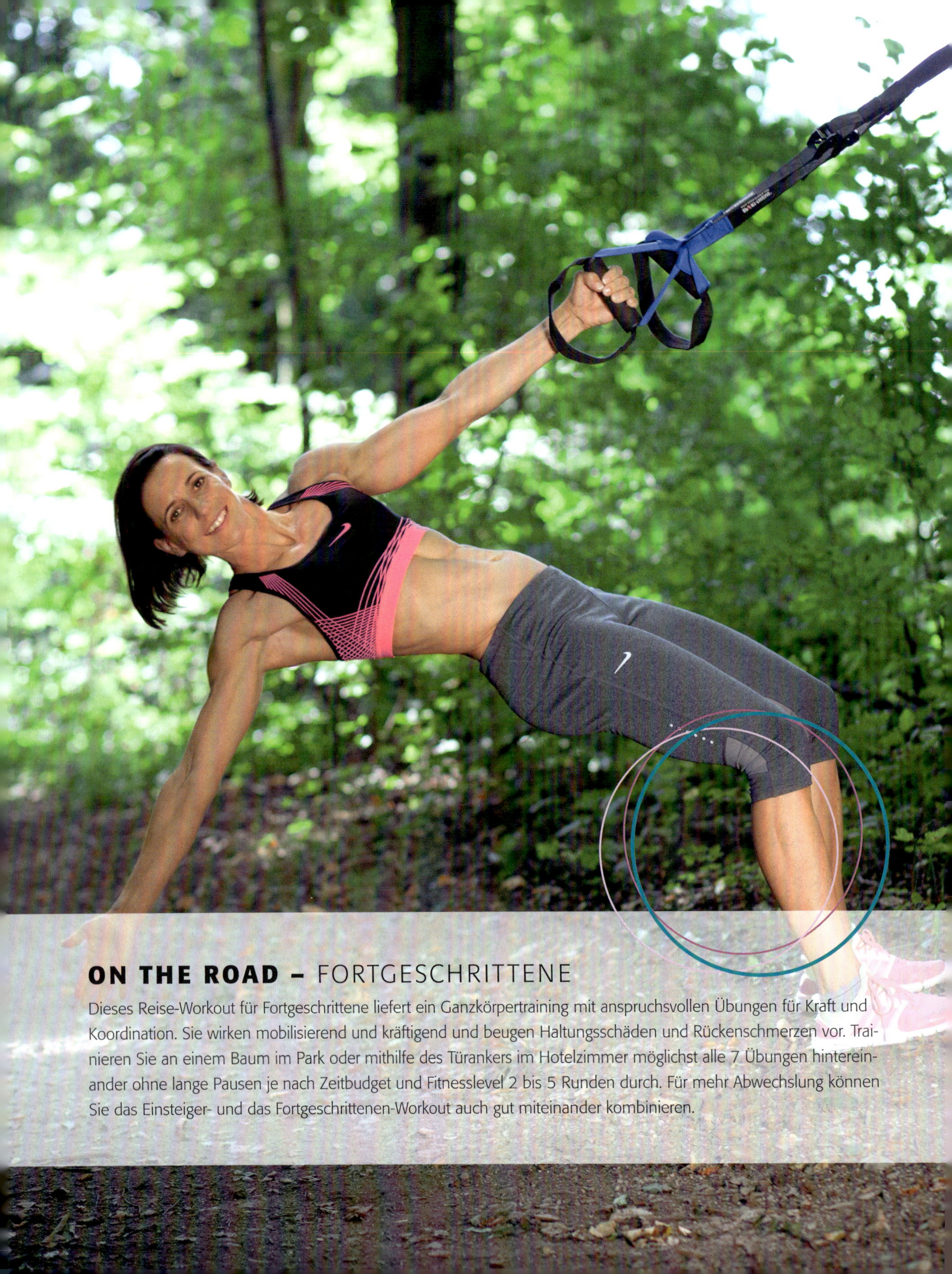

ON THE ROAD – FORTGESCHRITTENE

Dieses Reise-Workout für Fortgeschrittene liefert ein Ganzkörpertraining mit anspruchsvollen Übungen für Kraft und Koordination. Sie wirken mobilisierend und kräftigend und beugen Haltungsschäden und Rückenschmerzen vor. Trainieren Sie an einem Baum im Park oder mithilfe des Türankers im Hotelzimmer möglichst alle 7 Übungen hintereinander ohne lange Pausen je nach Zeitbudget und Fitnesslevel 2 bis 5 Runden durch. Für mehr Abwechslung können Sie das Einsteiger- und das Fortgeschrittenen-Workout auch gut miteinander kombinieren.

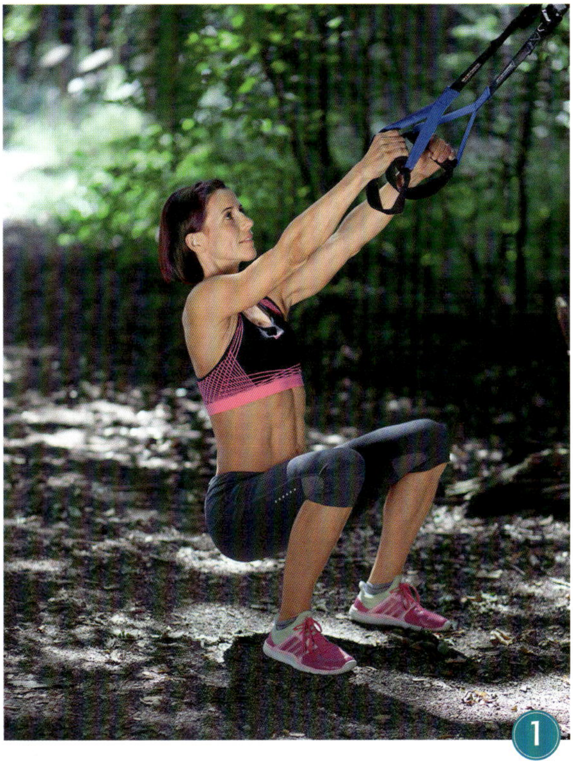

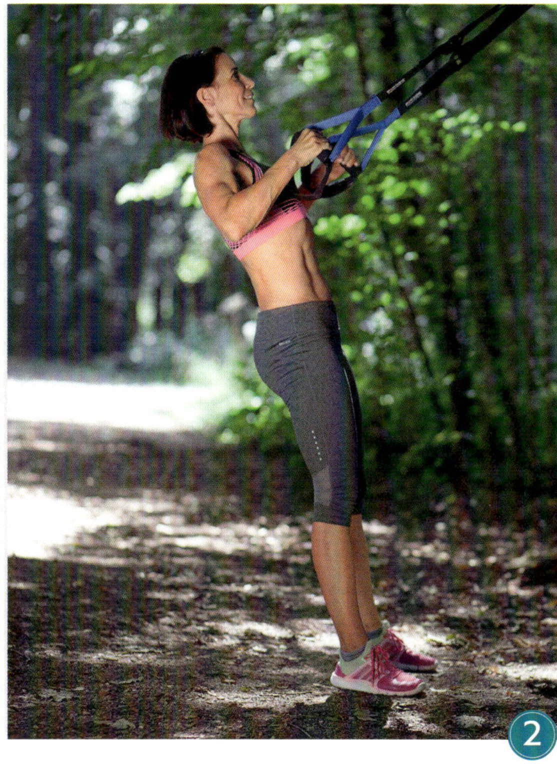

Deep Squat – 45°-Row

Nutzen

Mobilisation der Kniegelenke, Verbesserung der Koordination, Aufrichtung

Ausgangsposition

Lean Back – halblange Slings, Füße schulterbreit, Hände im Close Grip 45 Grad eingedreht

Übungsausführung

Mit der Ausatmung beugen Sie die Knie und lassen Ihr Gesäß so weit wie möglich Richtung Fersen sinken (1). Mit der Einatmung drücken Sie sich wieder nach oben in die Schräglage. Erst wenn die Beine gestreckt sind, beginnen Sie mit der Ruderbewegung. Ausatmend ziehen Sie dazu die Ellbogen im 45-Grad-Winkel zum Oberkörper so weit wie möglich nach hinten und bringen auch die Schulterblätter aktiv zusammen (2). Halten Sie diese Spannung eine Sekunde und lehnen Sie sich dann wieder langsam zurück in die Ausgangsposition.

Wiederholungszahl/Übungsdauer

15 Wiederholungen

Tipp

Weitere Übungsvarianten sind Close Grip Row (siehe Seite 44) und Wide Grip Row (siehe Seite 48). Sehr angenehm ist es auch, sich aus der Schräglage in die »W«- Position zu ziehen (Bild »W« siehe Seite 111).

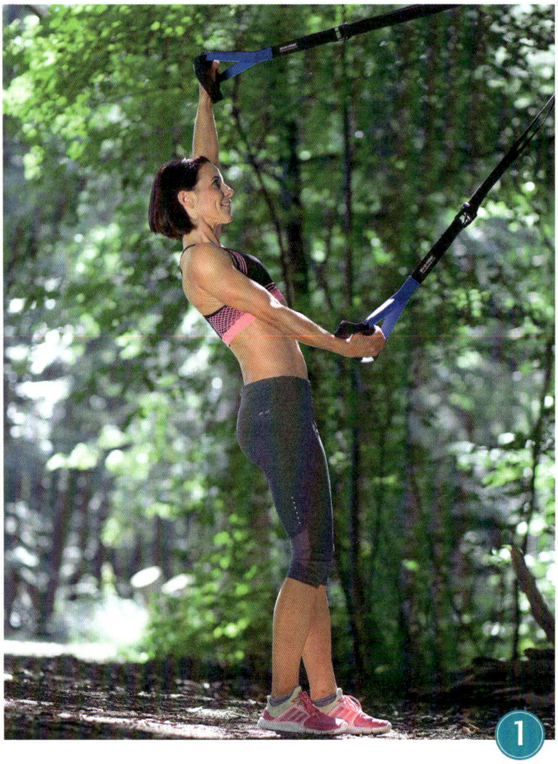

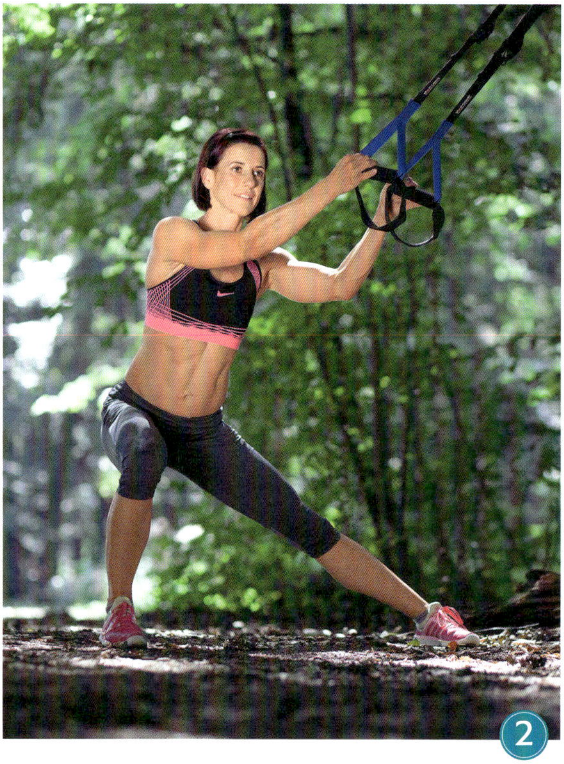

Split Raise

Nutzen

Kräftigung der Rücken-, Arm- und Schultermuskulatur

Ausgangsposition

Lean Back – halblange Slings, leichte Schrittstellung, Hände im Wide Grip, rechte Handfläche nach oben.

Übungsausführung

Ausatmend ziehen Sie den rechten Arm gestreckt nach unten und den linken Arm weitmöglichst nach hinten oben. 1–2 Sekunden halten 1. Einatmend langsam zurück in die Ausgangsposition, die gestreckten Arme dabei vor der Brust zusammenführen. Drehen Sie nun die linke Handfläche nach oben, die rechte nach unten.

Wiederholungszahl/Übungszeit

wechselseitig 16 Wiederholungen

Side Lunge

Nutzen

Kräftigung von Gesäß- und Beinmuskulatur, Verbesserung der Beweglichkeit

Ausgangsposition

Stand-Up – halblange Slings, Füße hüftbreit gerade nach vorn ausgerichtet, Hände im Loose Grip

Übungsausführung

Während Sie einatmen, setzen Sie den rechten Fuß mit einem großen Ausfallschritt zur Seite, beugen das rechte Knie und schieben Ihr Gesäß weit nach hinten unten in die seitliche Kniebeuge 2. Ausatmend drücken Sie sich mit dem rechten Bein zurück in die Ausgangsposition.

Wiederholungszahl/Übungsdauer

15 x rechts, dann 15 x links wiederholen

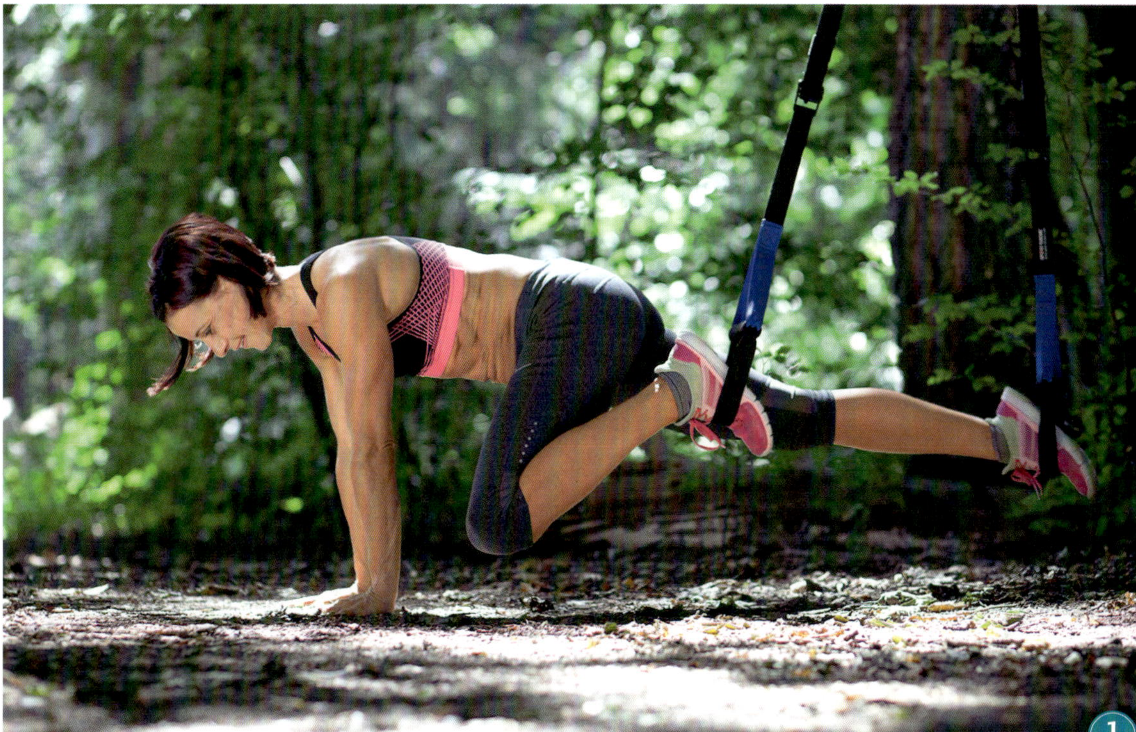
1

Mountain Climber – Push-Up

Nutzen
Kräftigung der Brust- und Rumpfmuskulatur, Kräftigung der Armstrecker (Trizeps)

Ausgangsposition
Frontstütz – lange Slings, Füße in den Slings annähernd unterm Ankerpunkt, Beine und Arme gestreckt

Übungsausführung
Ziehen Sie wechselseitig ein Knie zur Brust, während das andere Bein lang gestreckt bleibt. Bewegen Sie die Beine dabei so schnell wie möglich und passen Sie Ihren Atemrhythmus der Belastung an (1). Nach 8 Beinwechseln strecken Sie beide Beine aus und beugen die Arme für einen Liegestütz. Starten Sie gleich im Anschluss wieder mit dem Mountain Climber. Arme und Oberkörper während der gesamten Übung ganz stabil halten.

Wiederholungszahl/Übungsdauer
2–8 Sätze – jeweils wechselseitig 8 Mountain Climber und 1 Push-Up, keine Pause

Intensivierung
Einbeinige Spiderman-Push-Up-Kombi: Bringen Sie die Slings in den Single Mode, hängen Sie einen Fuß in die Slings und halten Sie das andere Bein parallel daneben in der Luft. Drehen Sie das frei schwebende Knie nach außen und ziehen Sie es während der tiefen Push-Up-Position Richtung Ellbogen. Wenn Sie sich zurück nach oben drücken, strecken Sie das Bein wieder. 8-mal wiederholen, dann das Bein wechseln.

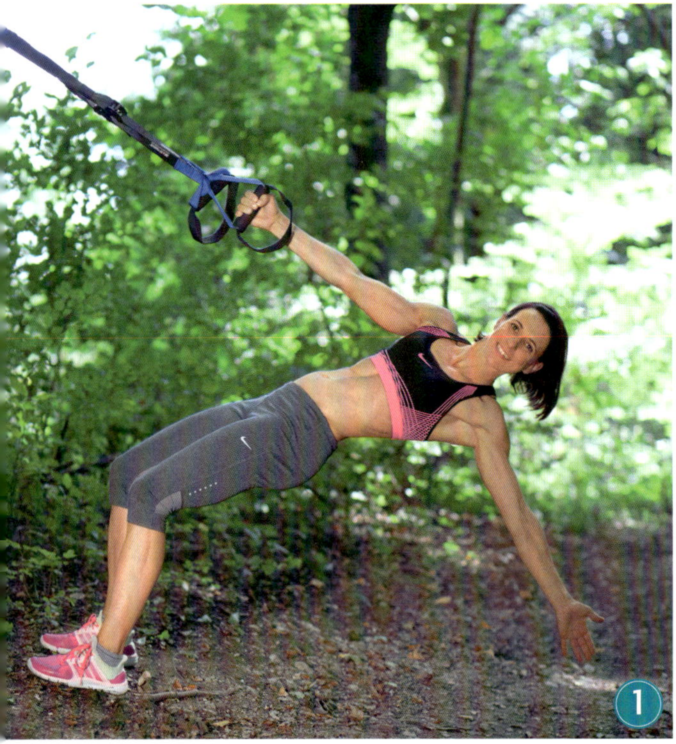

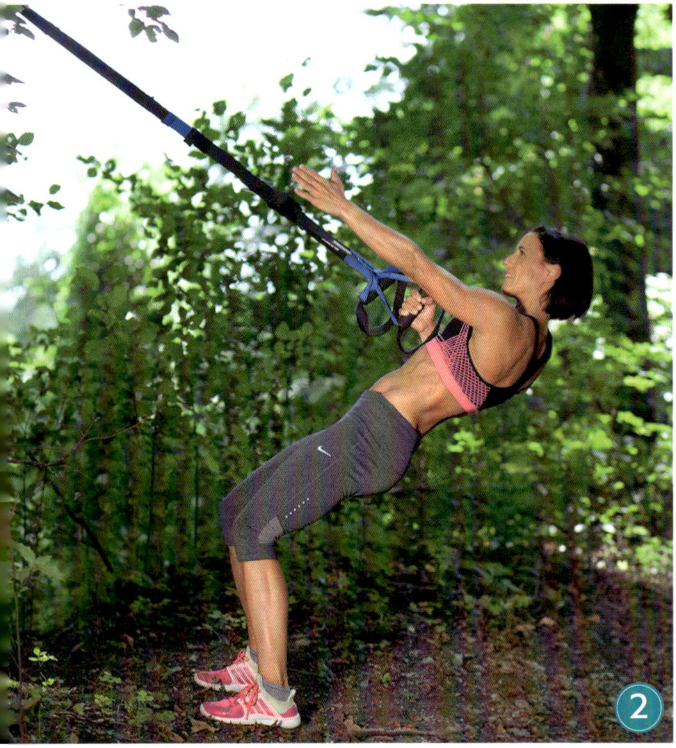

Surfer II

Nutzen

Verbesserung der Rumpfrotation, Kräftigung der Armbeuger (Bizeps) und der Rückenmuskulatur

Ausgangsposition

Lean Back – kurze Slings, Single Mode, rechte Hand am Sling, Füße hüftbreit nahe des Ankerpunktes bzw. direkt an der Tür, beide Knie gebeugt senkrecht über dem Fußgelenk, Oberkörper, Becken und Oberschenkel in einer Linie fast parallel zum Boden.

Übungsausführung

Während sich Ihre rechte Hand an den Slings hält, lassen Sie mit der Einatmung Ihren Oberkörper so weit wie möglich nach links rotieren und strecken den linken Arm dabei weit vom Körper weg. Die Fußposition bleibt unverändert 1. Mit der Ausatmung ziehen Sie sich wie beim einarmigen Rudern (siehe Seite 54) über den rechten Arm nach oben und rotieren Ihren Oberkörper zurück nach rechts, bis Sie mit dem gestreckten linken Arm die Slings berühren 2. Mit der nächsten Einatmung strecken Sie den rechten Arm langsam wieder und lassen Ihren Körper in die Ausgangsposition zurücksinken.

Wiederholungszahl/Übungsdauer

je Seite 15 Wiederholungen – dazwischen ca. 45 Sekunden Pause

Achtung

Halten Sie Ihre Gesäßmuskulatur während der gesamten Übungsausführung unter Spannung, damit das Becken nicht absinkt.

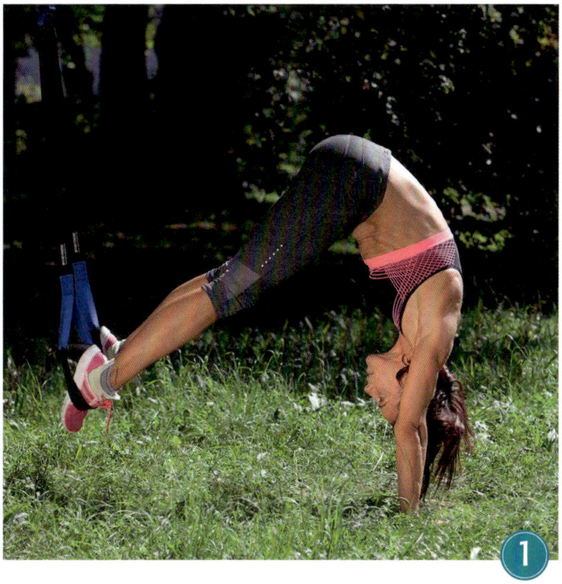

Pike

Nutzen

Kräftigung der Armstrecker (Trizeps), der Schulter- und der Rumpfmuskulatur

Ausgangsposition

Frontstütz – lange Slings, Füße in den Fußschlaufen annähernd unterhalb des Ankerpunktes , Beine und Arme gestreckt, Hände unterhalb der Schultern.
Atmen Sie ein während Sie den Frontstütz mit gestreckten Armen halten. Mit der Ausatmung drücken Sie Ihr Gesäß so weit wie möglich nach oben und ziehen die gestreckten Beine zur Körpermitte 1. Mit der nächsten Einatmung senken Sie Ihr Gesäß wieder zurück in den Frontstütz.

Wiederholungszahl/Übungsdauer

3 bis 5 Sätze à 5 Wiederholungen, dazwischen ca. 45 Sekunden Pause.

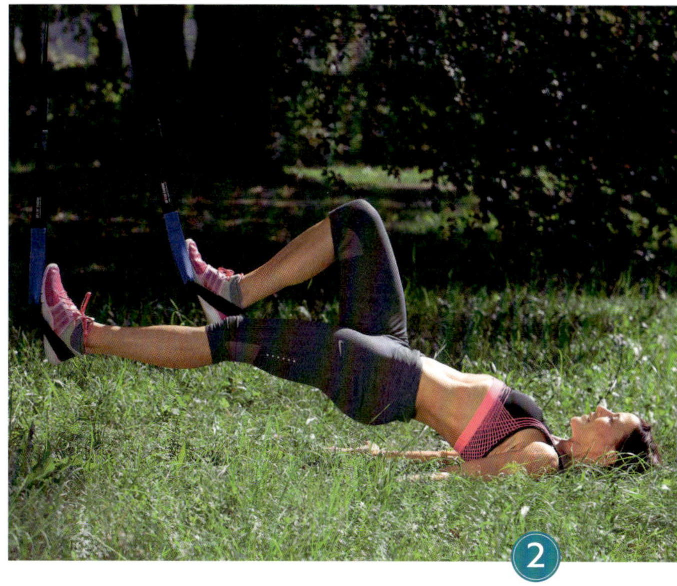

Shoulder Bridge IV

Nutzen

Kräftigung der gesamten rückwärtigen Muskulatur

Ausgangsposition

Rückenlage – lange Slings, Füße annähernd unterhalb des Ankerpunktes, Beine gestreckt, Arme seitlich neben dem Körper, Handflächen zeigen nach oben

Übungsausführung

Heben Sie Ihr Becken so weit nach oben, dass der gesamte Körper eine Linie bildet 2. Halten Sie diese Position, während Sie abwechselnd das linke und rechte Knie in der gewünschten Wiederholungszahl anziehen, bevor Sie das Becken wieder ablegen.

Wiederholungszahl/Übungsdauer

wechselseitig 20 Wiederholungen

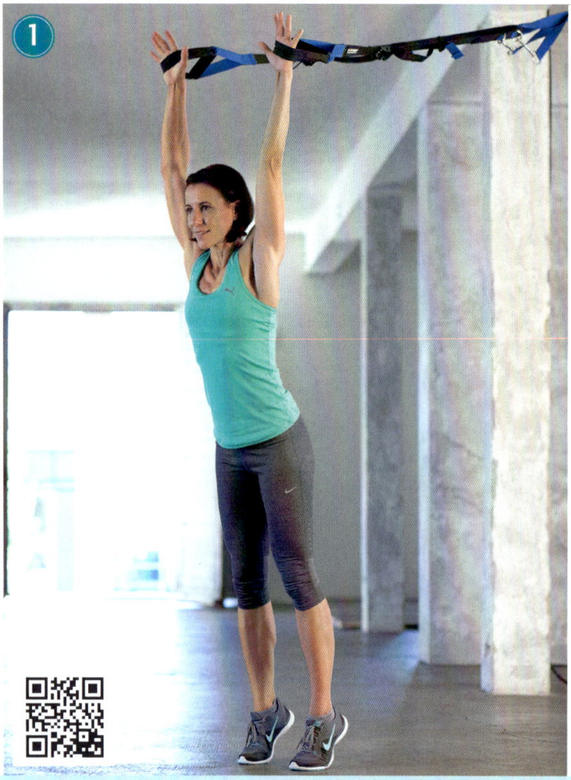

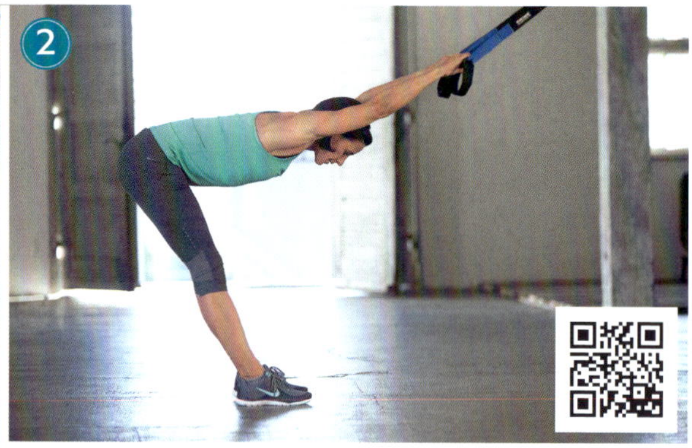

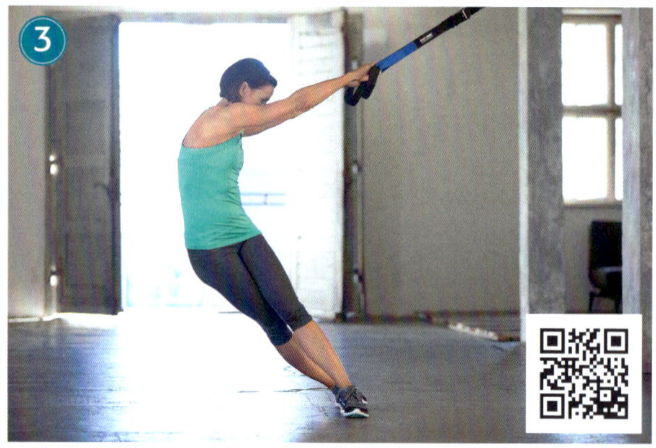

STRETCH & RELAX – EINSTEIGER

Seite 124 bis Seite 129

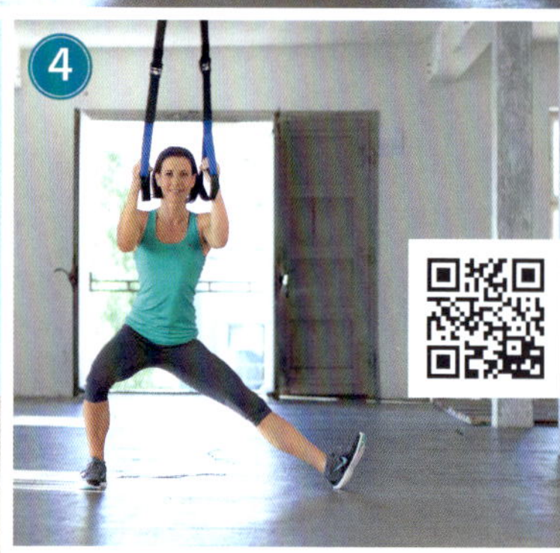

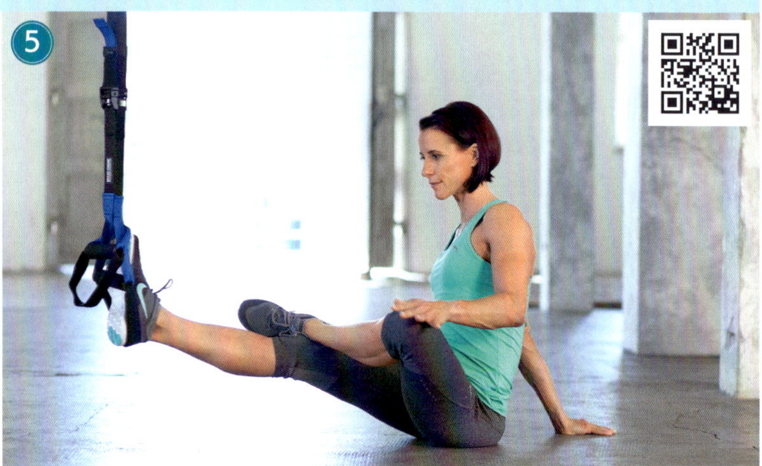

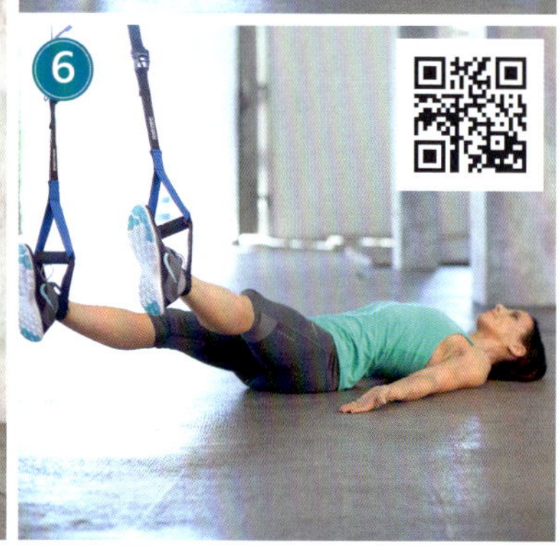

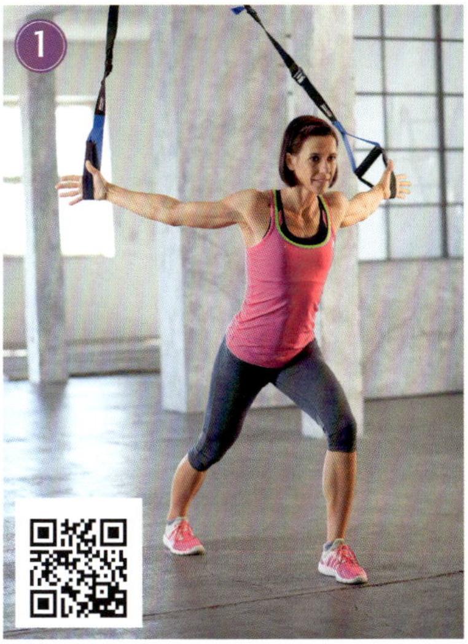

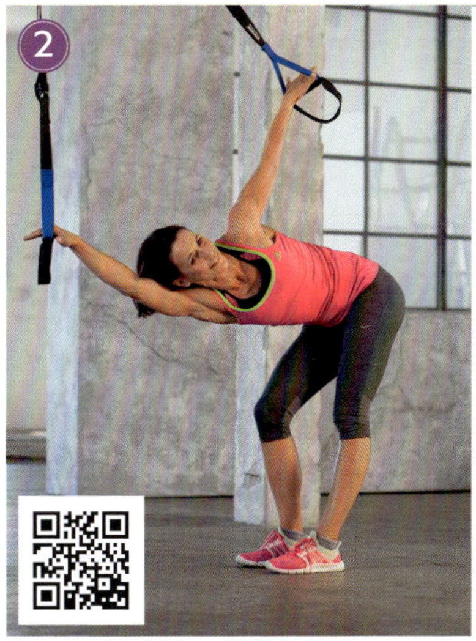

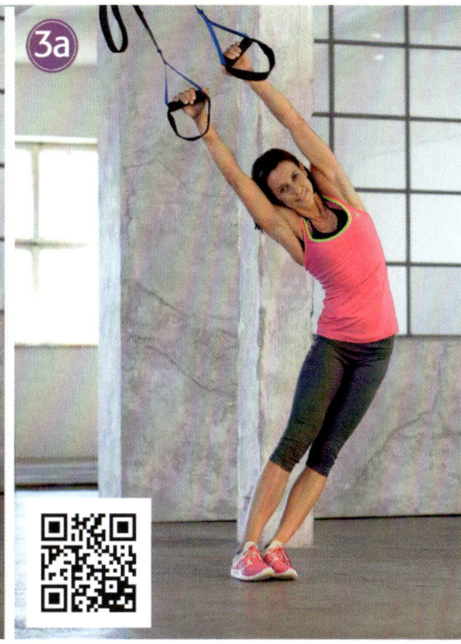

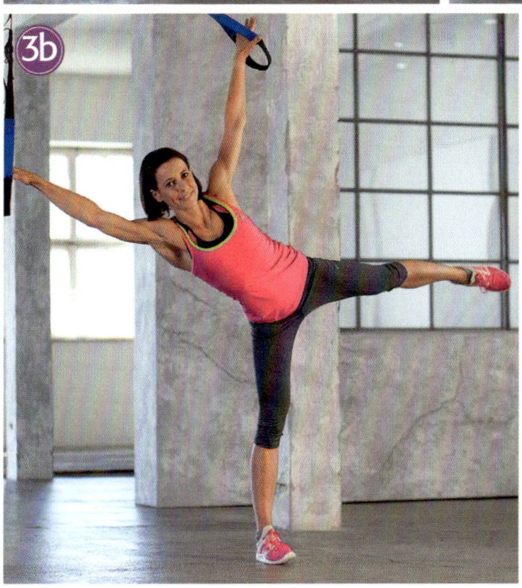

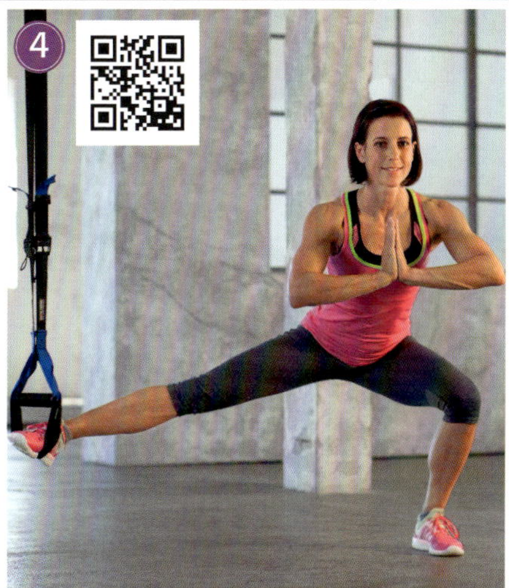

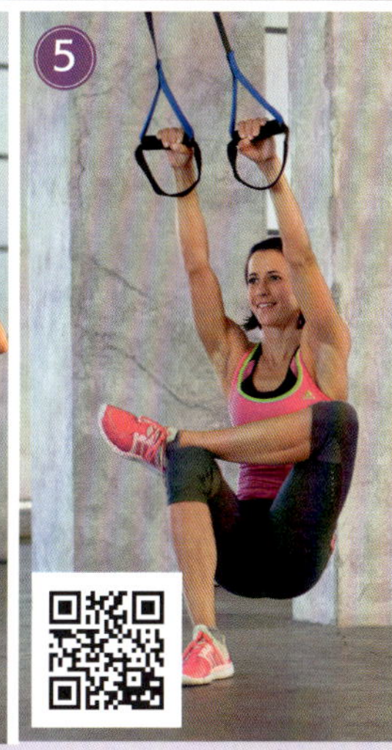

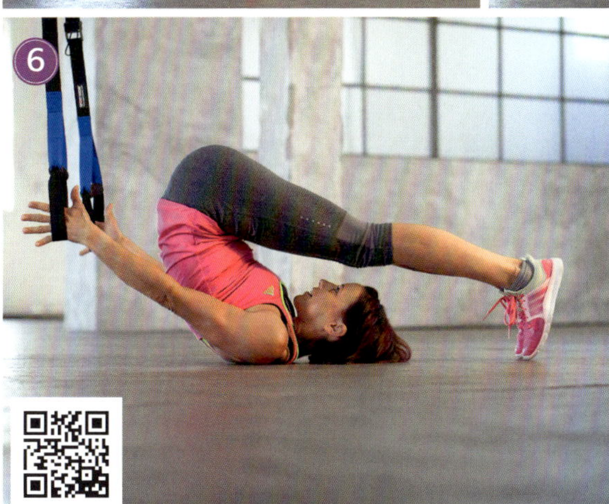

STRETCH & RELAX – FORTGESCHRITTENE

Seite 130 bis Seite 136

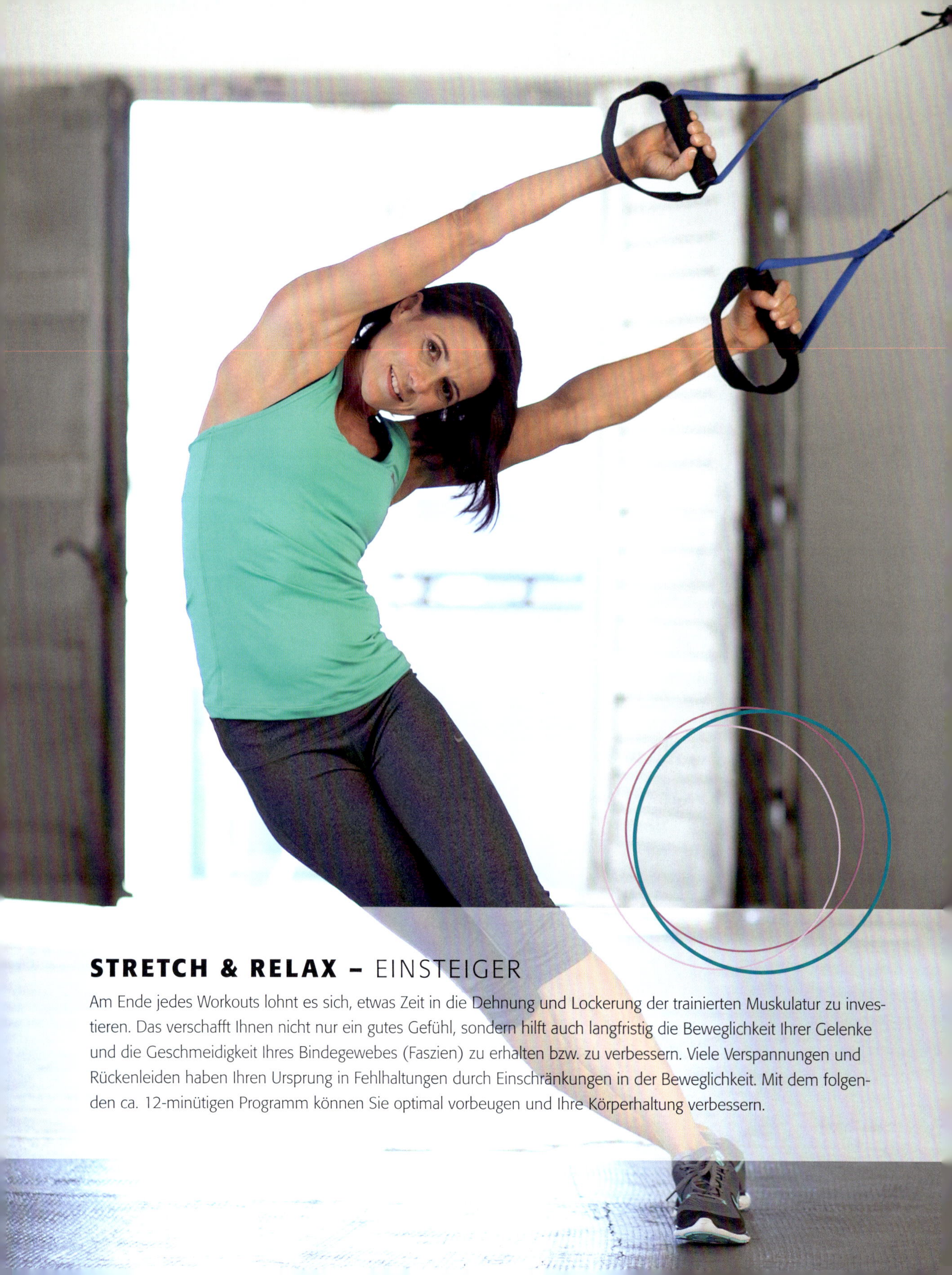

STRETCH & RELAX – EINSTEIGER

Am Ende jedes Workouts lohnt es sich, etwas Zeit in die Dehnung und Lockerung der trainierten Muskulatur zu investieren. Das verschafft Ihnen nicht nur ein gutes Gefühl, sondern hilft auch langfristig die Beweglichkeit Ihrer Gelenke und die Geschmeidigkeit Ihres Bindegewebes (Faszien) zu erhalten bzw. zu verbessern. Viele Verspannungen und Rückenleiden haben Ihren Ursprung in Fehlhaltungen durch Einschränkungen in der Beweglichkeit. Mit dem folgenden ca. 12-minütigen Programm können Sie optimal vorbeugen und Ihre Körperhaltung verbessern.

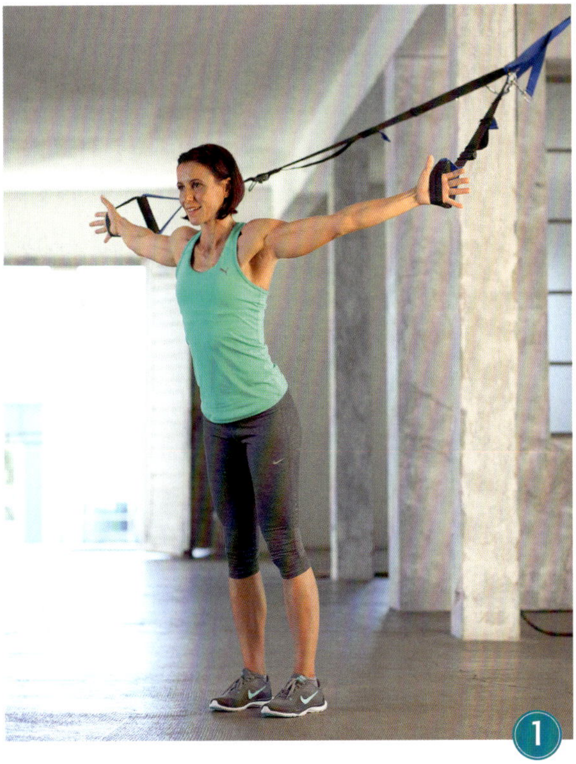

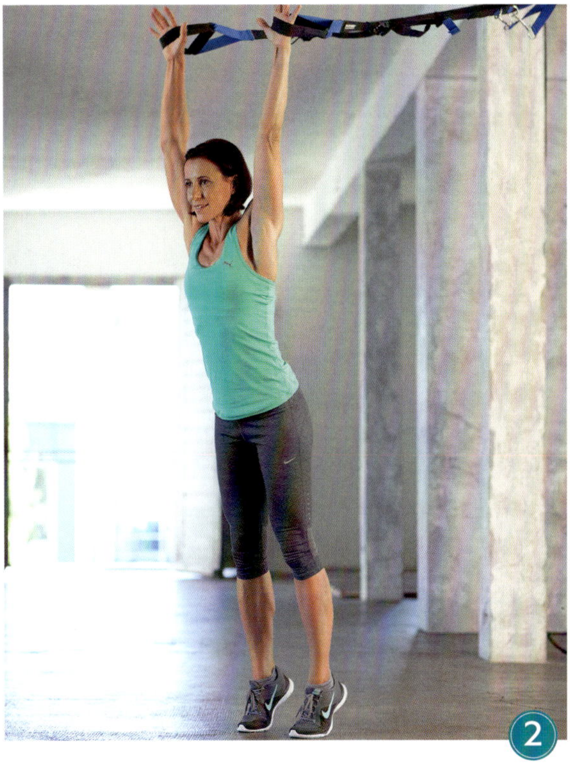

Chest Opener

Nutzen

Aufrichtung des gesamten Körpers, Atmung und Bewegung werden in Einklang gebracht, Mobilisierung der Fußgelenke und des Schultergürtels, Dehnung der Brustmuskulatur

Ausgangsposition

Stand-Up Reverse – halblange Slings, Füße hüftbreit einen Schritt vom Ankerpunkt entfernt Arme auf Schulterhöhe zur Seite gestreckt, Open Hands in den Fußschlaufen, Körper leicht nach vorn gelehnt (1).

Übungsausführung

Mit der Einatmung führen Sie die gestreckten Arme in einem großen Halbkreis über den Kopf, strecken zeitgleich Ihren gesamten Körper bis in den Ballenstand und lehnen sich so weit nach vorn, bis Sie die Dehnung in Brust- und vorderer Schultermuskulatur deutlich spüren können (2). Mit der Ausatmung bringen Sie die Arme wieder im Halbkreis zurück nach unten und setzen auch die Fersen wieder sanft auf dem Boden ab.

Wiederholungszahl/Übungsdauer

5-mal wiederholen, dann die Füße ca. einen halben Fuß weit nach hinten versetzen und den Körper weiter nach vorn lehnen, um die Intensität zu verstärken. Wieder 5-mal wiederholen.

Achtung

Slings während der gesamten Übung immer unter Spannung halten. Kinn gerade nach vorn ausrichten, sodass der Kehlkopf immer frei ist!

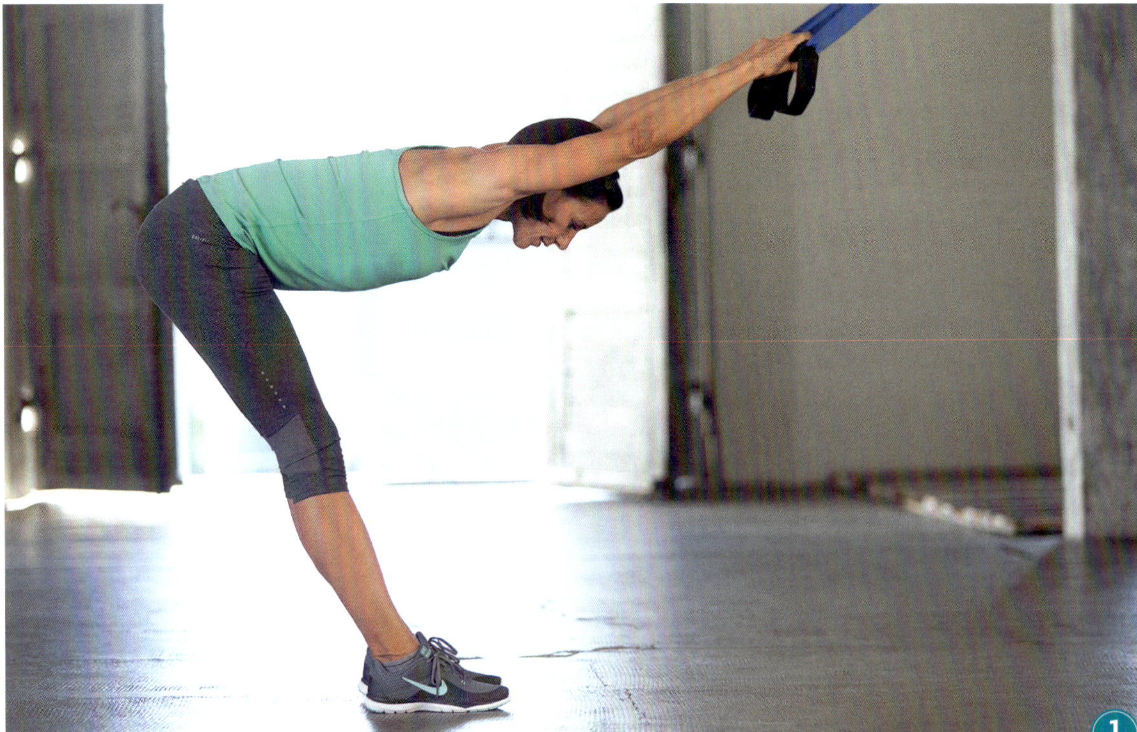

1

Good Mornings

Nutzen

Mobilisation der Wirbelsäule, Dehnung des breiten Rückenmuskels (Latissimus) und der Beinrückseiten

Ausgangsposition

Stand-Up – kurze Slings, Füße hüftbreit, Hände im Wide Grip.

Übungsausführung

Von der Stand-Up-Position aus versetzen Sie beide Füße um eine Fußlänge nach hinten. Atmen Sie tief durch die Nase ein. Mit der Ausatmung schieben Sie Ihr Gesäß weit nach hinten, während Sie zeitgleich Ihren Oberkörper so weit wie möglich absenken und Ihre Arme lang nach vorn ausstrecken. Die Beine bleiben dabei möglichst auch gestreckt 1. Halten Sie diese Dehnung 20 Sekunden. Wechseln Sie nun Ihre Handposition von den Griffen zu den Fußschlaufen. Senken Sie ausatmend Ihr Kinn zum Brustbein und ziehen gleichzeitig Ellbogen und Becken zur Körpermitte, sodass sich Ihr Rücken rundet. Mit der Einatmung rollen Sie Ihren Oberkörper langsam Wirbel für Wirbel auf und kommen so zurück in den aufrechten Stand.

Wiederholungszahl/Übungsdauer

5 Wiederholungen

Tipp

Der Rücken lässt sich während dieser Dehnung besser strecken, wenn Sie in der Endposition Ihr Becken 2- bis 3-mal leicht nach rechts und links schwenken, bevor Sie die Dehnung halten.

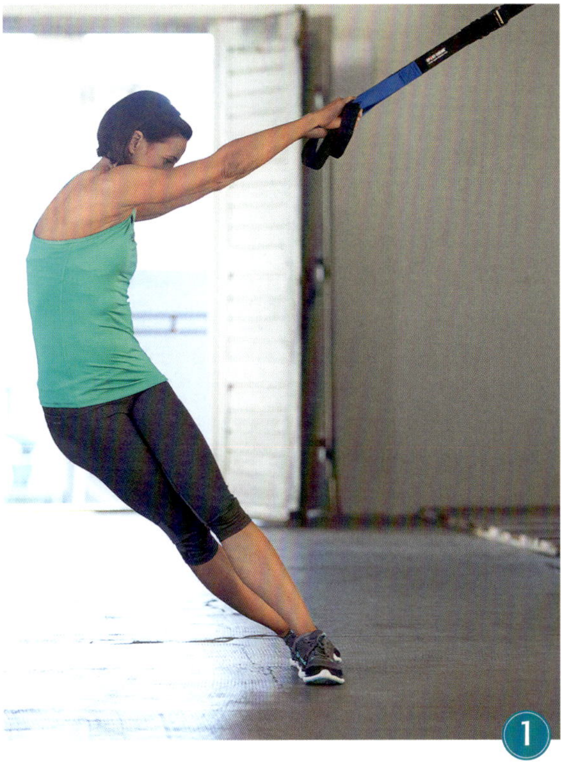

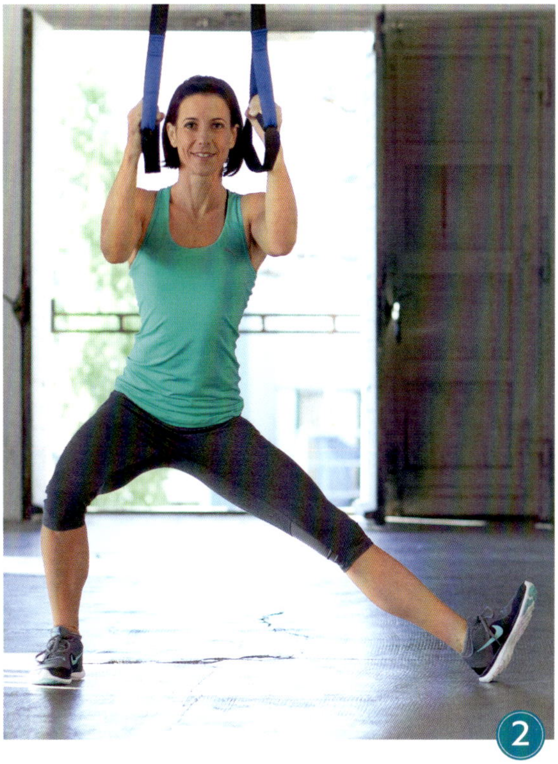

Side-Torso-Stretch

Nutzen
Dehnung der hinteren und seitlichen Rumpfmuskulatur

Ausgangsposition
Stand-Up – kurze Slings, Hände im Wide Grip.

Übungsausführung
Bringen Sie Ihre Füße eine Fußlänge nach hinten seitlich zu den Slings in Schrittstellung, wobei das Bein nahe der Slings nach vorn gestellt wird. Ihr Oberkörper bleibt so gerade als möglich Richtung Slings ausgerichtet. Mit der Ausatmung schieben Sie Ihre Hüfte so weit es geht weg vom Ankerpunkt. Die Arme und Beine werden dabei lang gestreckt 1. 20 Sekunden halten.

Wiederholungszahl/Übungsdauer
wechselseitig, je 3 Wiederholungen pro Seite

Kosaken-Stretch

Nutzen
Dehnung der Oberschenkelinnenseiten

Ausgangsposition
Stand-Up – kurz Slings, Füße mehr als schulterbreit, Hände im Loose Grip.

Übungsausführung
Halten Sie Ihren Oberkörper aufrecht, während Sie mit der Ausatmung das rechte Knie beugen und Ihr Gesäß so weit wie möglich nach rechts unten absenken. Drehen Sie nun die linken Zehenspitzen langsam nach oben, um die Dehnung im linken Oberschenkel zu verstärken 2. Halten Sie die tiefe Position 20 Sekunden.

Wiederholungszahl/Übungsdauer
wechselseitig, je 3 Wiederholungen pro Seite

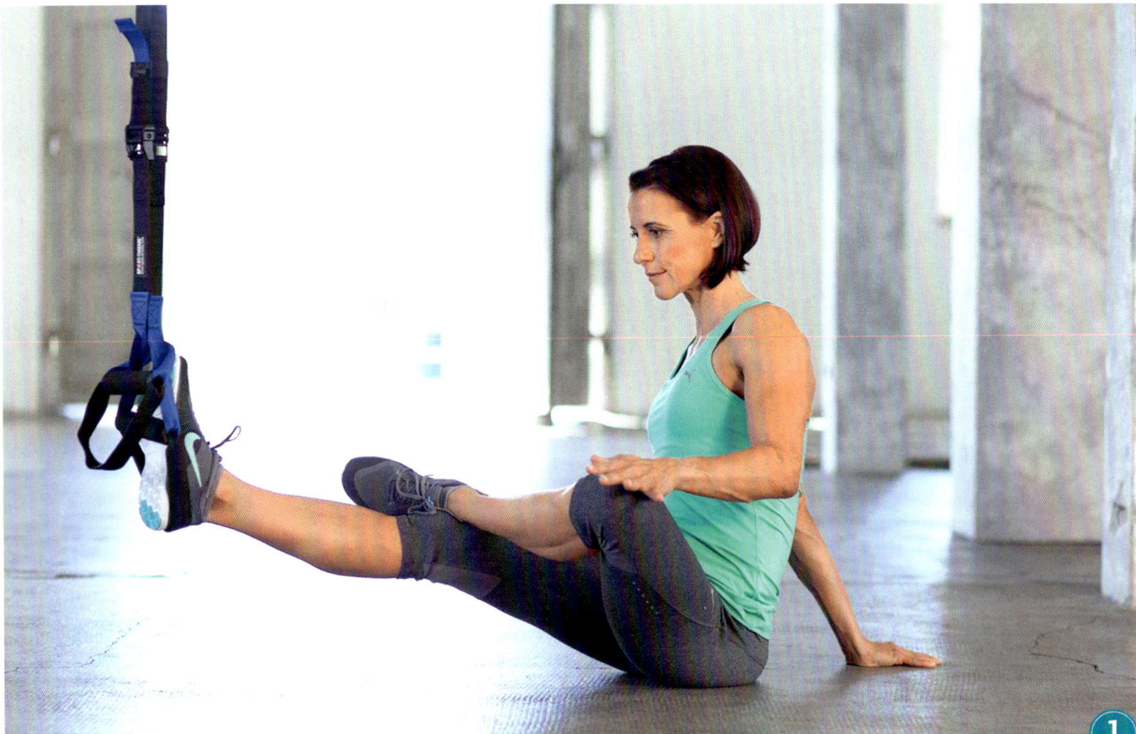

1

Hip Opener & Leg Stretch

Nutzen

Mobilisation des Hüftgelenks, Dehnung der Oberschenkelrückseite und der Wade

Ausgangsposition

Lange Slings, Slings im Single Mode, aufrecht sitzend mit Blick Richtung Slings, Beine gestreckt, rechte Ferse in der Fußschlaufe direkt unter dem Ankerpunkt.

Übungsausführung

Kreuzen Sie Ihren linken Fuß über den rechten Oberschenkel und ziehen Sie die Zehenspitzen des rechten Fußes an. Richten Sie nun Ihren Oberkörper ganz gerade auf, indem Sie sich mit beiden Handballen so rückennah wie möglich vom Boden abdrücken und das Brustbein nach vorn schieben, bis Sie eine Dehnung in der Beinrückseite spüren. Mit jeder Ausatmung können Sie die Dehnung verstärken, indem Sie Ihren geraden Rücken noch weiter nach vorn lehnen. Zusätzlich können Sie mit Ihrer linken Hand leichten Druck auf das linke Knie ausüben, um die Hüftöffnung zu verstärken 1. Halten Sie die Dehnung 20 Sekunden und wechseln Sie dann das Bein.

Wiederholungszahl/Übungsdauer

wechselseitig, je 3 Wiederholungen pro Seite

Tipp

Um die Aufrichtung des Rückens zu erleichtern, sollten die Finger der stützenden Hand weg vom Körper zeigen.

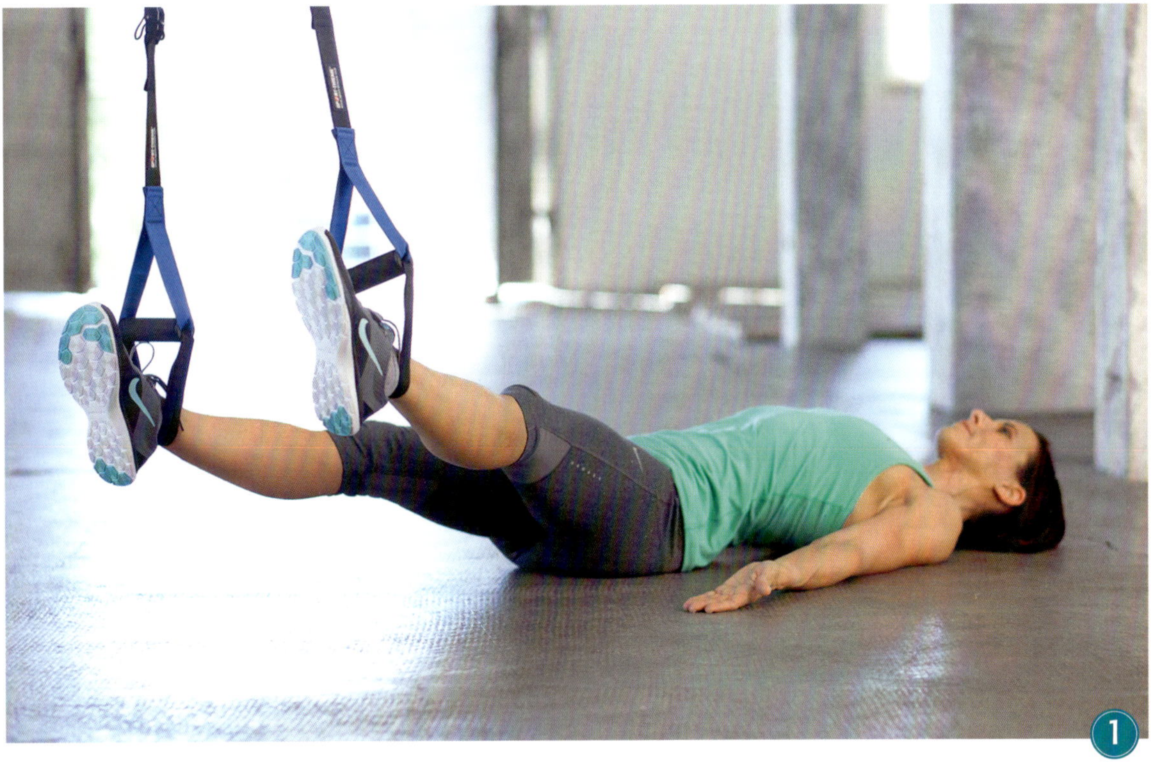

1

Leg Swing

Nutzen

Mobilisation der Lendenwirbelsäule, Entspannung, Verbesserung der Atemtechnik

Ausgangsposition

Rückenlage – lange Slings, Beine gestreckt, Füße hüftbreit unter dem Ankerpunkt, Fußgelenke in den Fußschlaufen, Arme liegen entspannt neben dem Körper.

Übungsausführung

Atmen Sie tief durch die Nase ein und beginnen Sie mit der Ausatmung beide Beine parallel wie ein Pendel hin- und herzuschwingen 1. Zählen Sie Ihre Schwünge während der Ausatmung. Schwingen Sie während der Einatmung genauso oft und versuchen Sie, jede Ausatmung einen Schwung länger zu ziehen, ohne das Tempo der Bewegung zu beschleunigen.

Wiederholungszahl/Übungsdauer

1 Minute

Achtung

Atmen Sie tief in die Bauchdecke ein und meiden Sie die flache Stressatmung in den Brustkorb.

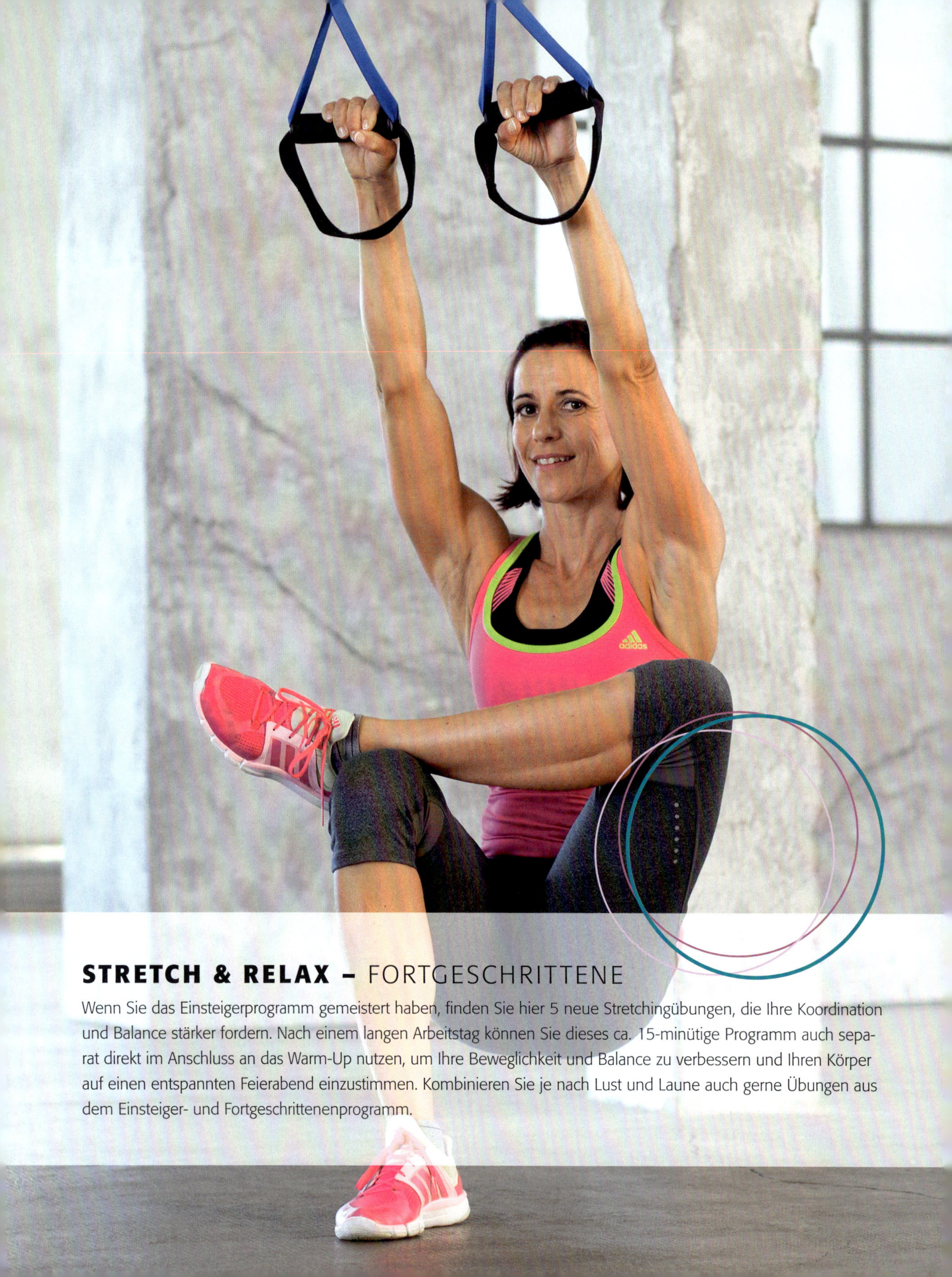

STRETCH & RELAX – FORTGESCHRITTENE

Wenn Sie das Einsteigerprogramm gemeistert haben, finden Sie hier 5 neue Stretchingübungen, die Ihre Koordination und Balance stärker fordern. Nach einem langen Arbeitstag können Sie dieses ca. 15-minütige Programm auch separat direkt im Anschluss an das Warm-Up nutzen, um Ihre Beweglichkeit und Balance zu verbessern und Ihren Körper auf einen entspannten Feierabend einzustimmen. Kombinieren Sie je nach Lust und Laune auch gerne Übungen aus dem Einsteiger- und Fortgeschrittenenprogramm.

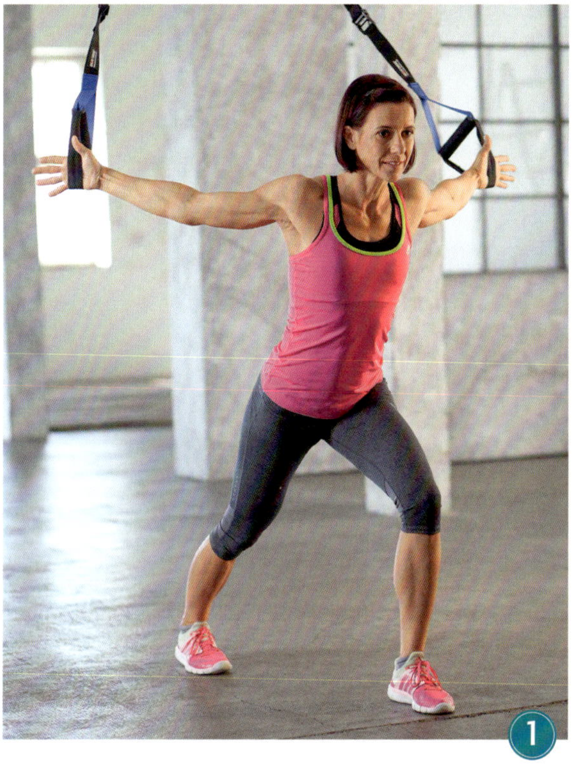

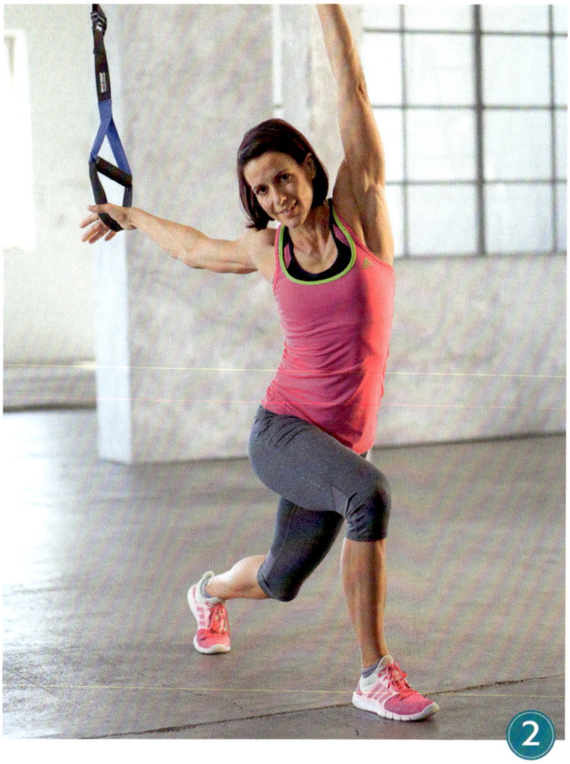

Chest Stretch

Nutzen

Dehnung der Brust- und vorderen Schultermuskulatur, Dehnung der Wadenmuskulatur

Ausgangsposition

Stand-Up Reverse – halblange Slings, Arme auf Schulterhöhe zur Seite gestreckt, Open Hands in den Fußschlaufen.

Übungsausführung

Mit der Einatmung setzen Sie den linken Fuß einen großen Schritt nach vorn und halten die Slings unter Spannung, sodass eine leichte Brustdehnung spürbar wird. Ausatmend lehnen Sie den Oberkörper nach vorn, um die Dehnung in der Brust zu verstärken. Zur Wadendehnung drücken Sie parallel dazu die rechte Ferse in den Boden (1). Halten Sie diese Dehnung 20 Sekunden.

Wiederholungszahl/Übungsdauer

wechselseitig, je 3 Wiederholungen pro Seite

Varianten

Lunge & Twist: Um zusätzlich zur vorderen Schulter auch die breite Rückenmuskulatur zu dehnen, ziehen Sie im Ausfallschritt den Arm diagonal zum vorderen Bein über den Kopf und rotieren den Oberkörper so weit es geht Richtung Ankerpunkt (2).

Hüftbeuger-Stretch: Bringen Sie beim Chest Stretch das hintere Knie zum Boden, halten Sie den Oberkörper aufrecht und schieben Sie das Becken so weit nach vorn, bis Sie die Dehnung in der Leistengegend des hinteren Beines spüren. Achten Sie auch auf Spannung in der hinteren Gesäßhälfte.

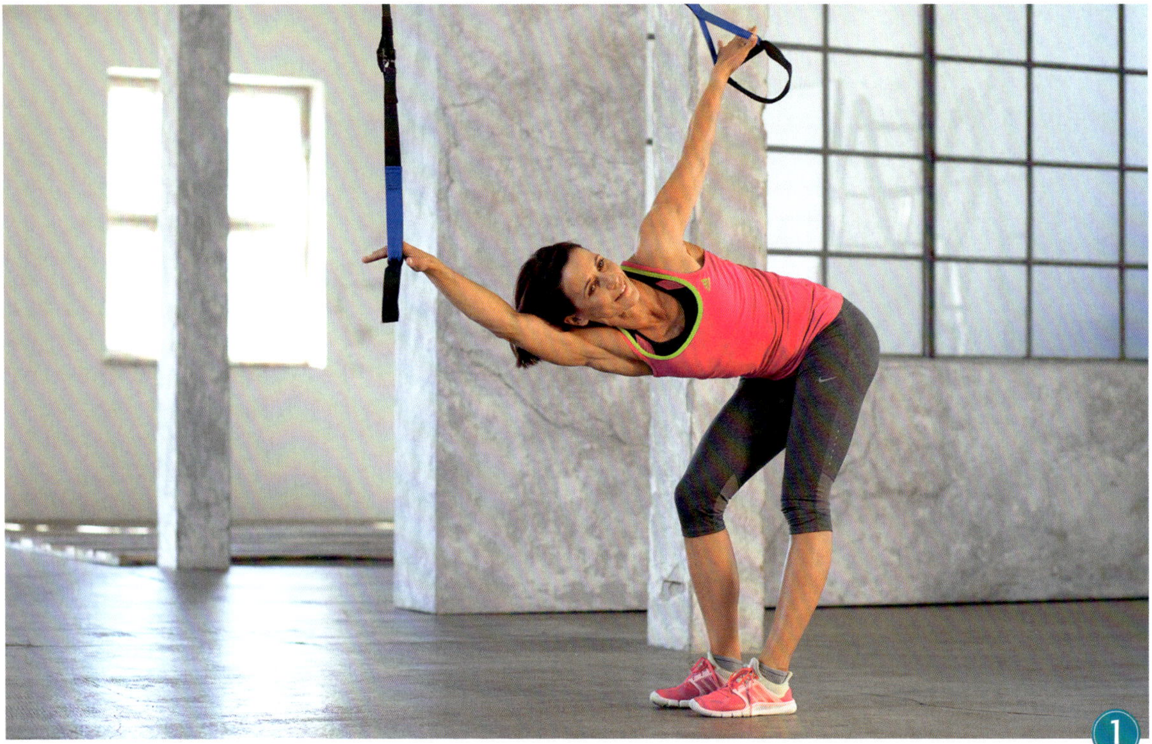

1

Twister

Nutzen

Dehnung der Beinrückseite und des breiten Rückenmuskels, Verbesserung der Schulter- und Rumpfmobilität

Ausgangsposition

Stand-Up – kurze Slings, Füße hüftbreit aufgestellt, Open Hands an den Griffen.

Übungsausführung

Bringen Sie den Oberkörper parallel zum Boden und strecken Sie die Arme so weit wie möglich nach vorn, während Sie Ihr Gesäß nach hinten schieben, bis Sie eine Dehnung in der Beinrückseite spüren. Verlagern Sie nun Ihr Gewicht auf das linke Bein. Halten Sie dieses gestreckt, während Sie das rechte Knie leicht beugen und den linken Arm senkrecht nach oben ziehen, wobei Ihr Oberkörper so weit wie möglich nach links rotiert 1. Halten Sie diese Dehnposition für 20 Sekunden. Richten Sie dann Arme und Oberkörper wieder gerade nach vorn aus und strecken Sie beide Beine, bevor Sie Ihr linkes Knie beugen, den rechten Arm über den Kopf ziehen und Ihren Oberkörper zur rechten Seite rotieren lassen. Halten Sie auch diese Position 20 Sekunden.

Wiederholungszahl/Übungsdauer

wechselseitig, je 3 Wiederholungen pro Seite, bevor Sie sich aufrichten.

Achtung

Halten Sie Ihren Rücken während der Übung immer lang gestreckt und bringen Sie viel Druck auf die Ferse des jeweiligen Standbeins, um die Beindehnung zu verstärken.

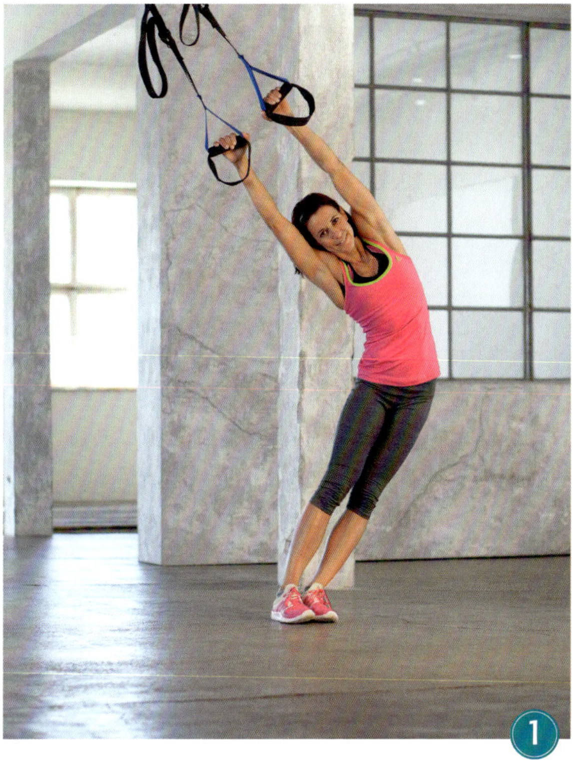

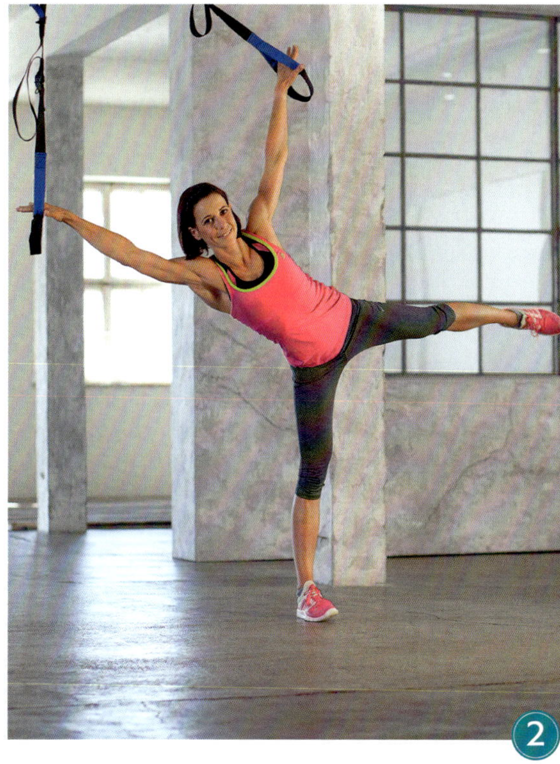

Star Stretch

Nutzen
Dehnung der seitlichen Rumpfmuskulatur, Verbesserung der Hüftmobilität und der Balance, Aufrichtung

Ausgangsposition
Stand-Up – kurze Slings, Füße eng nebeneinander, Hände im Wide Grip.

Übungsausführung
Stellen Sie Ihre Füße aus der Stand-Up-Position noch eine Fußlänge weiter nach hinten und richten Sie sich seitlich zum Ankerpunkt aus. Strecken Sie beide Arme über Kopf. Atmen Sie tief ein und schieben Sie Ihre Hüfte mit der Ausatmung so weit wie möglich weg vom Ankerpunkt (1). Einatmend bringen Sie nun die Hüfte wieder zurück und verlagern mit der nächsten Ausatmung Ihr Gewicht auf das rechte Bein, ziehen das linke Bein in die Luft und strecken auch beide Arme so weit wie möglich von sich, wobei Sie vom Wide Grip zu Open Hands wechseln (2). Halten Sie diese Streckung so lange wie Sie ausatmen, senken Sie dann Beine und Arme wieder.

Wiederholungszahl/Übungsdauer
5-mal Seitdehnung und Star Stretch links, dann 5-mal rechts

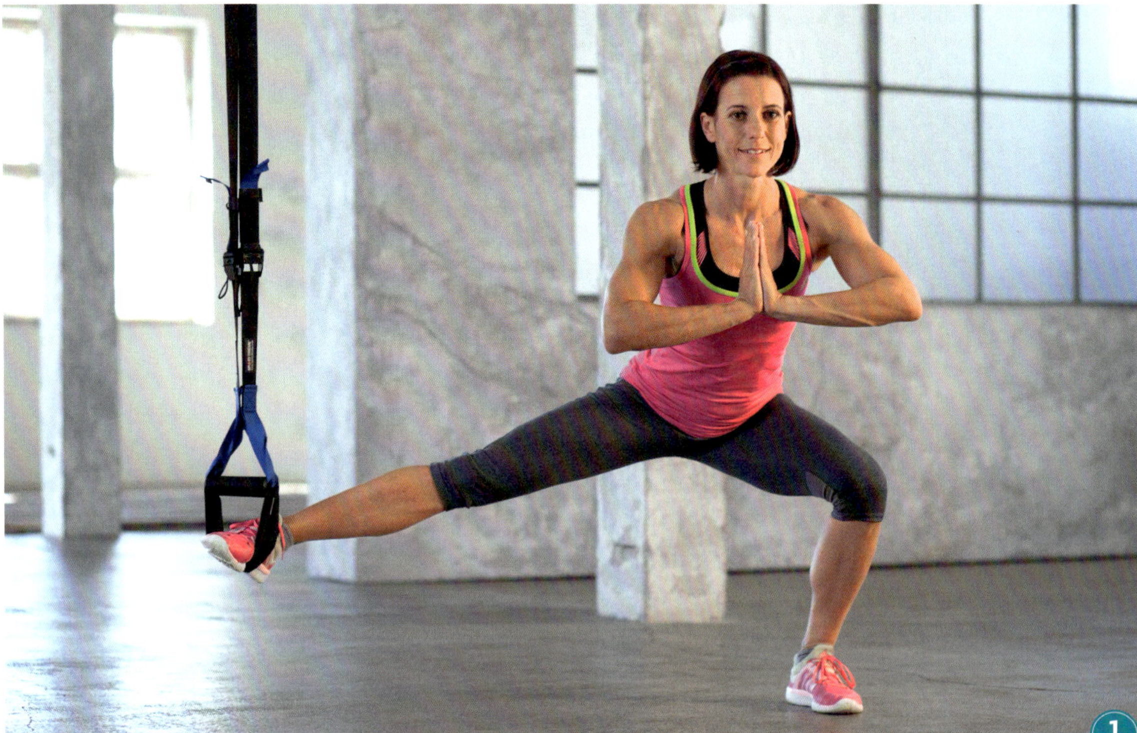

1

Suspended Leg Stretch

Nutzen
Dehnung der Oberschenkelinnenseiten und Verbesserung der Balance

Ausgangsposition
Lange Slings, etwa 2 Schritte seitlich links vom Ankerpunkt stehend, Handflächen vor der Brust aneinander gelegt, rechter Fuß in beiden Slings, Zehenspitzen nach vorn ausgerichtet

Übungsausführung
Vom aufrechten Stand aus beugen Sie ausatmend langsam das linke Bein, bis Sie die Dehnung in der Innenseite des rechten Oberschenkels spüren 1. Halten Sie diese Dehnposition 20 Sekunden und drücken Sie sich dann mit der nächsten Ausatmung wieder zurück in die Ausgangsposition.

Wiederholungszahl/Übungsdauer
3-mal rechts, dann 3-mal links wiederholen

Achtung
Den Oberkörper während der gesamten Übung ganz gerade und so aufrecht wie möglich halten.

Tipp
Falls Sie unsicher sind, ob Sie das Gleichgewicht halten können, stellen Sie einen Stuhl in Reichweite.

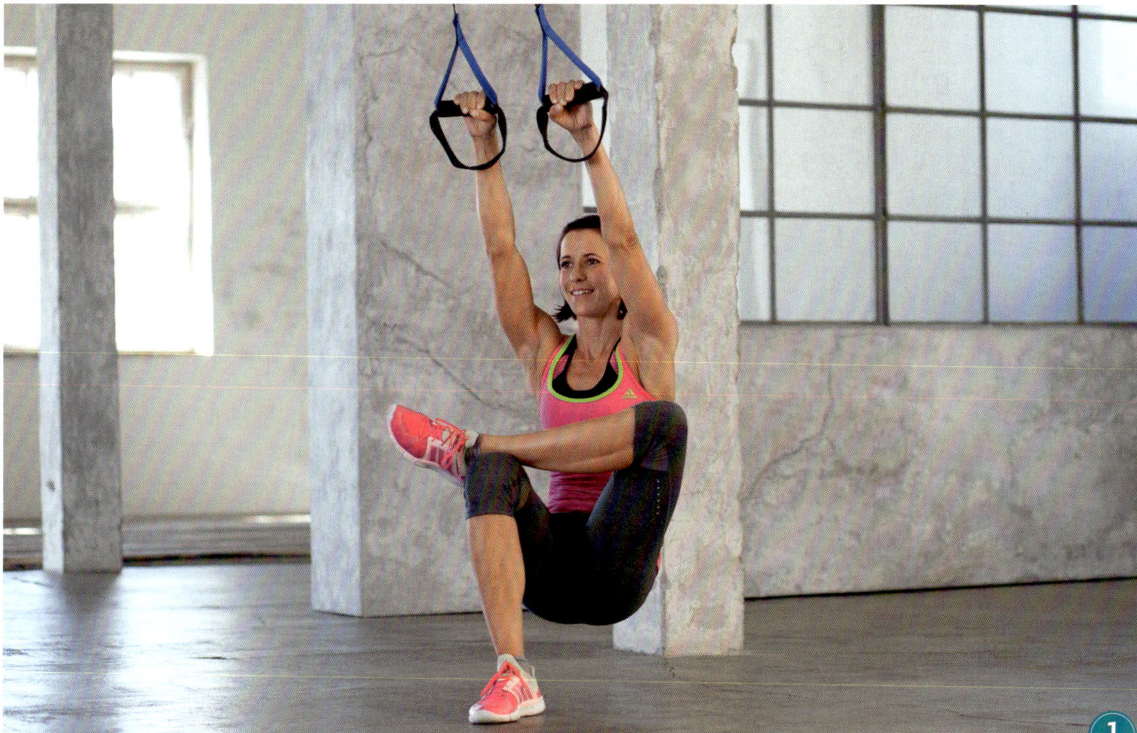

1

Glute Stretch

Nutzen
Dehnung der Gesäßmuskulatur, Verbesserung der Balance

Ausgangsposition
Stand-Up – kurze Slings, Füße hüftbreit, Hände im Wide Grip

Übungsausführung
Verlagern Sie Ihr Gewicht auf das rechte Bein, beugen Sie es leicht und kreuzen Sie nun Ihren linken Fuß über den rechten Oberschenkel nahe dem Knie. Mit der Ausatmung lassen Sie Ihr Gesäß immer weiter absinken, bis Sie die Dehnung im linken Gesäßmuskel deutlich spüren 1. Das rechte Knie bleibt dabei senkrecht über dem Fußgelenk. Halten Sie die tiefe Dehnposition 20 Sekunden, drücken Sie sich dann ausatmend wieder nach oben.

Wiederholungszahl/Übungsdauer
wechselseitig, je 3 Wiederholungen pro Seite

Achtung

Den Oberkörper während der Dehnung so aufrecht wie möglich halten.

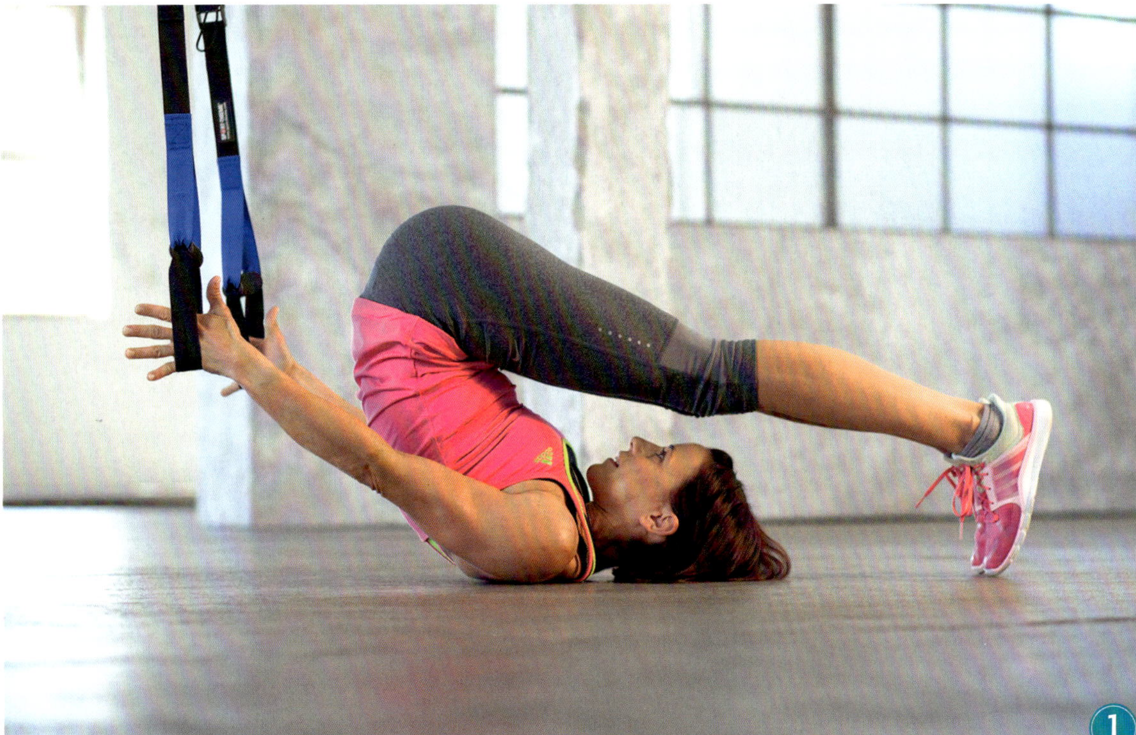

1

Roll Over

Nutzen

Dehnung des Rückenstreckers und der Beinrückseiten, Mobilisation der Wirbelsäule

Ausgangsposition

Rückenlage - lange Slings, Ankerpunkt über der Mitte der Oberschenkel, Open Hands mit den Handaußenkanten in den Fußschlaufen

Übungsausführung

Bringen Sie mit der Ausatmung beide Beine wie bei einer Rückwärtsrolle über den Kopf. Versuchen Sie in dieser Position, Ihre Beine zu strecken und die angezogenen Zehenspitzen zum Boden zu bringen, während Sie die Handkanten in den Fußschlaufen nach unten drücken 1. Halten Sie diese Dehnung der Beinrückseiten 20 Sekunden und versuchen Sie, die gestreckten Beine mit jeder Ausatmung näher zum Boden zu bringen, bevor Sie wieder langsam in die Ausgangsposition zurückkommen. Die Arme bleiben während der gesamten Übung gestreckt neben Ihrem Körper.

Wiederholungszahl/Übungsdauer

3 Wiederholungen

Tipp

Sollte Ihnen die Übung noch nicht mit gestreckten Beinen gelingen, können Sie Ihre Beine gebeugt über den Kopf bringen und diese mit jeder Ausatmung etwas weiter in die Länge ziehen.

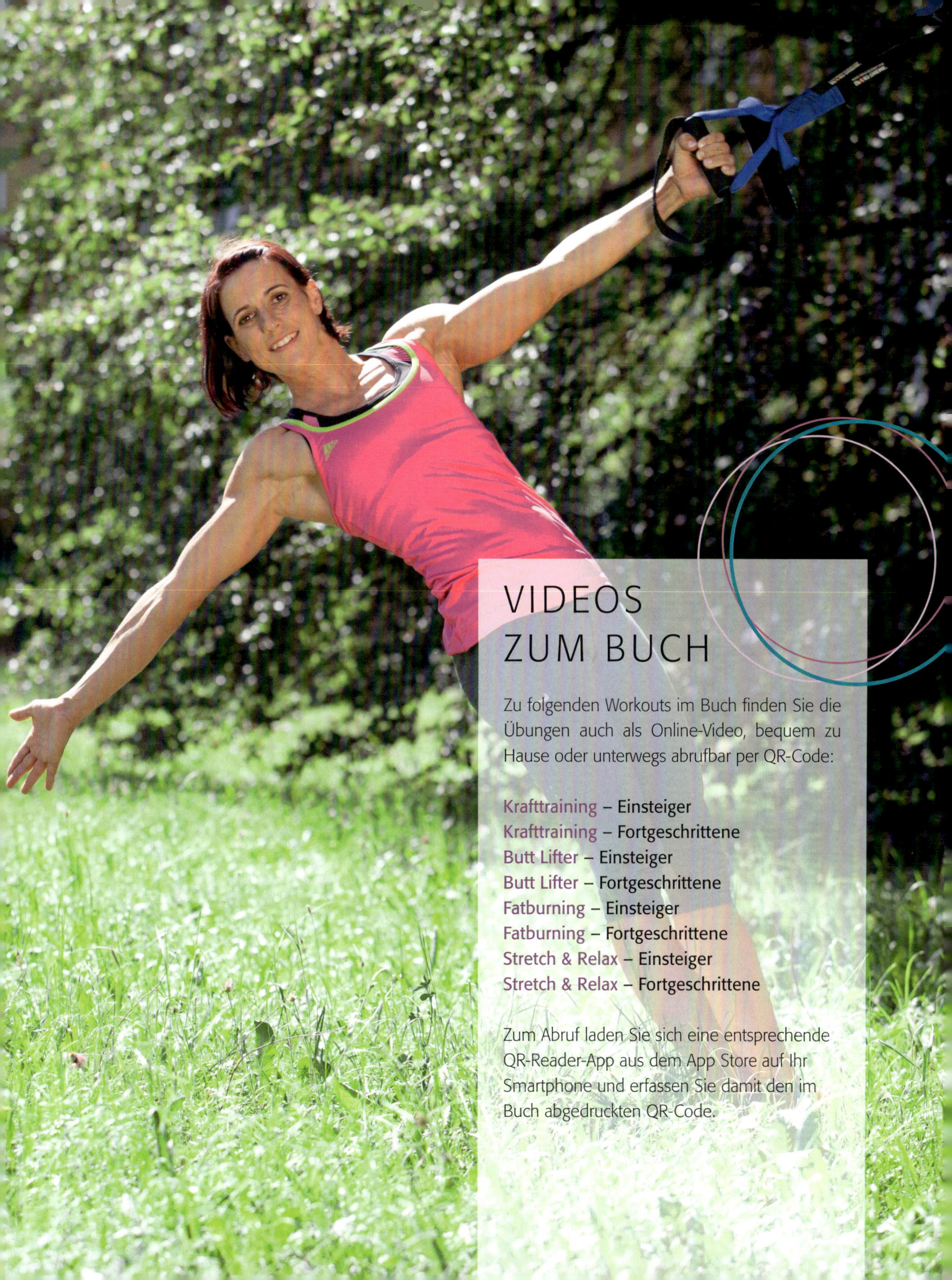

VIDEOS ZUM BUCH

Zu folgenden Workouts im Buch finden Sie die Übungen auch als Online-Video, bequem zu Hause oder unterwegs abrufbar per QR-Code:

Krafttraining – Einsteiger
Krafttraining – Fortgeschrittene
Butt Lifter – Einsteiger
Butt Lifter – Fortgeschrittene
Fatburning – Einsteiger
Fatburning – Fortgeschrittene
Stretch & Relax – Einsteiger
Stretch & Relax – Fortgeschrittene

Zum Abruf laden Sie sich eine entsprechende QR-Reader-App aus dem App Store auf Ihr Smartphone und erfassen Sie damit den im Buch abgedruckten QR-Code.

ÜBUNGSVERZEICHNIS

Hier finden Sie alle Übungen nach der jeweils am stärksten beanspruchten Körperregion aufgelistet: Kniebeugen, Ausfallschritte und Hüftstreckungen für den Unterkörper, Pull- und Push-Bewegungen für den Oberkörper sowie Rotation- bzw. Anti-Rotation und Sit-Ups für eine starke Mitte. Wenn Sie sich aus diesem Übungsregister Ihr eigenes Programm zusammenstellen, achten Sie darauf, die verschiedenen Bereiche gleichmäßig zu integrieren und vergessen Sie nicht, vor bzw. nach dem Training auch ein Warm-Up und Stretching zu absolvieren.

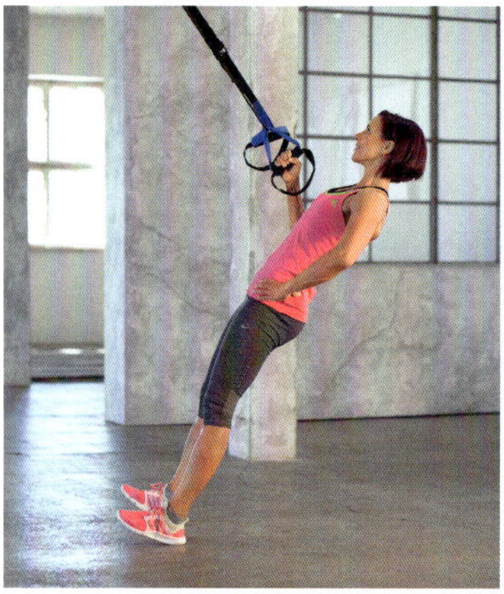

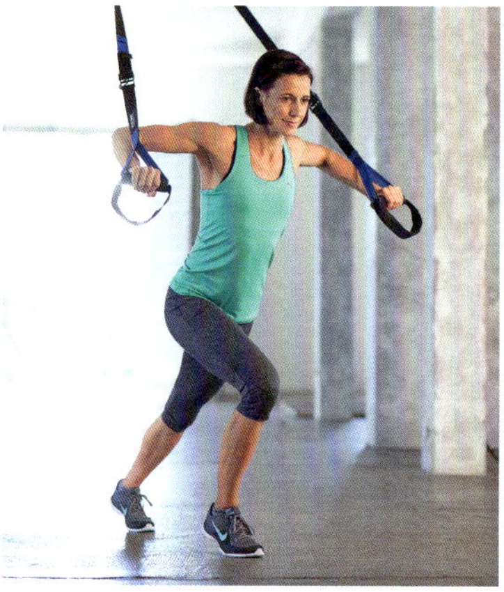

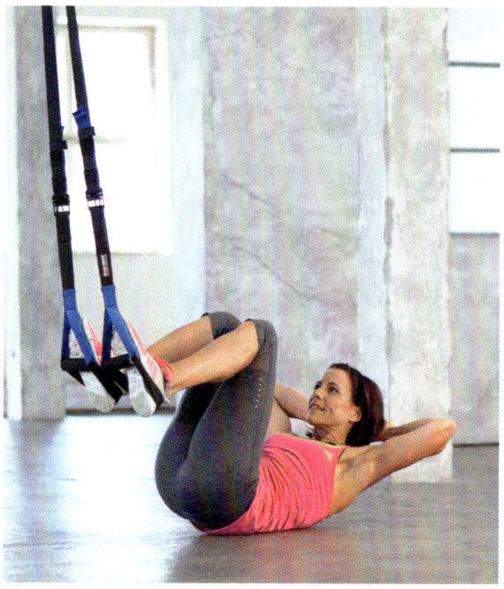

Oberkörper

Pull

Push

Starke Mitte

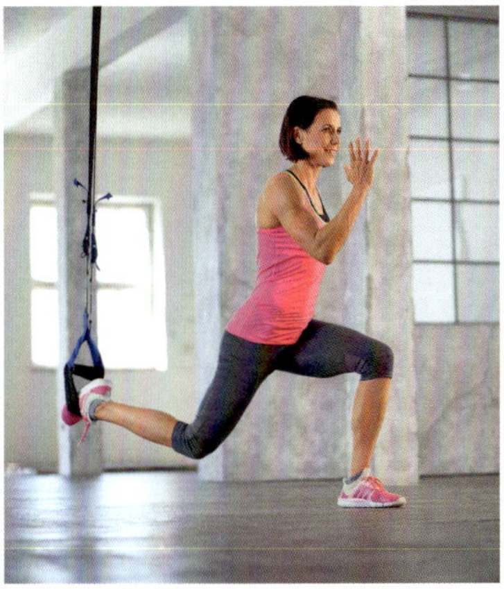

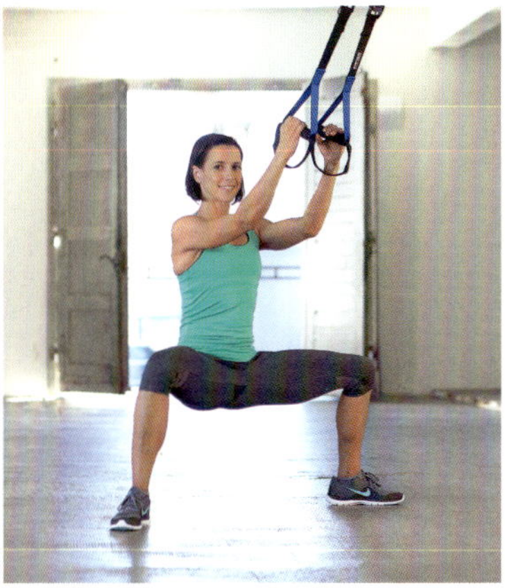

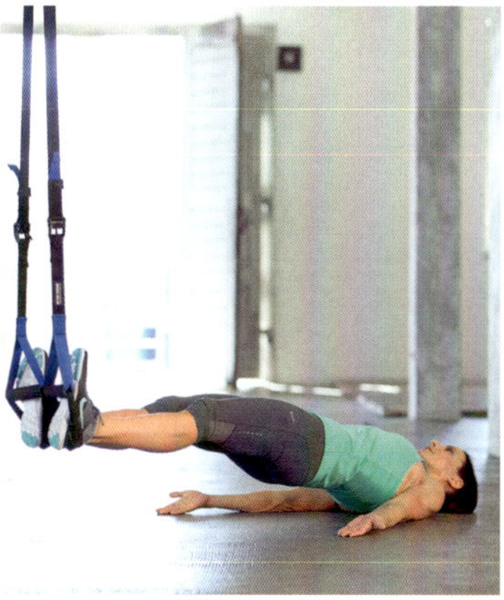

Unterkörper

Lunge

Squat

Hinge

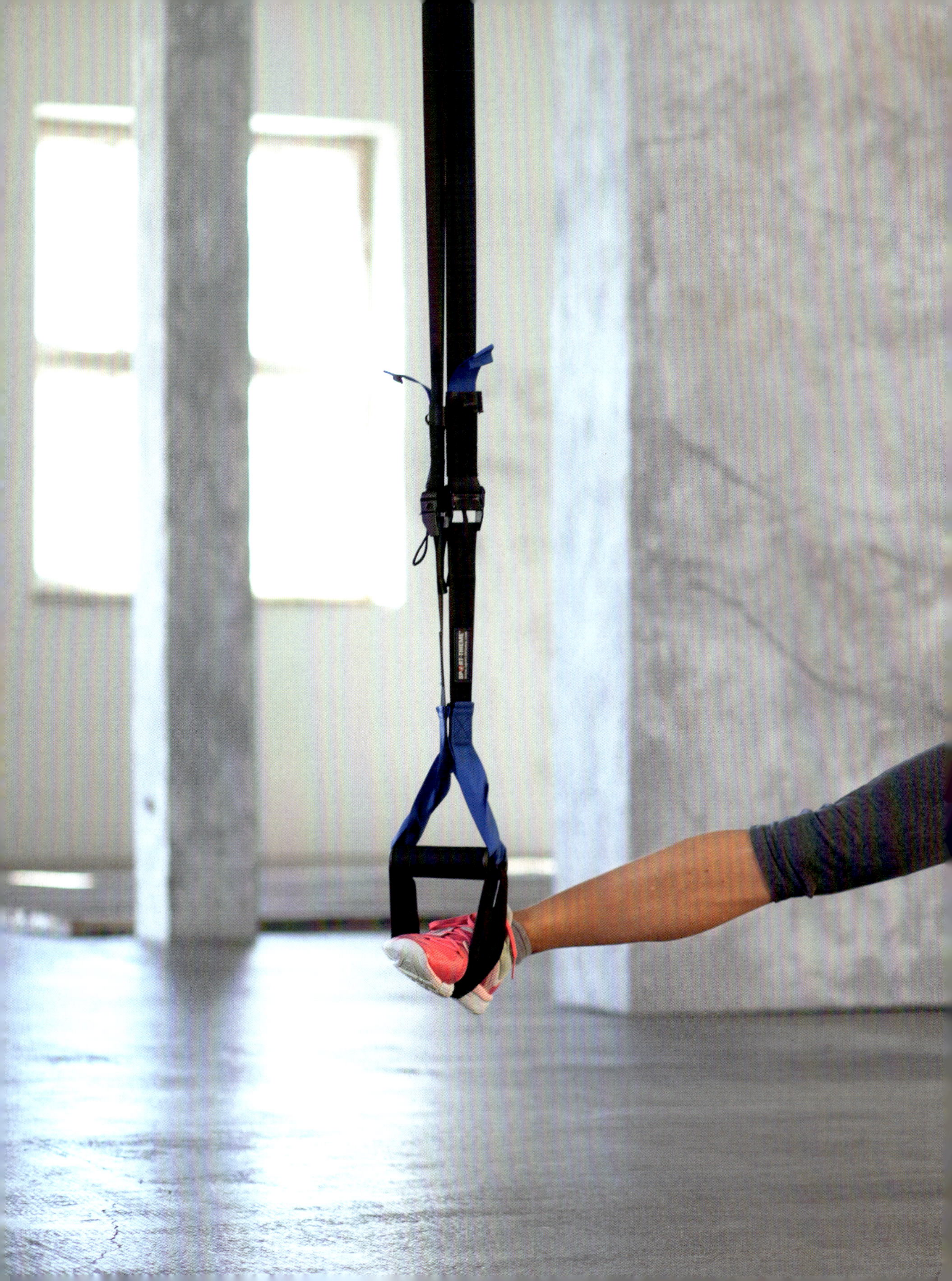

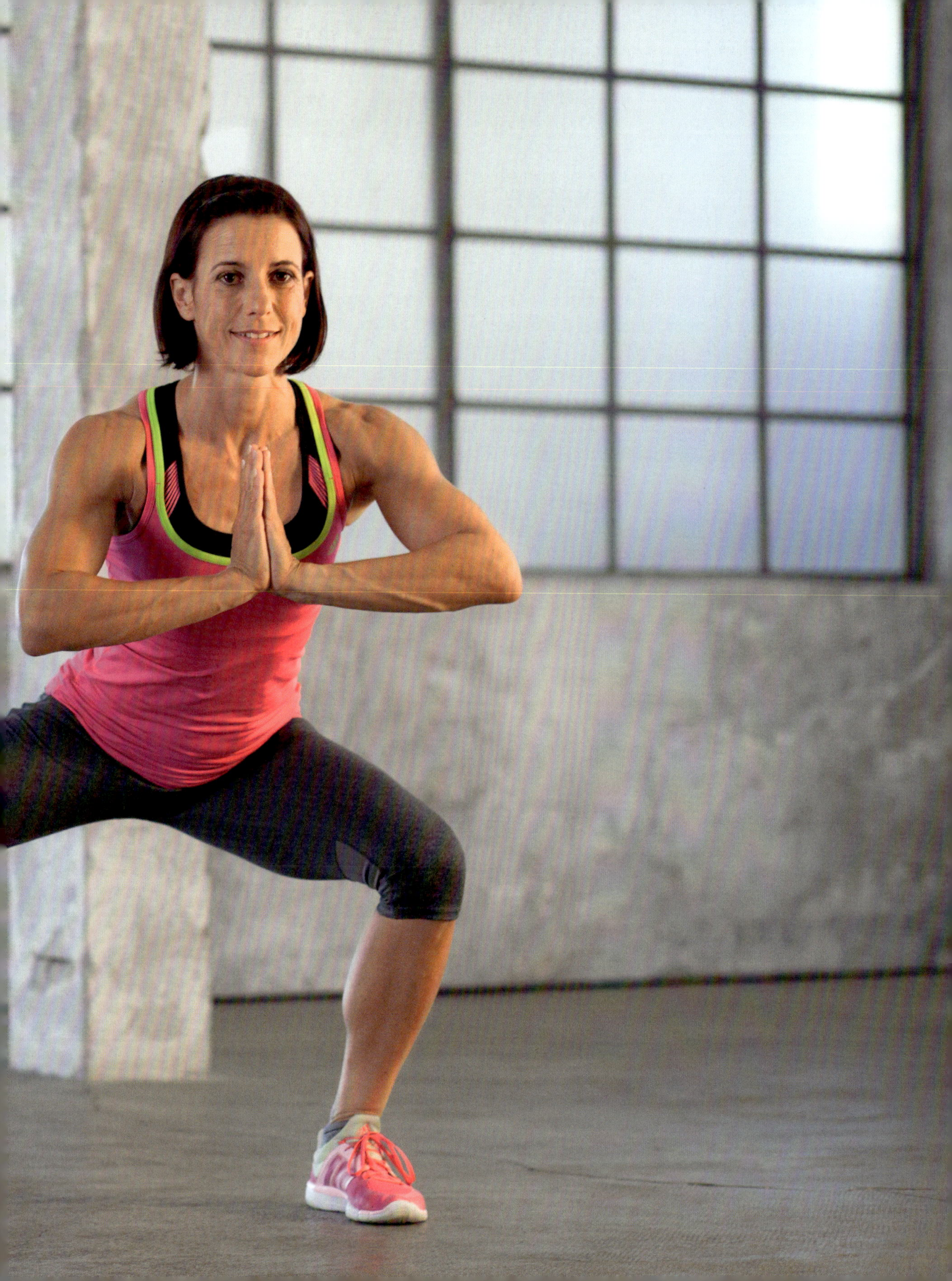

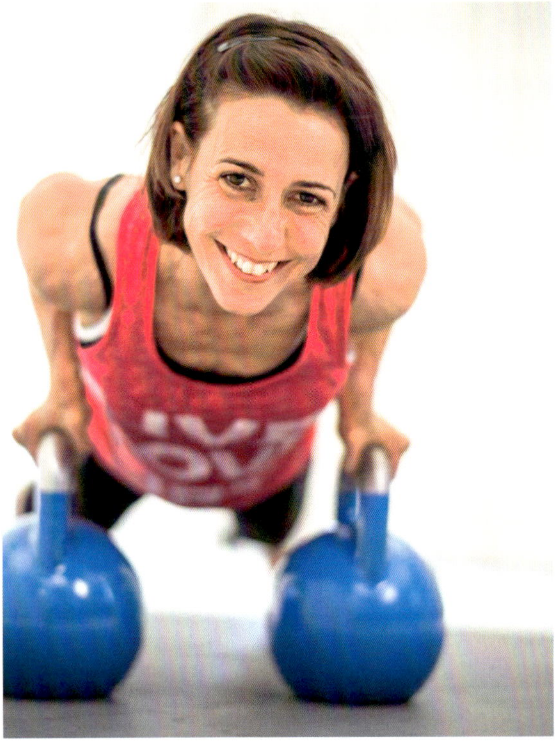

Über die Autorin

Eileen Gallasch ist Expertin für Functional Training. Sie arbeitet als selbstständige Personal Fitness Trainerin und Referentin für Gesundheit und Functional Training in Berlin. 20 Jahre Berufserfahrung und die stetige Suche nach den besten Trainingsmethoden werden in ihren Vorträgen, Workshops und YouTube-Videos lebendig. Mehr zu Eileeen sowie die Anleitung zum Bau eines eigenen Sling-Trainers von Steve Maxwell finden Sie unter www.eileen-gallasch.de

Die Autorin dankt

Ein herzliches Dankeschön an meinen Freund und Partner André Werner, auf dessen fachlichen Rat und Unterstützung ich immer zählen konnte. Großer Dank auch an meine Lektorin, Cornelia Schmidt, die die Erstellung dieses Buches mit sehr viel Engagement, Einfühlungsvermögen und Zuversicht begleitet hat. Vielen Dank auch an meine gute Freundin Sisi Zheng, die sich nicht gescheut hat, jedes Workout zu testen und vielen Dank an unsere Sponsoren Aspria und Sport-Thieme GmbH.

Impressum

Bibliografische Information der Deutschen Nationalbibliothek
Die Deutsche Nationalbibliothek verzeichnet diese Publikation in der Deutschen Nationalbibliografie; detaillierte bibliografische Daten sind im Internet über http://dnb.d-nb.de abrufbar.

BLV Buchverlag GmbH & Co. KG
80636 München

Bildnachweis
Alle Bilder Ulli Seer, bis auf S. 142: Carsten Stübbe
Visagistin: Berta Frohwerk

Umschlagkonzeption und -gestaltung: BLV-Verlag
Umschlagfotos: Ulli Seer

Lektorat und Projektmanagement: Cornelia Schmidt
Herstellung: Hermann Maxant
Layoutkonzept Innenteil und Satz:
griesbeckdesign, Dorothee Griesbeck, München

Gedruckt auf chlorfrei gebleichtem Papier

Printed in Slovakia
ISBN 978-3-8354-1605-5

Hinweis
Das vorliegende Buch wurde sorgfältig erarbeitet. Dennoch erfolgen alle Angaben ohne Gewähr. Weder Autorin noch Verlag können für eventuelle Nachteile oder Schäden, die aus den im Buch vorgestellten Informationen resultieren, eine Haftung übernehmen.

Der BLV Buchverlang dankt

Sport-Thieme und Aspria für die Unterstützung beim Videodreh. Ein besonderer Dank auch am Sport-Thieme für die Zurverfügungstellung des Equipments für das Fotoshooting.

ASPRIA
Be More

SPORT-THIEME®
Schulsport · Vereinssport · Fitness · Therapie